KOUQIANGKE JIBING
ZHUANKE CHUZHI JINGYAO

口腔科疾病专科处置精要

主编 张文忠 吕霞 张宏 冯良

科学技术文献出版社
SCIENTIFIC AND TECHNICAL DOCUMENTATION PRESS
·北京·

图书在版编目（CIP）数据

口腔科疾病专科处置精要 / 张文忠等主编. —北京：科学技术文献出版社，2018.8
ISBN 978-7-5189-4750-8

Ⅰ. ①口… Ⅱ. ①张… Ⅲ. ①口腔疾病—诊疗 Ⅳ. ①R78

中国版本图书馆CIP数据核字(2018)第185041号

口腔科疾病专科处置精要

策划编辑：曹沧晔　　责任编辑：曹沧晔　　责任校对：赵　瑗　　责任出版：张志平

出 版 者　科学技术文献出版社
地　　址　北京市复兴路15号　邮编 100038
编 务 部　(010) 58882938，58882087（传真）
发 行 部　(010) 58882868，58882870（传真）
邮 购 部　(010) 58882873
官方网址　www.stdp.com.cn
发 行 者　科学技术文献出版社发行　全国各地新华书店经销
印 刷 者　济南大地图文快印有限公司
版　　次　2018年8月第1版　2018年8月第1次印刷
开　　本　880×1230　1/16
字　　数　380千
印　　张　12
书　　号　ISBN 978-7-5189-4750-8
定　　价　148.00元

前　言

现代口腔医学飞速发展，已经远远不同于古代的、甚至一个世纪前的口腔医学。虽然口齿疾病的防治知识起源很早，但是过去既缺乏科学的基础，有没有现代的器材设备，不能切割坚硬的牙齿组织，也不能很好地修复缺落的牙齿，更不用说矫正错位畸形的牙齿和进行颌面各种精细的手术了。口腔医学有别于医学者，他与医学同具有生物科学的基础外，还要求具备理工学的基础。口腔医学是人体工学最前列的开拓学科。

目前我国口腔医学正处于发展最快的时期，有越来越多的有志之士投身到口腔医学事业中，因此为了满足越来越多的口腔医务工作者的需求，我们邀请了一批长期工作在临床一线的专家、教授及年轻的医师，编写了本书。本书主要阐述了口腔科基础、口腔内科、口腔外科以及口腔护理的内容，论述详尽，内容新颖，图文并茂，科学性与实用性强，可供各基层医院的住院医生、主治医生及医学院校本科生、研究生参考使用。

由于本书参编人数较多，文笔不尽一致，加上时间有限，书中疏漏在所难免，望广大读者提出宝贵意见和建议，谢谢！

编　者

2018 年 8 月

目　录

第一章

口腔检查

第一节　检查前准备

口腔疾病常常与全身疾病关系紧密，因此，在口腔检查中检查者不仅应关注牙体、牙周、口腔黏膜及颌面部情况，还应具有整体观念，对患者的全身状况给予关注，必要时须请相关科室人员会诊。

一、医师的准备

在口腔检查与治疗过程中，需要建立良好的医患关系。在对患者进行检查前，需要首先进行手部的消毒：剪短指甲，肥皂洗手，清水冲洗后佩戴一次性医用手套。

二、检查器械的准备

1. 椅位的检查和调节　口腔检查的第一步要进行椅位检查与调节。一般的，患者的头、颈和背应处于一条直线。检查上颌牙时，椅背应稍向后仰，使上颌牙列与地面呈45°；检查下颌牙时，椅背应稍直立，使下颌牙平面与地面基本平行。牙椅的灯光要照射在患者口腔的拟检查部位，避免因强光照射引起患者眼不适。在检查过程中，医师要注意坐姿，无法直视的部位应尽量使用口镜，减少身体前屈、弯腰低头等动作，以减轻疲劳，预防颈椎、腰椎病的发生。

2. 口腔检查器械　口腔检查时需要特殊的口腔检查器械，如口镜、探针、镊子等。检查时，医师一般左手持口镜，右手持镊子或探针。根据检查目的的不同亦可辅以其他器械，如牙周探针等。所有器械须经严格消毒后方可使用。

（1）口镜：口镜分平面和凹面两种，后者有放大作用，应根据需要选用。口镜可用于牵拉颊部或推压舌体，以便于医师检查内部情况；通过镜像反射，医师可对上颌牙等难以直视的部位进行检查。口镜还可用于聚集光线，增加检查部位的亮度与可视度。

（2）镊子：镊子的主要作用为夹持，如各种敷料、异物及其他小器械；也可用于夹持牙以检查松动度；还可用镊子末端敲击牙以检查其叩痛情况。

（3）探针：探针的两头弯曲形态不同，一端呈半圆形，另一端呈三弯形，医师可通过探诊时的手感检查牙各面的点、隙、裂、沟及龋洞等情况，结合患者的主观感觉，寻找牙的表面敏感区域及敏感程度，亦可粗略探测牙周袋。专门的牙周探针不同于普通探针，其具有刻度，且尖端圆钝，能准确测量牙周袋深度，避免刺伤袋底。

（张文忠）

第二节　检查内容

一、一般检查

1. 问诊　问诊是医师与患者通过交谈，以了解患者疾病的发生、发展和诊疗情况的过程。问诊内容一般包括主诉、现病史、既往史和系统回顾，对怀疑有遗传倾向疾病的患者还应询问家族史。

（1）主诉：主诉是患者感受最明显的症状，也是本次就诊的主要原因。主诉的记录应包含症状、部位和患病时间等要素，如“上颌后牙冷热激发痛1周”。

（2）现病史：现病史是病史的主体部分，是反映疾病发生、发展过程的重要依据。现病史的基本内容包括发病情况、患病时间、主要症状、可能诱因、症状加重或缓解的原因、病情发展及演变和诊治经过及效果等。在牙体牙髓病科，患者常见的症状为疼痛。疼痛性质对明确诊断意义重大，故应仔细询问。

（3）既往史：是患者过去的患病情况，包括外伤史、手术史及过敏史等。

（4）系统回顾：有些口腔疾病与全身情况有关，如一些患有血液病、内分泌疾病或维生素缺乏的患者可能因牙龈出血等症状到口腔科就诊，故应询问全身系统性疾病情况。

（5）家族史：当现有疾病可能有遗传倾向时，应对家族史进行询问并记录。

2. 视诊　视诊，是指医师用眼对患者全身和局部情况进行观察、以判断病情的方法，内容如下。

（1）全身情况：通过视诊可对患者的全身状况进行初步了解，如患者的精神状态、营养和发育状况等，一些疾病具有特殊的面容或表情特征，医师可通过视诊发现。

（2）颌面部：首先观察左、右面部是否对称，有无肿胀、肿物或畸形；患者是否具有急性疼痛面容；面部皮肤的颜色及光滑度如何，有无瘢痕或窦道；检查面神经功能时，观察鼻唇沟是否变浅或消失，做闭眼、吹口哨等动作时面部两侧的运动是否协调，有无口角歪斜等。

（3）牙体：重点检查主诉牙，兼顾其他牙。

1）颜色和透明度：颜色和透明度的改变常能为诊断提供线索，如龋齿呈白垩或棕褐色，死髓牙呈暗灰色，四环素牙呈暗黄或灰棕色，氟牙症患牙呈白垩色或具有黄褐色斑纹等。

2）形状：牙体的异常形状包括前磨牙的畸形中央尖、上颌切牙的畸形舌侧窝、畸形舌侧沟、融合牙、双生牙、结合牙和先天性梅毒牙等，这些情况均由于先天缺陷导致牙齿硬组织破坏，常引起牙髓炎等。另外，还须注意过大牙、过小牙和锥形牙等牙形态异常改变。

3）排列和接触关系：牙列有无错位、倾斜、扭转、深覆盖/𬌗、开𬌗、反𬌗等情况。

4）牙体缺损：可与探诊相结合。对于龋洞、楔状缺损和外伤性缺损等要注意其大小和深浅，特别要注意是否露髓。牙冠破坏1/2以上者称为残冠，牙冠全部或接近全部丧失者称为残根。原则上，有保留价值的残冠、残根应尽量保留。

（4）牙龈和牙周组织：正常牙龈呈现粉红色，表面可有点彩，发生炎症时牙龈局部肿胀、点彩消失，因充血或瘀血可呈现鲜红或暗红色，还可因血液病出现苍白、渗血、水肿、糜烂等；必要时应行血液检查以排查；牙间龈乳头有无肿胀、充血、萎缩、增生或坏死等；有无牙周袋，若有，累及范围及深度如何、袋内分泌情况如何等。

（5）口腔黏膜：指覆盖在唇、舌、腭、咽等部位的表层组织。检查中应注意以下变化。

1）色泽：口腔黏膜处于炎症时出现充血、发红，扁平苔藓可有糜烂和白色网状纹，白斑时可有各种类型的白色斑片。

2）溃疡：复发性口疮、口腔黏膜结核和癌症等均可表现为溃疡。除对溃疡的外形、分泌情况、有无局部刺激物等进行视诊外，还须结合问诊了解溃疡发生的持续时间和复发情况，结合触诊等了解溃疡质地是否坚硬，有无周围浸润等情况的发生。

3）肿胀或肿物：须结合其他检查，确定有无牙源性损害，有无压痛，活动度如何，有无粘连，边界是否清楚等。

另外，还应注意舌背有无裂纹、舌乳头的分布和变化及舌体的运动情况等。

3. 探诊　探诊指利用探测器械（探针）进行检查的检查方法。

（1）牙体：主要用于对龋洞的检查，明确龋洞部位、范围、深浅、探痛情况等。对于活髓牙，龋洞较深时探诊动作一定要轻柔，以免触及穿髓点引起剧痛。勿遗漏邻面和龈下的探诊检查。探诊还应包括明确牙的敏感区域、敏感程度、充填体边缘的密合情况及有无继发龋等。

（2）牙周：探查牙龈表面质感是松软还是坚实，牙周袋的深浅，牙龈和牙的附着关系，了解牙周袋深度和附着情况。探诊时要注意以下几点。

1）支点稳定：尽可能贴近牙面，以免器械失控而刺伤牙周组织。

2）角度正确：探诊时探针应与牙体长轴方向一致。

3）力量适中：掌握力度大小，在发现病变的同时不引起伤痛。

4）面面俱到：按一定的顺序，如牙体近中、中、远中进行牙周探诊并做记录，避免漏诊。

（3）窦道：窦道口多见于牙龈，偶见于皮肤表面。窦道的存在提示有慢性根尖周炎的患牙存在，但患牙位置不一定与窦道口对应，可将圆头探针插入窦道并缓慢推进以明确来源。

4. 叩诊　叩诊是用口镜或镊子末端叩击牙，通过患者的反应和叩击声音检查患牙的方法。叩诊要注意以下几点。

（1）选择对照牙：健康的对侧同名牙或邻牙是最好的阴性对照。叩诊时，应从健康牙开始，逐渐过渡到可疑牙。牙对叩诊的反应一般分为5级：（－）、（±）、（＋）、（＋＋）、（＋＋＋），分别代表"无、可疑、轻度、中度、重度"叩痛。

（2）叩击方向：垂直叩诊主要用于检查根尖部的急性炎症情况，水平叩诊主要检查牙体周围组织的炎症情况。

（3）力度适中：以健康的同名牙或邻牙叩诊无痛的最大力度为上限，对于急性尖周炎的患牙，叩诊力度要小，以免增加患者的痛苦。

5. 触诊　触诊是用手指或器械在病变部位进行触摸或按压，依靠检查者和被检查者的感觉对病变的硬度、范围、形状、活动度等进行检查的方法。口内检查时应戴手套或指套。

（1）颌面部：医师用手指触压颌面部以明确病变范围、硬度、触压痛情况、波动感和动度等。

（2）淋巴结：与口腔疾病关系密切的有颌下、颏下、颈部淋巴结。检查时可嘱患者放松，头部略低下并偏向检查者，检查者一手固定患者头部，另一手触诊相关部位的淋巴结。触诊有助于检查发生病变的淋巴结，其在大小、数目、硬度、压痛和粘连情况等方面会有所变化。炎症发生时，相关区域淋巴结出现增大、压痛，但质地无甚变化；肿瘤转移时，相关淋巴结常增大、质硬、无触痛且多与周围组织粘连；结核性淋巴增大多见于颈部，淋巴结可成串、相互粘连且易破溃。

（3）颞下颌关节：检查者面对患者，以双手示指和中指腹面贴于患者的耳屏前，嘱其做开闭口动作，继而做侧方运动，观察双侧运动是否对称、协调；检查关节运动中有无轨迹异常，有无杂音；张口度的检查是颞下颌关节检查的重要内容，张口度大小以大张口时上、下中切牙切缘间能放入自己横指（通常是示指、中指和环指）的数目为参考（表1－1）。

表1－1　张口受限程度的检查记录方法和临床意义

能放入的手指数	检查记录	临床意义
3	正常	无张口受限（张口度正常）
2	Ⅰ度受限	轻度张口受限
1	Ⅱ度受限	中度张口受限
1以下	Ⅲ度受限	重度张口受限

（4）牙周组织：检查者将手指尖置于牙颈与牙龈交界处，嘱患者做咬合动作，手感振动较大时提示存在创伤𬌗可能。

（5）根尖周组织：用手指尖或镊子夹一棉球轻压根尖部，根据压痛、波动感或脓性分泌物情况判断根尖周组织的炎症情况。

6. 嗅诊　嗅诊指通过气味的鉴别进行诊断的检查方法，一般在问诊过程中即已完成。凡口腔卫生不佳，或存在暴露的坏死牙髓，或坏死性龈口炎等可有明显的口臭甚至腐败性恶臭。

7. 松动度检查　用镊子夹持住牙冠或将镊尖并拢置于𬌗面中央进行摇动可检查牙的松动情况。依据松动幅度或松动方向，可将牙松动程度分为3级（表1－2）。

表1-2 牙松动度检查的依据和分级

分级依据	Ⅰ度	Ⅱ度	Ⅲ度
松动幅度	<1mm	1~2mm	>2mm
松动方向	唇（颊）舌向	唇（颊）舌向近、远中向	唇（颊）舌向近、远中向、殆龈向

8. 咬诊 咬诊是检查牙有无咬合痛或有无早接触点的检查方法。可通过空咬或咬棉签、棉球等实物时的疼痛情况判断有无根尖周病、牙周病、牙隐裂或牙本质敏感等，亦可将咬合纸或蜡片置于牙殆面，嘱其做各种咬合动作，根据留在牙面上的色迹深浅或蜡片厚薄确定早接触点，还可通过特殊的咬诊工具对出现咬合痛的部位进行定位。

9. 冷热诊 冷热诊是通过观察牙齿对不同温度的反应对牙髓状态进行判断的方法。正常牙髓对温度有一定的耐受范围（20~50℃）。牙髓发生炎症时，疼痛阈值降低，造成感觉敏感。牙髓变性时，疼痛阈值提高，造成感觉迟钝。牙髓坏死时通常无感觉。

用于冷诊的刺激物须低于10℃，如冷水、无水乙醇、氯乙烷、冰条或冰棒等，用于热诊的刺激物须高于60℃，如加热的牙胶、金属等。

二、特殊检查

当经过一般检查后仍无法确诊时，可借助一些特殊器械、设备进行检查，称之为特殊检查，常见如下。

1. 牙髓电活力测试法 牙髓电活力测试法是通过观察牙对不同强度电流的耐受程度对牙髓状态进行判断的方法。电测仪经过不断改进，体积更小，重量更轻，使用时更加便捷。使用电测仪时需要将患牙隔湿，然后将检测头置于待测牙面，调整刻度以变换电流的刺激强度，同时观察患者的反应，当患者示意疼痛时离开牙面。判读牙髓电活力测试结果时需要注意假阳性和假阴性的排除，必要时结合其他感觉测试结果，综合分析，得出牙髓的状况。

有些电测仪在使用时有其他要求，如需佩戴口内挂钩、仪器检查头与牙面间隔导电介质等，还应注意如安装有心脏起搏器、全冠修复牙等禁忌证，在使用前应仔细阅读说明书。

2. 激光龋齿探测仪 德国KaVo公司于1998年生产的激光龋齿探测仪，可利用激光激发荧光诊断龋齿，并通过客观数值反映龋损的程度。激光龋齿探测仪是新近出现的一种便携式诊断龋齿仪器，其具有的A型探头末端较尖，可对牙面的窝沟进行点探测并将龋损程度数值化，对早期殆面龋的探测更为精确，有助于诊断无洞型龋损。

3. 诊断性备洞 临床上有时难以对牙髓状况进行准确判定，这时可通过诊断性备洞进行检查。当患牙牙髓存有活力时，备洞至牙本质会有感觉，反之，则说明患牙牙髓坏死。

4. 局部麻醉法 局部麻醉法是通过麻醉方式确定疼痛部位的方法。如当牙髓炎患者无法分清疼痛牙位置时，可用局部麻醉药（2%普鲁卡因或利多卡因等）将三叉神经中的某一支麻醉后再行检查。需要注意的是，局部麻醉法可较好地区分上、下颌牙的疼痛，但对于下颌同侧牙列效果不佳。

5. 穿刺检查 穿刺检查是用注射器刺入肿胀物抽出其中的液体等内容物进行检查的方法。穿刺检查一般在局部麻醉和常规消毒处理后进行，抽取物通常需要进行肉眼和显微镜检查。

（1）肉眼观察通过对抽取物颜色与性状的观察，初步确定是脓液、囊液还是血液等。

（2）显微镜检查在显微镜下，脓液主要为中性粒细胞，慢性炎症多为淋巴细胞，囊液可见胆固醇结晶和少量炎细胞，血液主要为红细胞。

（张文忠）

第三节 X线检查

X线检查的应用愈发广泛，已成为牙科领域重要的辅助检查手段。正常的牙体组织在X线片上的表现为：牙釉质、牙本质为白色的X线阻射影，牙髓组织为黑色的X线透射影，根尖周膜为X线透射影，根尖周的牙槽骨为密度低于牙釉质、牙本质的X线阻射影。

一、分类

根据检查需要，涉及牙体牙髓病的X线检查通常分为根尖片、殆翼片、曲面体层片及锥形束CT。

1. 根尖片　根尖片分为平行投照和分角线投照技术，可用于了解特定牙位的牙体、牙周、牙髓及根尖周组织情况，具有放射剂量小、空间分辨率高、操作简单等优点，是牙体牙髓病诊疗过程中最常用的X线检查技术。但需要指出，X线影像是三维物体的平面投射结果，存在影像重叠、变形失真等问题。另外，根尖周的骨质破坏需要到一定程度才可能在根尖片上反映出来，因此必须结合临床检查方能得出准确的诊断。

2. 全口牙位曲面体层X线片　曲面体层摄影是利用体层摄影和狭缝摄影原理，仅需一次曝光即可获得上、下颌的牙列影像，进而了解多个牙位的病变情况，也可用于观察牙槽嵴的吸收状况、龋病及牙根形成等情况。拍摄全口牙位曲面体层X线片的放射剂量较全口根尖片显著减少，同时，曲面体层片还可了解颌骨内病变。但是，曲面体层片的清晰度不及根尖片，如需了解特定牙位的牙体或根尖周情况时，需要补充根尖片。

3. 锥形束CT　锥形束CT（CBCT）于2000年前后开始应用于口腔临床，其采用锥形X射线束和二维探测器，取代了传统的扇形束和一维探测器。扫描时，锥形X射线只需围绕患者1周，即可完成数据采集进行三维重建。锥形束CT的有效放射剂量与曲面体层摄影类似，远小于常规医用CT。在牙体牙髓病的诊疗中，CBCT可用于检查牙体、根管系统、根尖周等组织结构，由于其解决了常规X线片结构重叠与清晰度的问题，可作为进一步的检查手段。

二、应用

1. 诊断

（1）牙体牙髓病：龋齿，如邻面龋、龈下龋、隐匿性龋、充填物底壁或边缘的继发龋等，还可用于龋病的流行病学调查；牙体发育畸形，如畸形舌侧窝、畸形中央尖等；牙根发育情况，如牙根内吸收和外吸收、根折、牙根发育不全、牙骨质增生等；髓腔情况，如髓腔钙化、髓石大小及位置、根管的数目、弯曲、粗细和走行等。

（2）根尖周病：各种根尖周病，如根尖周肉芽肿、脓肿、囊肿及致密性骨炎等。

（3）牙周病：牙槽骨吸收、破坏的程度和类型。

（4）颌面外科疾病：阻生牙、埋伏牙、先天性缺牙、恒牙萌出状态等；颌骨炎症、囊肿、肿瘤等。

2. 治疗　治疗前可用于手术难度的预估，如患牙的根管钙化情况、骨粘连情况等；治疗中可用于判断根管充填质量、牙根残留情况等；用于疗效追踪时可检查根尖周破坏区域是否愈合等。

（张文忠）

第四节　实验室检查

一、血常规检查

在牙体牙髓病的诊治过程中，有时需要进行血常规检查了解患者的健康状态，以初步排除血液系统疾病。例如，进行根尖外科手术前常需要进行血常规检查，若血小板计数偏低，则须暂缓手术。在急性根尖周炎并发间隙感染且患者全身症状明显时，有时也需要进行血常规检查以了解感染情况，进而指导全身用药。

二、细菌学检查

细菌学检查包括涂片、细菌培养、药敏实验等。必要时，细菌学检查有助于选择临床用药。例如，在治疗难治性根尖周炎时，可以根据感染根管的细菌学检查结果针对性选择抗菌药物，并可通过药敏实验提高治疗有效率。

三、细胞学检查

细胞学检查即脱落细胞学检查，是根据细胞形态学改变判断机体病理变化的方法。由于肿瘤细胞易脱落，在显微镜下观察脱落细胞的形态有利于肿瘤的早期诊断。与活检相比，细胞学检查操作简单、安全、无痛、经济，能在短时间内初步确定肿块性质，且可多次进行。但是，细胞学检查的取材范围局限，无法准确反映肿瘤类型、恶化程度、与邻近组织关系等，假阴性率较高，所以，细胞学检查不能完全取代活检。

1. 适应证　可用于检查缺乏症状、取材困难的颌面部上皮来源癌瘤，但针对非上皮来源的肿瘤如肉瘤等因细胞不脱落而不能应用。

2. 取材方法　从病变表面刮下少许组织，往复或转圈法涂片，干燥后甲醇（乙醚甲醇比为1∶1）固定，苏木精－伊红染色，显微镜观察有无形态异常的肿瘤细胞。

3. 活体组织检查　当对口腔及颌面部病变无法确诊时，可采用活体组织检查即活检。活检结果常常对治疗方案和手术范围产生重要影响。

（1）适应证：①判断口腔肿瘤性质及浸润情况；②判断口腔黏膜病是否为癌前病变，或有无恶变倾向；③确定是否为特殊感染，如梅毒、结核等；④有些肿块在术中切除后，还需要对其进行活检以明确诊断及制订下一步治疗方案。

（2）取材方法：术前准备、所用器械及术后处理同外科小手术。取材部位要有代表性，术中要减少出血，避免造成新的创伤。行活检时，病变小、有蒂或包膜完整的良性肿瘤应予全部切除；溃疡或疑为恶性肿瘤者在切除时应避开中央已坏死组织，切取边缘部；对于病变复杂者可多点取材。当活检结果与临床判断不符时，应综合多种因素，谨慎做出判断。

（张文忠）

第五节　病历记录

病历是关于检查、诊断和治疗过程的客观记录，是分析、研究疾病规律的原始资料，还是重要的法律依据，应予认真、严肃对待。

一、一般资料

病历的一般资料记录于封面或首页上，包含项目与全身性疾病病历要求相同，包括姓名、性别、年龄、民族、药物过敏史等。身份证号码、联系方式等信息是疗效复查、资料保存和查询所需，应认真工整填写，不要漏填。

二、主诉

以患者角度，用一句话描述出本次就诊的主要原因。主诉通常是患者对所患疾病的症状、部位和时间的描述，避免使用专业术语。

三、现病史

现病史是与主诉有关的疾病历史。要客观详细地记录清楚疾病发展过程，疼痛性质、部位、变化、加重或缓解的原因等，作为诊断依据。

四、既往史

特别要注意记录药物过敏史、出血和止血等情况。

五、口腔检查

在全面检查的基础上，着重记录与主诉相关的体征。如对于以牙痛为主诉的检查，牙周、黏膜、牙列及颌面部阳性所见均应做简要记录。

六、诊断

以主诉相关疾病为第一诊断，其他诊断依据严重程度由高到低的顺序记录。

七、治疗计划

治疗计划与诊断顺序相对应，治疗计划的制定原则是按轻重缓急分步实施，优先解决主诉问题或疼痛问题，其次解决功能、美观等其他问题。

八、知情同意书

制订治疗计划后，需要对患者详细讲解所患疾病及可行治疗方案，并要求患者根据自身情况加以选择。患者被治疗前应签署知情同意书，以示同意医师对其所患疾病进行的治疗，同时，也是保障患者权益的保证。

九、治疗过程记录

涉及牙体的疾病应写明牙位、龋洞或缺损部位，处理过程中的关键步骤及所见，例如腐质去除后所见，达牙本质深度，有无露髓点，敏感程度如何，所行处理或所用充填材料。

涉及牙髓的疾病应记录开髓时情况，是否麻醉下进行，有无渗出，出血量及颜色，拔髓时牙髓外观，根管数目及通畅程度。根管治疗时，还应记录各根管的预备情况以及工作长度（以 mm 为单位），所封药物或根充材料，以及充填后 X 线片表现等。

复诊病历应记录上次治疗后至本次复诊期间的症状变化和术后反应，本次治疗前的检查情况，本次治疗内容以及下次就诊计划。

每次的治疗记录都可能成为日后的参考依据，因此，每次治疗完成后都应记录治疗日期、检查情况、治疗项目、治疗效果及医嘱等，并有记录者签名。

如若需要用药，则应详细记录药名、剂量、用法、效果及不良反应等；如若涉及化验，应当记录化验项目以及重要结果。

十、牙位记录

在口腔病历书写中常涉及牙的位置，即牙位。理想的牙位表示方法应简明易学、明确、无歧义、方便计算机输入等。

（张文忠）

第二章

口腔科常见症状的鉴别诊断

发生在牙－颌－口腔系统中的疾病有数百种之多，但它们有很多相似的症状和（或）临床表现。临床医师须从一些常见的主诉症状出发，进一步采集病史和作全面的口腔检查，多数病例可以做出明确的诊断。但也有一些病例需采取其他辅助检查手段，如化验、影像学（X线片、CT、B超等）、涂片、活体组织检查、脱落细胞学检查、微生物培养等特殊检查，以及全身系统性检查等，然后进行综合分析和鉴别诊断，最后取得明确的诊断。有的病例还需在治疗过程中才能确诊，如药物治疗性诊断、手术过程中探查及手术后标本的特殊检查等。总之，正确的诊断有赖于周密的病史采集、局部和全身的检查及全面的分析，然后根据循证医学的原则制订出正确的、符合患者意愿的治疗计划，这些是决定疗效的重要前提。

第一节　牙痛

牙痛是口腔科临床上最常见的症状，常是患者就医的主要原因。可由牙齿本身的疾病，牙周组织及颌骨的某些疾病，甚至神经疾患和某些全身疾病所引起。对以牙痛为主诉的患者，必须先仔细询问病史，如疼痛起始时间及可能的原因，病程长短及变化情况，既往治疗史及疗效等。必要时还应询问工作性质、饮食习惯、有无不良习惯（如夜磨牙和咬硬物等）、全身健康状况及家族史等。关于牙痛本身，应询问牙痛的部位、性质、程度和发作时间。疼痛是尖锐剧烈的还是钝痛、酸痛；是自发痛还是激发痛、咬合时痛；自发痛是阵发的或是持续不断；有无夜间痛；疼痛部位是局限的或放散的，能否明确指出痛牙等。根据症状可得出一至数种初步印象，便于做进一步检查。应记住，疼痛是一种主观症状，由于不同个体对疼痛的敏感性和耐受性有所不同，而且有些其他部位的疾病也可表现为牵扯性牙痛。因此，对患者的主观症状应与客观检查所见、全身情况及实验室和放射学检查等结果结合起来分析，以做出正确的诊断。

一、引起牙痛的原因

1. 牙齿本身的疾病　如深龋，牙髓充血，各型急性牙髓炎、慢性牙髓炎，逆行性牙髓炎，由龋齿、外伤、化学药品等引起的急性根尖周炎、牙槽脓肿，微裂，牙根折裂，髓石，牙本质过敏，流电作用等。

2. 牙周组织的疾病　如牙周脓肿、急性龈乳头炎、冠周炎、坏死性溃疡性龈炎、干槽症等。

3. 牙齿附近组织的疾病所引起的牵扯痛　急性化脓性上颌窦炎和急性化脓性颌骨骨髓炎时，由于神经末梢受到炎症的侵犯，使该神经所支配的牙齿发生牵扯性痛。颌骨内或上颌窦内的肿物、埋伏牙等可压迫附近的牙根发生吸收，如有继发感染，可出现牙髓炎导致疼痛。急性化脓性中耳炎、咀嚼肌群的痉挛等均可出现牵扯性牙痛。

4. 神经系统疾病　如三叉神经痛患者常以牙痛为主诉。颞下窝肿物在早期可出现三叉神经第三支分布区的疼痛，翼腭窝肿物的早期由于压迫蝶腭神经节，可出现三叉神经第二支分布区的疼痛。

5. 全身疾患　有些全身疾患，如流感、癔症、神经衰弱，月经期和绝经期等可诉有牙痛。高空飞行时，牙髓内压力增高，可引起航空性牙痛。有的心绞痛患者可反射性地引起牙痛。

二、诊断步骤

（一）问清病史及症状特点

1. 尖锐自发痛　最常见的为急性牙髓炎（浆液性、化脓性、坏疽性）、急性根尖周炎（浆液性、化脓性）。其他，如急性牙周脓肿、髓石、冠周炎、急性龈乳头炎、三叉神经痛、急性上颌窦炎等。

2. 自发钝痛　慢性龈乳头炎，创伤性等。在机体抵抗力降低时，如疲劳、感冒、月经期等，可有轻度自发钝痛、胀痛。坏死性龈炎时牙齿可有撑离感和咬合痛。

3. 激发痛　牙本质过敏和Ⅱ°～Ⅲ°龋齿或楔状缺损等，牙髓尚未受侵犯或仅有牙髓充血时，无自发痛，仅在敏感处或病损处遇到物理、化学刺激时才发生疼痛，刺激除去后疼痛即消失。慢性牙髓炎一般无自发痛而主要表现为激发痛，但当刺激除去后疼痛仍持续一至数分钟。咬合创伤引起牙髓充血时也可有对冷热刺激敏感。

4. 咬合痛　微裂和牙根裂时，常表现为某一牙尖受力而产生水平分力时引起尖锐的疼痛。牙外伤、急性根尖周炎、急性牙周脓肿等均有明显的咬合痛和叩痛、牙齿挺出感。口腔内不同金属修复体之间产生的流电作用也可使患牙在轻咬时疼痛，或与金属器械相接触时发生短暂的电击样刺痛。

以上疼痛除急性牙髓炎患者常不能自行明确定位外，一般都能明确指出痛牙。急性牙髓炎的疼痛常沿三叉神经向同侧对颌或同颌其他牙齿放散，但不会越过中线放散到对侧牙。

（二）根据问诊所得的初步印象，做进一步检查，以确定患牙

1. 牙体疾病　最常见为龋齿。应注意邻面龋、潜在龋、隐蔽部位的龋齿、充填物下方的继发龋等。此外，如微裂、牙根纵裂、畸形中央尖、楔状缺损、重度磨损、未垫底的深龋充填体、外伤露髓牙、牙冠变色或陈旧的牙冠折断等，均可为病源牙。

叩诊对识别患牙有一定帮助。急性根尖周炎和急性牙周脓肿时有明显叩痛，患牙松动。慢性牙髓炎、急性全部性牙髓炎和慢性根尖周炎、边缘性牙周膜炎、创伤性根周膜炎等，均可有轻至中度叩痛。在有多个可疑病源牙存在时，叩诊反应常能有助于确定患牙。

2. 牙周及附近组织疾病　急性龈乳头炎时可见牙间乳头红肿、触痛，多有食物嵌塞、异物刺激等局部因素。冠周炎多见于下颌第三磨牙阻生，远中及颊舌侧龈瓣红肿，可溢脓。牙周脓肿和逆行性牙髓炎时可探到深牙周袋，后者袋深接近根尖，牙齿大多松动。干槽症可见拔牙窝内有污秽坏死物，骨面暴露，腐臭，触之疼痛。反复急性发作的慢性根尖周炎可在牙龈或面部发现窦道。

急性牙槽脓肿、牙周脓肿、冠周炎等，炎症范围扩大时，牙龈及龈颊沟处肿胀变平，可有波动。面部可出现副性水肿，局部淋巴结肿大，压痛。若治疗不及时，可发展为蜂窝织炎、颌骨骨髓炎等。上颌窦炎引起的牙痛，常伴有前壁的压痛和脓性鼻涕、头痛等。上颌窦肿瘤局部多有膨隆，可有血性鼻涕、多个牙齿松动等。

（三）辅助检查

1. 牙髓活力测验　根据对冷、热温度的反应，以及刺激除去后疼痛持续的时间，可以帮助诊断和确定患牙。也可用电流强度测试来判断牙髓的活力和反应性。

2. X 线检查　可帮助发现隐蔽部位的龋齿。髓石在没有揭开髓室顶之前，只能凭 X 线片发现。慢性根尖周炎可见根尖周围有不同类型和大小的透射区。颌骨内或上颌窦内肿物、埋伏牙、牙根裂等也需靠 X 线检查来确诊。

（张文忠）

第二节　牙龈出血

牙龈出血是口腔中常见的症状，出血部位可以是全口牙龈或局限于部分牙齿。多数患者是在牙龈受到机械刺激（如刷牙、剔牙、食物嵌塞、进食硬物、吮吸等）时流血，一般能自行停止；另有一些情况，在无刺激时即自动流血，出血量多，且无自限性。

一、牙龈的慢性炎症和炎症性增生

这是牙龈出血的最常见原因，如慢性龈缘炎、牙周炎、牙间乳头炎和牙龈增生等。牙龈缘及龈乳头红肿、松软，甚至增生。一般在受局部机械刺激时引起出血，量不多，能自行停止。将局部刺激物（如牙石、牙垢、嵌塞的食物、不良修复体等）除去后，炎症很快消退，出血亦即停止。

二、妊娠期龈炎和妊娠瘤

常开始于妊娠的第3~4个月。牙龈红肿、松软、极易出血。分娩后，妊娠期龈炎多能消退到妊娠前水平，而妊娠瘤常需手术切除。有的人在慢性牙龈炎的基础上，于月经前或月经期可有牙龈出血，可能与牙龈毛细血管受性激素影响而扩张、脆性改变等有关。长期口服激素性避孕药者，也容易有牙龈出血和慢性炎症。

三、坏死性溃疡性牙龈炎

为梭形杆菌、口腔螺旋体和中间普氏菌等的混合感染。主要特征为牙间乳头顶端的坏死性溃疡，腐臭，牙龈流血和疼痛，夜间睡眠时亦可有牙龈流血，就诊时亦可见牙间隙处或口角处有少量血迹。本病的发生常与口腔卫生不良、精神紧张或过度疲劳、吸烟等因素有关。

四、血液病

在遇到牙龈有广泛的自动出血，量多或不易止住时，应考虑有无全身因素，并及时作血液学检查和到内科诊治。较常见引起牙龈和口腔黏膜出血的血液病，如急性白血病、血友病、血小板减少性紫癜、再生障碍性贫血、粒细胞减少症等。

五、肿瘤

有些生长在牙龈上的肿瘤，如血管瘤、血管瘤型牙龈瘤、早期牙龈癌等也较易出血。其他较少见的，如发生在牙龈上的网织细胞肉瘤，早期常以牙龈出血为主诉，临床上很容易误诊为牙龈炎。有些转移瘤，如绒毛膜上皮癌等，也可引起牙龈大出血。

六、某些全身疾病

如肝硬化、脾功能亢进、肾炎后期、系统性红斑狼疮等，由于凝血功能低下或严重贫血，均可能出现牙龈出血症状。伤寒的前驱症状有时有鼻出血和牙龈出血。在应用某些抗凝血药物或非甾体类抗炎药，如水杨酸、肝素等治疗冠心病和血栓时，易有出血倾向。苯中毒时也可有牙龈被动出血或自动出血。

（张文忠）

第三节　牙齿松动

正常情况下，牙齿只有极轻微的生理性动度。这种动度几乎不可觉察，且随不同牙位和一天内的不同时间而变动。一般在晨起时动度最大，这是因为夜间睡眠时，牙齿无𬌗接触，略从牙槽窝内挺出所致。醒后，由于咀嚼和吞咽时的殆接触将牙齿略压入牙槽窝内，致使牙齿的动度渐减小。这种24小时内动度的变化，在牙周健康的牙齿不甚明显，而在有殆习惯，如磨牙症、紧咬牙者较明显。妇女在月经期和妊娠期内牙齿的生理动度也增加。牙根吸收接近替牙期的乳牙也表现牙齿松动。引起牙齿病理性松动的主要原因如下。

一、牙周炎

是使牙齿松动乃至脱落的最主要疾病。牙周袋的形成以及长期存在的慢性炎症，使牙槽骨吸收，结缔组织附着不断丧失，继而使牙齿逐渐松动、移位，终致脱落。

二、殆创伤

牙周炎导致支持组织的破坏和牙齿移位，形成继发性殆创伤，使牙齿更加松动。单纯的（原发性）殆创伤，也可引起牙槽嵴顶的垂直吸收和牙周膜增宽，临床上出现牙齿松动。这种松动在殆创伤除去后，可以恢复正常。正畸治疗过程中，受力的牙槽骨发生吸收和改建，此时牙齿松动度明显增大，并发生移位；停止加力后，牙齿即可恢复稳固。

三、牙外伤

最多见于前牙。根据撞击力的大小，使牙齿发生松动或折断。折断发生在牙冠时，牙齿一般不松动；根部折断时，常出现松动，折断部位越近牙颈部，则牙齿松动越重，预后也差。有的医师企图用橡皮圈不恰当地消除初萌的上颌恒中切牙之间的间隙，常使橡皮圈渐渐滑入龈缘以下，造成深牙周袋和牙槽骨吸收，牙齿极度松动和疼痛。患儿和家长常误以为橡皮圈已脱落，实际它已深陷入牙龈内，应仔细搜寻并取出橡皮圈。此种病例疗效一般均差，常导致拔牙。

四、根尖周炎

急性根尖周炎时，牙齿突然松动，有伸长感，不敢对殆，叩痛（++）~（+++）。至牙槽脓肿阶段，根尖部和龈颊沟红肿、波动。这种主要由龋齿等引起的牙髓和根尖感染，在急性期过后，牙多能恢复稳固。

慢性根尖周炎，在根尖病变范围较小时，一般牙不太松动。当根尖病变较大或向根侧发展，破坏较多的牙周膜时，牙可出现松动。一般无明显自觉症状，仅有咬合不适感或反复肿胀史，有的根尖部可有瘘管。牙髓无活力。根尖病变的范围和性质可用X线检查来确诊。

五、颌骨骨髓炎

成人的颌骨骨髓炎多是继牙源性感染而发生，多见于下颌骨。急性期全身中毒症状明显，如高热、寒战、头痛，白细胞增至（10~20）$\times 10^3$/L等。局部表现为广泛的蜂窝织炎。患侧下唇麻木，多个牙齿迅速松动，且有叩痛。这是由于牙周膜及周围骨髓腔内的炎症浸润。一旦颌骨内的化脓病变经口腔黏膜或面部皮肤破溃，或经手术切开、拔牙而得到引流，则病程转入亚急性或慢性期。除病源牙必须拔除外，邻近的松动牙常能恢复稳固。

六、颌骨内肿物

颌骨内的良性肿物或囊肿由于缓慢生长，压迫牙齿移位或牙根吸收，致使牙齿逐渐松动。恶性肿瘤则使颌骨广泛破坏，在短时间内即可使多个牙齿松动、移位。较常见的，如上颌窦癌，多在早期出现上颌数个磨牙松动和疼痛。若此时轻易拔牙，则可见拔牙窝内有多量软组织，短期内肿瘤即由拔牙窝中长出，似菜花状。所以，在无牙周病且无明显炎症的情况下，若有一或数个牙齿异常松动者，应提高警惕，进行X线检查，以便早期发现颌骨中的肿物。

七、其他

有些牙龈疾病伴有轻度的边缘性牙周膜炎时，也可出现轻度的牙齿松动，如坏死性龈炎、维生素C缺乏、龈乳头炎等。但松动程度较轻，治愈后牙齿多能恢复稳固。发生于颌骨的组织细胞增生症X，为原因不明的、累及单核-吞噬细胞系统的、以组织细胞增生为主要病理学表现的疾病。当发生于颌骨时，可沿牙槽突破坏骨质，牙龈呈不规则的肉芽样增生，牙齿松动并疼痛，拔牙后伤口往往愈合不良。X线表现为溶骨性病变，牙槽骨破坏，病变区牙齿呈现“漂浮征”。本病多见于10岁以内的男童，好发于下颌骨。其他一些全身疾患，如Down综合征、Papillon-Lefevre综合征等的患儿，常有严重的牙周炎症和破坏，造成牙齿松动、脱落。牙周手术后的短期内，术区牙齿也会松动，数周内会恢复原来动度。

（张文忠）

第四节　口臭

口臭是指口腔呼出气体中的令人不快的气味，是某些口腔、鼻咽部和全身性疾病的一个较常见症状，可以由多方面因素引起。

一、生理因素

晨起时常出现短时的口臭，刷牙后即可消除。可由某些食物（蒜、洋葱等）和饮料（酒精性）经过代谢后产生一些臭味物质经肺从口腔呼出所引起。某些全身应用的药物也可引起口臭，如亚硝酸戊脂、硝酸异山梨酯等。

二、病理因素

（一）口腔疾病

口腔呼出气体中的挥发性硫化物（volatile sulfur compounds，VSCs）可导致口臭，其中90%的成分为甲基硫醇（CH_3SH）和硫化氢（H_2S）。临床上最常见的口臭原因是舌苔和牙周病变处的主要致病菌，如牙龈卟啉单胞菌、齿垢密螺旋体、福赛坦菌和中间普氏菌等的代谢产物。此外，牙周袋内的脓液和坏死组织、舌苔内潴留的食物残屑、脱落上皮细胞等也可引起口臭。在没有牙周炎的患者，舌苔则是口臭的主要来源，尤其与舌背的后1/3处舌苔的厚度和面积有关。用牙刷刷舌背或用刮舌板清除舌苔可显著减轻或消除口臭。

软垢、嵌塞于牙间隙和龋洞内的食物发酵腐败，也会引起口臭。有些坏死性病变，如坏死性溃疡性龈（口）炎、嗜伊红肉芽肿、恶性肉芽肿和癌瘤等，拔牙创的感染（干槽症）等，都有极显著的腐败性臭味。

如果经过治疗彻底消除了口腔局部因素，口臭仍不消失，则应寻找其他部位的疾病。

（二）鼻咽部疾病

慢性咽（喉）炎、化脓性上颌窦炎、萎缩性鼻炎、小儿鼻内异物、滤泡性扁桃体炎等均能发出臭味。

（三）消化道、呼吸道及其他全身性疾病

如消化不良、肝硬化、支气管扩张继发肺部感染、肺脓肿、先天性气管食管瘘等。糖尿病患者口中可有烂苹果气味，严重肾衰竭者口中可有氨味或尿味。此外，某些金属（如铅、汞）和有机物中毒时，可有异常气味。

（四）神经和精神异常

有些患者自觉口臭而实际并没有口臭，是存在心理性疾患，如口臭恐惧症等，或者由于某些神经疾

患导致嗅觉或味觉障碍而产生。

用鼻闻法、仪器测量法（气相色谱仪、Halimeter、Diamond Probe 等）可直接检测口臭程度和挥发性硫化物的水平。

（张文忠）

第五节 面部疼痛

面部疼痛是口腔科常见的症状，不少患者因此而就诊。有的诊断及治疗都较容易，有的相当困难。不论是何种疼痛，都必须查清引起的原因。由牙齿引起的疼痛，查出病因是较为容易的，已见前述；但牵扯性痛（referredpain）和投射性痛（projected pain）的原因，却很难发现。颞下颌关节紊乱病引起的疼痛也常引致诊断进入迷途，因为他们很类似一些其他问题引起的疼痛。

诊断困难的另一因素，是患者对疼痛的叙述。这种叙述常是不准确的，但又与诊断有关联。患者对疼痛的反应决定于两种因素，一是患者的痛阈；一是患者对疼痛的敏感性。两者在每一患者都不相同，例如后者就会因患者的全身健康状态的变化及其他暂时性因素而时时改变。

所谓的投射性痛，是指疼痛传导途径的某一部位受到刺激，疼痛可能在此神经的周缘分布区发生。颅内肿瘤引起的面部疼痛即是一例。这类病变可能压迫三叉神经传导的中枢部分而引起其周缘支分布区的疼痛。

投射性痛必须与牵扯性痛鉴别。所谓的牵扯性痛是疼痛发生部位与致痛部位远离的疼痛。在口腔科领域内，牵扯性痛最常见的例子可能是下牙病变引起的上牙疼痛。疼痛的冲动发生于有病变的牙齿，如果用局部麻醉方法阻断其传导，牵扯性痛即不发生。即是说，阻断三叉神经的下颌支，可以解除三叉神经上颌支分布区的疼痛。这也是诊断疑有牵扯性痛的一种有效方法。

投射性痛的发生机制是很清楚的，但牵扯性痛却仍不十分清楚。提出过从有病部位传导的冲动有“传导交叉”而引起中枢“误解”的看法，但争议仍大。

面部和口腔组织的感觉神经为三叉神经、舌咽神经和颈丛的分支。三叉神经的各分支分布明确，少有重叠现象。但三叉神经和颈丛皮肤支之间，常有重叠分布。三叉、面和舌咽神经，以及由自主神经系统而来的分支，特别是与血管有关的交感神经之间，有复杂的彼此交通。交感神经对传送深部的冲动有一定作用，并已证明刺激上颈交感神经节可以引起这一类疼痛。面深部结构的疼痛冲动也可由面神经的本体感受纤维传导。但对这些传导途径在临床上的意义，争论颇大。

与口腔有关的结构非常复杂，其神经之间的联系也颇为复杂。口腔组织及其深部，绝大多数为三叉神经分布。虽然其表面分布相当明确而少重叠，但对其深部的情况了解甚少。故诊断错误是难免的。

可以把面部疼痛大致分为 4 种类型。

1. 由口腔、面部及紧密有关部分的可查出病变引起的疼痛　例如：牙痛、上颌窦炎引起的疼痛，颞下颌关节紊乱病引起的疼痛等。

2. 原因不明的面部疼痛　包括三叉神经痛，所谓的非典型性面痛等。

3. 由于感觉传导途径中的病变投射到面部的疼痛，即投射痛　例如：肿瘤压迫三叉神经而引起的继发性神经痛是一例子，尽管罕见。偏头痛也可列为此类，因其为颅内血管变化引起。

4. 由身体其他部引起的面部疼痛，即牵扯性痛　例如：心绞痛可引起左下颌部的疼痛。

这种分类法仅是为诊断方便而作的，实际上，严格区分有时是很困难的。

对疼痛的客观诊断是极为困难的，因为疼痛本身不能产生可查出的体征，需依靠患者的描述。而患者的描述又受患者的个人因素影响，如患者对疼痛的经验、敏感性、文化程度等。疼痛的程度无法用客观的方法检测，故对疼痛的反应是“正常的”或“异常的”，也无法区别。

对疼痛的诊断应分两步进行。首先应除外由于牙齿及其支持组织，以及与其紧密相关组织的病变所引起的疼痛，例如：由上颌窦或颞下颌关节紊乱病所引起的。如果全面而仔细的检查不能发现异常，才能考虑其他的可能性。

诊断时，应注意仔细询问病史，包括起病快慢、发作持续时间、有无间歇期、疼痛部位、疼痛性质、疼痛发作时间、疼痛程度、伴随症状，诱发、加重及缓解因素，家族史等。应进行全面、仔细的体格检查及神经系统检查，并根据需要做实验室检查。

一、神经痛

可以将神经痛看作是局限于一个感觉神经分布区的疼痛，其性质是阵发性的和严重的。神经痛有不少分类，但最重要的是应将其分为原发性的和继发性的。原发性神经痛指的是有疼痛而查不到引起原因者，但并不意味没有病理性改变，也许是直到目前还未发现而已。这种神经痛中最常见的是三叉神经痛，舌咽神经痛也不少见。

（一）三叉神经痛

由于其疼痛的特殊性，三叉神经痛的研究已有多年历史，但至今对其本质仍不明了。虽然疼痛通常是一症状而非疾病，但由于缺乏其他有关症状及对病因的基础知识，现只能认为疼痛是疾病本身。

三叉神经痛多发生于中老年，女性较多。疼痛几乎都发生于一侧，限于三叉神经之一支，以后可能扩展至二支或全部三支。疼痛剧烈，刀刺样，开始持续时间很短，几秒钟即消失，以后逐渐增加，延续数分钟甚至数十分钟。有“扳机点”存在是此病的特点之一。在两次发作之间，可以无痛或仅有钝痛感觉。可有自然缓解期，数周或数月不等，然永久缓解极罕见。

在疾病的初发期，疼痛的特点不明显，此时患者常认为是牙痛，而所指出有疼痛的牙却为健康牙；有时常误诊而拔除该牙。拔除后疼痛依然存在，患者又指疼痛来源于邻牙而要求拔除。对此情况应加以注意，进行全面检查并考虑三叉神经痛的可能性。

相反，其他问题，如未萌出的牙等，可以引起类似三叉神经痛的症状。检查如发现这一类可能性，应加以处理。

此病多发生于40岁以后，如为40岁以下者，应作仔细的神经学检查，以除外其他的可能性，如多发性硬化等。

有人主张，卡马西平（痛痉宁，Tegretol，carbamazepine）本身不是止痛药，但对三叉神经痛有特异性疗效，可以用对此药的疗效反应作为诊断的方法之一。

（二）舌咽神经痛

舌咽神经痛的情况与三叉神经痛颇相似，但远较其少见。疼痛的性质相似，单侧，发生于口咽部，有时可放射至耳部。吞咽可引起疼痛发作。也可有“扳机点”存在。用表面麻醉喷于此区能解除疼痛发生。卡马西平亦可用以辅助诊断。

二、继发性神经痛

面部和头部疼痛可以是很多颅内和颅外病变的症状之一。面部疼痛可由于肿瘤压迫或浸润三叉神经节或其周缘支而产生。原发性或继发性颅内肿瘤、鼻咽部肿瘤、动脉瘤、脑上皮样囊肿等，是文献报道中最常引起面部疼痛的病变；颅脑损伤后所遗留的病变也是引起面部疼痛的原因之一：疼痛多不是仅有的症状，但可能最早发生。如有侵犯其他脑神经症状，以及有麻木或感觉异常的存在，应立即想到继发性神经痛的可能性。

畸形性骨炎（佩吉特病，Paget 病）如累及颅底，可使卵圆孔狭窄而压迫三叉神经，产生疼痛症状；疼痛也可由于整个颅骨的畸形，使三叉神经感觉根在越过岩部时受压而产生。疼痛常似三叉神经痛，但多有其他症状，如听神经受压而发生的耳聋、颈椎改变而引起的颈丛感觉神经分布区的疼痛等。

上颌或颧骨骨折遗留的眶下孔周围的创伤后纤维化，也可压迫神经而发生疼痛。

继发性神经痛在与原发性者鉴别时，关键在于可以查出引起的原因，故仔细而全面的检查是必须的。

三、带状疱疹后神经痛

面部带状疱疹发生前、中或后，均可有疼痛。开始时，可能为发病部位严重的烧灼样痛，以后出现水疱。带状疱疹的疼痛相当剧烈。病后，受累神经可出现瘢痕，引起神经痛样疼痛，持续时间长，严重，对治疗反应差。老年人患带状疱疹者特别易出现疱疹后神经痛，并有感觉过敏或感觉异常症状。

四、偏头痛

偏头痛或偏头痛样神经痛（丛集性头痛）有时也就诊于口腔门诊。偏头痛基本上发生于头部，但有时也影响面部，通常是上颌部，故在鉴别诊断时应注意其可能性。

典型的偏头痛在发作前（先兆期或颅内动脉收缩期）可有幻觉（如见闪光或某种颜色），或眩晕、心烦意乱、感觉异常、颜面变色等，症状与脑缺血有关，历时 10～30 分钟或几小时。随即出现疼痛发作，由于动脉扩张引起搏动性头痛，常伴有恶心、呕吐、面色苍白、畏光等自主神经症状。疼痛持续 2～3小时，患者入睡，醒后疼痛消失。故睡眠能缓解偏头痛。麦角胺能缓解发作。

还有一种类似偏头痛的所谓急性偏头痛性神经痛，其病因似偏头痛，患者多为更年期的男性。疼痛为阵发性，通常持续 30 分钟，发作之间间歇时间不等。疼痛多位于眼后，扩延至上颌及颞部。患侧有流泪、结膜充血、鼻黏膜充血及流涕。常在夜间发作（三叉神经痛则少有在夜间发作者）。疼痛的发作为一连串的密集头痛发作，往往集中于一周内，随后有间歇期，达数周至数年，故又名丛集性头痛。

少见的梅－罗（Melkersson－Rosenthal）综合征也可有偏头痛样疼痛。患者有唇部肿胀，有时伴有一过性或复发性面神经衰弱现象和颞部疼痛。有的患者舌有深裂，颊黏膜有肉芽肿样病变，似克罗恩（Crohn）病。

以上诸病均对治疗偏头痛的药物反应良好。

五、非典型性面痛

非典型性面痛一词用以描述一种少见的疼痛情况，疼痛的分布无解剖规律可循，疼痛的性质不清，找不到与病理改变有关的证据。疼痛多为双侧，分布广泛，患者可描述疼痛从面部的某一部分放射至身体他部。疼痛多被描述为严重的连续性钝痛。

有的患者有明显的精神性因素，对治疗的反应差，有的甚至越治情况越坏。

本病有多种类型，Mumford 将其分为三类。第一类为由于诊断技术问题而未完全了解的情况；第二类为将情况扩大的患者，这些患者对其面部和口腔有超过通常应有的特别注意。这些患者显得有些特殊并易被激惹，但仍属正常范围。他们常从一个医师转到另一个，以试图得到一个满意的诊断；第三类患者的症状，从生理学上或解剖学上都不能解释，但很易被认为有精神方面的因素。这类患者的疼痛部位常广泛，疼痛的主诉稀奇古怪。

对这一类疾病，首先应作仔细而全面的检查，以除外可能引起疼痛的病变。

六、由肌肉紊乱而引起的疼痛

疼痛由肌肉的病理性改变或功能紊乱引起，包括一组疾病，在文献中相当紊乱，但至少有六种：①肌炎；②肌痉挛；③肌筋膜疼痛综合征；④纤维肌痛；⑤肌挛缩；⑥由结缔组织病引起的肌痛。

肌痉挛是肌肉突然的不随意的收缩，伴随疼痛及运动障碍。疼痛常持续数分钟至数日，运动逐渐恢复，疼痛亦渐轻。引起的原因常为过去较弱的肌肉发生过度伸张或收缩，或正常肌肉的急性过度使用。由于姿势关系而产生的肌疲劳或衰弱、肌筋膜疼痛综合征、保护有关的创伤、慢性（长期）使用等，均是发病的诱因。当肌肉随意收缩时，如举重、进食、拔第三磨牙、打哈欠等，肌痉挛皆可发生。如成为慢性，可能产生纤维化或瘢痕，引起肌挛缩。

肌炎是整个肌肉的急性炎症，症状为疼痛、对压痛极敏感、肿胀、运动障碍并疼痛。如未治疗，可使肌肉产生骨化。血沉加快。表面皮肤可肿胀及充血。引起肌炎的原因为局部感染、创伤、蜂窝织炎、对肌肉本身或其邻近的激惹等。肌肉持续过度负荷也是引起原因之一。

肌痉挛时，以低浓度（0.5%）普鲁卡因注射于局部可以缓解；但在肌炎时，任何注射皆不能耐受，且无益，应注意。

纤维肌痛罕见，为一综合征，又名肌筋膜炎或肌纤维炎，特征与肌筋膜疼痛综合征基本相同。但本病可发生于身体各负重肌肉，而后者发生于局部，如颌骨、颈部或下腰部。故本病的压痛点在身体各部均有。

结缔组织病，如红斑狼疮、硬皮病、舍格伦（Sjogren）综合征、动脉炎、类风湿关节炎等，也可累及肌肉而产生疼痛。特征为肌肉或关节滑膜有慢性炎症、压痛及疼痛。通过临床及实验室检查，诊断应不困难。

肌筋膜疼痛综合征（myofascia pain syndrome，MPS），又名肌筋膜痛、肌筋膜疼痛功能紊乱综合征等，是最常见的慢性肌痛，其诊断标准有以下几点。

（1）骨骼肌、肌腱或韧带有呈硬条状的压痛区，即扳机点。

（2）疼痛自扳机点牵涉至他处，发生牵扯痛的部位相当恒定，见表2－1。

表2－1 肌筋膜扳机点及面部疼痛部位

疼痛部位	扳机点位置	疼痛部位	扳机点位置
颞下颌关节	咬肌深部	颏部	胸锁乳突肌
	颞肌中部	牙龈	咬肌浅部
	颞肌深部		翼内肌
	颞肌外侧部	上切牙	颞肌前部
	翼内肌	上尖牙	颞肌中部
	二腹肌	上前磨牙	颞肌中部
耳部	咬肌深部		咬肌浅部
	翼外肌	上磨牙	颞肌后部
	胸锁乳突肌	下磨牙	斜方肌
颌骨部	咬肌浅部		胸锁乳突肌
	斜方肌	下切牙	咬肌浅部
	二腹肌		二腹肌前部
	翼内肌	口腔、舌、硬腭	翼内肌
颊部	胸锁乳突肌		二腹肌
	咬肌浅部	上颌窦	翼外肌

（3）刺激活动的扳机点所产生的牵扯性痛可反复引出。所谓活动的扳机点是指该区对触诊高度敏感并引起牵扯性痛。潜在性扳机点一词则用以指该区亦敏感，但刺激时不产生牵扯性痛。

对MPS的争论甚多，上述可作为在鉴别诊断时的参考。

七、炎症性疼痛

包括窦腔炎症，牙髓炎，根尖炎，各种间隙感染等。其中上颌窦炎疼痛部位主要在上颌部。因分泌物于夜间积滞，故疼痛在晨起时较重。起床后分泌物排出，疼痛缓解。弯腰低头时由于压力改变，可加重疼痛；抬头时好转。上颌窦前壁处有压痛，有流涕、鼻塞等症状，上颌窦穿刺可吸出脓液。

八、颈椎病

颈椎病可以直接引起头及面部疼痛，但更常见的是引起肌肉的紊乱而产生直接的疼痛或牵扯性痛。

颈椎病包括椎间盘、椎体骨关节及韧带等的疾患。常可产生头痛，有时为其唯一表现。头痛多在枕颈部，有时扩散至额部及颞部，或影响两侧，或在一侧。多为钝痛。疲劳、紧张、看书、颈部活动等使之加重。肩臂部疼痛、麻木、活动受限、X线片所见等有助于诊断。

九、颌骨疼痛

骨膜有丰富的感觉神经，对压力、张力等机械性刺激敏感，可产生相当剧烈的疼痛。颌骨疼痛与面部疼痛甚易混淆，在鉴别诊断时应注意。

引起颌骨疼痛的原因很多，炎症，如急性化脓性骨髓炎、骨膜炎等。

颌骨的一些骨病在临床上亦有骨痛表现，其较常见者有甲状旁腺功能亢进、老年性骨质疏松、骨质软化、畸形性骨炎、骨髓瘤等。其他的骨病及骨肿瘤在压迫或浸润神经，或侵及骨膜时，也可引起疼痛。

十、灼性神经痛

头颈部的灼性神经痛少见，引起烧灼样痛并有感觉过敏。病因为创伤，包括手术创伤，可能成为非典型性面部疼痛的原因之一。曾有文献报道发生于多种面部创伤之后，包括拔除阻生第三磨牙、枪弹伤及头部创伤。临床特征为烧灼样疼痛，部位弥散而不局限；该部皮肤在压迫或轻触时发生疼痛（感觉过敏），或有感觉异常；冷、热、运动及情绪激动可使疼痛产生或加剧；皮肤可有局部发热、红肿或发冷、发绀等表现，为血管舒缩障碍引起。活动、咀嚼、咬合关系失调、打哈欠等引起及加剧疼痛；松弛可缓解疼痛。

在诊断上，以局部麻醉药封闭星状神经节如能解除疼痛，则诊断可以成立。

十一、癌性疼痛

癌症疼痛的全面流行病学调查尚少报道。Foley 等（1979 年）报道不同部位癌痛发生率，口腔癌占 80%，居全身癌痛发生率第二位。北京大学口腔医院调查了 208 例延误诊治的口腔癌患者，因忽视疼痛的占 27%，仅次于因溃疡延误的。其原理是癌浸润增长可压迫或累及面部的血管、淋巴管和神经，造成局部缺血、缺氧，物质代谢产物积蓄，相应组织内致痛物质增加，刺激感觉神经末梢而致疼痛，尤其舌根癌常常会牵涉到半侧头部剧烈疼痛。

（张文忠）

第六节　腮腺区肿大

引起腮腺区肿大的原因很多，可以是腮腺本身的疾病，也可以是全身性疾病的局部体征，也可以是非腮腺的组织（如咬肌）的疾病。腮腺区肿大相当常见，应对其做出准确诊断。

从病因上，可以将腮腺区肿大分为 5 种。

（1）炎症性腮腺肿大其中又可分为感染性及非感染性二类。

（2）腮腺区肿瘤及类肿瘤病变。

（3）症状性腮腺肿大。

（4）自身免疫病引起的腮腺肿大。

（5）其他原因引起的腮腺肿大。

诊断时，应根据完整的病史与临床特点，结合患者的具体情况进行各种检查，例如腮腺造影、唾液流量检查、唾液化学分析、放射性核素扫描、活组织检查、实验室检查、超声波检查等。

腮腺区肿大最常见的原因是腮腺的肿大，故首先应确定是否腮腺肿大。在正常情况下，腮腺区稍呈凹陷，因腮腺所处位置较深，在扪诊时不能触到腺体。腮腺肿大的早期表现，是腮腺区下颌升支后缘后方的凹陷变浅或消失，如再进一步肿大，则耳垂附近区向外隆起，位于咬肌浅层部的腮腺浅叶亦肿大。颜面浮肿的患者在侧卧后，下垂位的面颊部肿胀，腮腺区亦肿起，应加以鉴别。此种患者在改变体位后，肿胀即发生改变或消失。

以下分别简述鉴别诊断：

一、流行性腮腺炎

为病毒性感染，常流行于春季，4月及5月为高峰。以6~10岁儿童为主，2岁以前少见，有时亦发生于成人。病后终身免疫。患者有发热、乏力等全身症状。腮腺肿大先表现于一侧，4~5日后可累及对侧，约2/3患者有双侧腮腺肿大。有的患者可发生下颌下腺及舌下腺肿大。腮腺区饱满隆起，表面皮肤紧张发亮，但不潮红，有压痛。腮腺导管开口处稍有水肿及发红，挤压腮腺可见清亮的分泌液。血常规白细胞计数正常或偏低。病程约1周。

二、急性化脓性腮腺炎

常为金黄色葡萄球菌引起，常发生于腹部较大外科手术后；也可为伤寒、斑疹伤寒、猩红热等的并发症；也见于未得控制的糖尿病、脑血管意外、尿毒症等。主要诱因为机体抵抗力低下、口腔卫生不良、摄入过少而致涎液分泌不足等，细菌经导管口逆行感染腮腺。

主要症状为患侧耳前下突然发生剧烈疼痛，后即出现肿胀，局部皮肤发热、发红，并呈硬结性浸润，触痛明显。腮腺导管口显著红肿，早期无唾液或分泌物，当腮腺内有脓肿形成时，在管口有脓栓。患者有高热、白细胞计数升高。腮腺内脓肿有时可穿透腮腺筋膜，向外耳道、颌后凹等处破溃。

三、慢性化脓性腮腺炎

早期无明显症状，多因急性发作或反复发作肿胀而就诊。发作时腮腺肿胀并有轻微肿痛、触痛，导管口轻微红肿，压迫腺体有“雪花状”唾液流出，有时为脓性分泌物。造影表现为导管系统部分扩张、部分狭窄而似腊肠状；梢部分张呈葡萄状。

四、腮腺区淋巴结炎

又称假性腮腺炎，是腮腺包膜下或腺实质内淋巴结的炎症。发病慢，病情轻，开始为局限性肿块，以后渐肿大，压痛。腮腺无分泌障碍，导管口无脓。

五、腮腺结核

一般为腮腺内淋巴结发生结核性感染，肿大破溃后累及腺实质。常见部位是耳屏前及耳垂后下，以肿块形式出现，多有清楚界限，活动。有的有时大时小的炎症发作史，有的肿块中心变软并有波动。如病变局限于淋巴结，腮腺造影表现为导管移位及占位性改变；如已累及腺实质，可见导管中断，出现碘油池，似恶性肿瘤。术前诊断有时困难，常需依赖活组织检查。

六、腮腺区放线菌病

常罹患部位为下颌角及升支部软组织以及附近颈部。肿块，极硬，与周围组织无清晰界限，无痛。晚期皮肤发红或暗紫色，脓肿形成后破溃，形成窦道，并此起彼伏，形成多个窦道。脓液中可发现“硫黄颗粒”。如咬肌受侵则有开口困难。根据症状及活组织检查（有时需作多次）可确诊。腮腺本身罹患者极罕见。

七、过敏性腮腺炎

有腮腺反复肿胀史。发作突然，消失亦快。血常规检查有嗜酸性粒细胞增多。用抗过敏药或激素可缓解症状。患者常有其他过敏史。由于与一般炎症不同，也被称为过敏性腮腺肿大。

药物（如含碘造影剂）可引起本病，多在造影侧发生。含汞药物，如胍乙啶、保泰松、长春新碱等，也可引起。腮腺及其他唾液腺可同时出现急性肿胀、疼痛与压痛。

八、腮腺区良性肿瘤

以腮腺多形性腺瘤最常见。多为生长多年的结节性中等硬度的肿块。造影表现为导管被推移位。此外，血管畸形（海绵状血管瘤）、神经纤维瘤、腺淋巴瘤等亦可见到。

九、腮腺区囊肿

腮腺本身的囊肿罕见。有时可见到第一鳃裂囊肿和第二鳃裂囊肿。前者位于腮腺区上部，与外耳道相接连；后者常位于腮腺区下部，下颌角和胸锁乳突肌之间。此等囊肿易破裂而形成窦道。

十、腮腺恶性肿瘤

腮腺本身的恶性肿瘤不少见，各有其特点，如遇生长较快的肿块，与皮肤及周围组织粘连，有局部神经症状，如疼痛、胀痛，或有面神经部分受侵症状；造影显示导管系统中断和缺损，或出现碘油池。均应考虑恶性肿瘤。

全身性恶性肿瘤，如白血病、霍奇金病等，亦可引起腮腺肿大，但罕见。

十一、嗜酸性粒细胞增多性淋巴肉芽肿

为良性慢性腮腺区肿块，可时大时小。肿区皮肤瘙痒而粗糙，末期血象嗜酸性粒细胞增多，有时可伴有全身浅层淋巴结肿大。

十二、症状性腮腺肿大

多见于慢性消耗性疾病，如营养不良、肝硬化、慢性酒精中毒、糖尿病等，有时见于妊娠期及哺乳期。腮腺呈弥散性均匀肿大，质软，左右对称，一般无症状，唾液分泌正常。随全身情况的好转，肿大的腮腺可恢复正常。

十三、单纯性腮腺肿大

多发生在青春期男性，亦称青春期腮腺肿大。多为身体健康、营养良好者。可能为生长发育期间某种营养成分或内分泌的需要量增大造成营养相对缺乏，而引起腮腺代偿性肿大。肿大多为暂时的，少数则因肿大时间过久而不能消退。

另外，肥胖者或肥胖病者因脂肪堆积，亦可形成腮腺肿大。

十四、舍格伦（Sjogren）综合征

舍格伦综合征主要有三大症状，即口干、眼干及结缔组织病（最常为类风湿关节炎）。如无结缔组织病存在，则被称为干燥综合征。约有1/3的患者有腮腺肿大，或表现为弥散性肿大，或呈肿块样肿大。根据临床表现、腮腺流量检查、唇腺活检、腮腺造影、放射性核素扫描、实验室检查等的发现，诊断应无困难。

十五、咬肌良性肥大

可发生于单侧或双侧，原因不明。单侧咬肌肥大可能与偏侧咀嚼有关。无明显症状，患者主诉颜面不对称。检查时可发现整个咬肌增大，下颌角及升支（咬肌附着处）亦增大。患者咬紧牙齿时，咬肌明显可见，其下方部分突出，似一软组织肿块。

十六、咬肌下间隙感染

典型的咬肌下间隙感染常以下颌角稍上为肿胀中心，患者多有牙痛史，特别是阻生第三磨牙冠周炎史。有咬肌区的炎性浸润，严重的开口困难等。腮腺分泌正常。

十七、黑福特（Heerfordr）综合征

或称眼色素层炎，是以眼色素层炎、腮腺肿胀、发热、脑神经（特别是面神经）麻痹为特点的一组症状。一般认为是结节病的一个类型。结节病是一种慢性肉芽肿型疾病，如急性发作，并同时在眼和腮腺发生，称之为黑福特综合征，其发生率约占结节病的3%～5%。

多见于年轻人，约65%在30岁以下。眼都症状，如虹膜炎或眼色素层炎，常发生于腮腺肿大之前，单眼或双眼先后或同时发生并反复发作，久之可致失明。患者可有长期低热。有单侧或双侧腮腺肿大，较硬，结节状，无痛。肿胀病变从不形成化脓灶，可消散，亦可持续数年。可有严重口干。面神经麻痹多在眼病及腮腺症状后数日至6个月出现。其他神经，如喉返神经、舌咽神经、展神经等的麻痹症状，亦偶有发现。

（吕　霞）

第三章

龋病

第一节　概述

龋病是一种以细菌为主要病原，多因素作用下的，发生在牙齿硬组织的慢性、进行性、破坏性疾病。龋的疾病过程涉及多种因素，现代研究已经证明牙菌斑中的致龋细菌是龋病的主要病原。致龋细菌在牙菌斑中代谢从饮食中获得的糖或碳水化合物生成以乳酸为主的有机酸，导致牙齿中的磷灰石结构脱矿溶解。在蛋白酶进一步的作用下，结构中的有机物支架遭到破坏，临床上表现为牙齿上出现不能为自体修复的龋洞。如果龋洞得不到及时的人工修复，病变进一步向深层发展，可以感染牙齿内部的牙髓组织，甚至进入根尖周组织，引起更为严重的机体的炎症性病变。

根据近代对龋病病因学的研究成果，一般将龋病定义为一种与饮食有关的细菌感染性疾病。这一定义强调了细菌和糖在龋病发病中的独特地位。然而，从发病机制和机体的反应过程来看，龋病又不完全等同于发生在身体内部的其他类型感染性疾病。

早期的龋损，仅表现为一定程度的矿物溶解，可以没有牙外形上的缺损，更没有临床症状，甚至在一般临床检查时也不易发现。只有当脱矿严重或形成窝洞时，才可能引起注意。若龋发生在牙的咬合面或唇颊面，常规临床检查时可以见到局部脱矿的表现，如牙表面粗糙、呈白垩状色泽改变。若病变发生在牙的邻面，则较难通过肉眼观察发现。临床上要借助探针或其他辅助设备，如 X 线照相，才可能发现发生在牙邻面的龋。龋的早期常无自觉症状，及至出现症状或发现龋洞的时候，往往病变已接近牙髓或已有牙髓病变。

一、流行病学特点

1. 与地域有关的流行特点　龋是一种古老的疾病，我国最早关于龋病的记载可以追溯到三千年前的殷墟甲骨文中。但近代龋病的流行并引起专业内外人士的广泛注意，主要是在欧美国家。20 世纪初，随着食品的精化，一些西方国家的龋病患病率几乎达到了人口的 90% 以上，严重影响人民的身体健康和社会经济生活。那时，由于高发病地区几乎全部集中在发达国家和发达地区，有西方学者甚至将龋病称为“现代文明病”。用现在的知识回顾分析当时的情况，可以知道，这些地区那时候之所以有那么高的龋发病率，是与当时的高糖饮食有关的。过多的摄入精制碳水化合物和不良的口腔卫生习惯是龋病高发的原因。到了近代，西方国家投入了大量资金和人力对龋齿进行研究。在逐步认识到了龋病的发病原因和发病特点的基础上，这些国家逐步建立了有效的口腔保健体系、采取了有效的口腔保健措施，从而使龋病的流行基本得到了控制。目前，在一些口腔保健体系健全的发达国家和地区，无龋儿童的比例超过了 70%。然而，经济和教育状况越来越影响口腔保健和口腔健康的程度。在欠发达的地区和国家，由于经济和教育水平低，口腔保健知识普及率低，口腔保健措施得不到保障，龋病的发病率仍保持在较高的水平，并有继续上升的趋势。目前，世界范围内，龋病发病正在向低收入、低教育人群和地区转移。现在没有人再会认为龋病是“现代文明病”了。

2. 与年龄有关的流行特点　流行病学的研究表明，人类龋病的发病经历几个与年龄有关的发病高峰。这些与年龄有关的发病高峰，主要与牙齿的萌出和牙齿周围环境的变化有关。乳牙由于矿化程度和解剖上的特殊性（如窝沟多而深）更容易患龋；初萌的牙由于矿化尚未成熟更容易患龋，窝沟龋也多在萌出后的早期阶段发生。这样形成了一个6~12岁的少年儿童龋病的发病高峰。龋的危害在这个阶段表现得最为突出。由于这一特点，有学者甚至认为，龋病主要是一种儿童病。然而，龋病的发生实际是贯穿人的一生的。尤其到了中年以后，由于生理和病理的原因，牙根面暴露的机会增加，牙菌斑在根面聚集的机会增加，如果得不到有效的清洁，患龋的机会就会增加，因此形成了中老年根龋的发病峰期。这种与年龄有关的发病高峰可以通过大规模的流行病学调查发现，主要与牙齿的发育、萌出、根面暴露和口腔环境随年龄的改变有关。

3. 与饮食有关的流行特点　人的饮食习惯因民族和地区而异。然而，随着食品加工业的发展，不分地区和种族，人类越来越多地接触经过精细加工的食品。西方人较早接触精制碳水化合物，饮食中摄入蔗糖的量和频率普遍较高。在以往缺少口腔保健的情况下，他们的龋患病率自然很高。而我国的西藏和内蒙古自治区，食物中的纤维成分多，蔗糖摄入少，人的咀嚼功能强，自洁力强，龋的患病率就低。人类饮食的结构并不是一成不变的。近代的西方国家由于认识到龋与饮食中碳水化合物尤其是蔗糖的关系，开始调整饮食结构和进食方法，已经收到了十分显著的防龋效果。然而在大量发展中国家，随着经济的发展，文化和饮食的精化和西化，人对糖的消耗量增加，如果缺乏良好的口腔卫生教育，缺乏有效的口腔卫生保健措施和保健体系，龋齿的发病率则会显著增加。

4. 与教育和经济状况有关的流行特点　经过百年的研究，人们对龋病的发病过程已经有了较为清晰的认识，具备了一系列有效的预防和控制手段。但这些知识的普及与人们受教育的程度和可以接受口腔保健措施的经济状况密切相关。在发达国家，多数人口已经享受到了有效的口腔医学保健所带来的益处，所以整个人口的患龋率降低，龋病的危害减少。但即使在这样的国家仍有部分低收入人群和少数民族获益较少。世界范围内，患龋者正在向低收入和受教育程度低的人群转移，这已经成为比较突出的社会问题。对于发展中国家来说，经济开放发展的同时，必须注意相应健康知识的普及和保健预防体系的建立。

二、龋对人类的危害

龋齿的危害不仅局限在受损牙齿本身，治疗不及时或不恰当还可导致一系列继发病症。由龋齿所引发的一系列口腔和全身问题，以及由此对人类社会和经济生活的长远影响是无论如何都不应该忽略的。

患了龋病，最初为患者本人所注意的常是有症状或可见牙齿上明显的缺损。轻微的症状包括食物嵌塞或遇冷遇热时的敏感症状。当主要症状是持续的疼痛感觉时，感染多已波及牙髓。多数患者是在牙齿发生炎症，疼痛难忍，才不得不求医的。这时候已经不是单纯的龋病了，而可能是发生了牙髓或根尖周围组织的继发病变。在口腔科临床工作中，由龋病导致牙髓炎和根尖周炎而就诊的患者占了很大的比例，有人统计可占综合口腔科的50%以上，也有人报告这些患者可占因牙痛就诊的口腔急诊患者人数的70%以上。急性牙髓炎和根尖周炎可以给患者机体造成很大痛苦，除了常说的牙疼或牙敏感症状外，严重的根尖周组织感染若得不到及时控制，还可继发颌面部的严重感染，甚至危及生命。慢性的根尖周组织的感染实际上是一种存在于牙槽骨中的感染病灶，也可以成为全身感染的病灶。龋齿得不到治疗，最终的结果必然是牙齿的丧失。要恢复功能则必须进行义齿或种植体的修复。如果对早期丧失的牙齿不及时修复还会形成剩余牙齿的排列不齐或咬合的问题。严重时影响美观和功能，不得不通过正畸的方法予以矫正。另一方面，不适当的口腔治疗可能造成新的龋病危险因素。在龋齿有关的后续一系列治疗中（如义齿修复、正畸治疗），口腔环境可能发生一些更加有利于龋齿发生的改变，如不恰当的修复装置可能破坏正常的口腔微生态环境，进一步增加患者患龋病和牙周病的危险性。

龋及其有关疾病对身体健康的影响是显而易见的，但对人类社会生活和经济生活的长远影响却往往被忽略。由于龋的慢性发病特征，早期常不被注意。一旦发生症状，则需要较复杂的治疗过程和较多的治疗费用。人有28~32颗牙齿，相关治疗的费用在任何时候、任何地点都是很大的。如果将社会和个人花在龋齿及其继发病症的治疗和预防的费用总量与任何一种单一全身疾病的费用相比较，人们就会发现，龋病不仅是一个严重影响人类健康的卫生问题，还可能是一个重要的经济问题，甚至引起严重的社会问题。或许这就是世界卫生组织曾将龋病列在肿瘤和心血管疾病之后，作为影响人类健康的第三大疾病的理由之一。

（吕　霞）

第二节　龋的病因

牙齿硬组织包括牙釉质、牙本质、牙骨质，是高度矿化的组织。牙齿硬组织离开人体是最不易被微生物所破坏的组织，但在体内则恰恰相反，是最容易被破坏且不能再生的组织。关于龋病的病因，尽管迄今尚不能宣布龋病的病原已经完全清楚，也没有十分完整和肯定的病因学理论，但已有的科学证据和临床实践越来越支持化学细菌致龋的理论。化学细菌致龋理论是目前应用最广的病因学理论。

一、化学细菌致龋理论

很早就有人提出："酸致牙齿脱矿与龋形成有关。"但在相当一段时间并没有实验依据证明这种推测。直至一百多年前，W. D. Miller通过一系列微生物学实验，证明了细菌代谢碳水化合物（或糖）产酸，酸使矿物溶解，并形成类似临床上早期釉质龋的白垩样变，提出了著名的"化学细菌学理论"，又称"化学寄生学说"。Miller提出上述学说主要依据的是体外的脱矿实验，包括以下几点。

（1）将牙齿放在混有糖或面包和唾液的培养基中孵育，观察到牙齿脱矿。

（2）将牙齿放在混有脂肪和唾液，不含糖的培养基中孵育，未见牙齿脱矿。

（3）将牙齿放在混有糖或面包和唾液中的培养基中，煮沸后再孵育，未见牙齿脱矿。

与此同时，Miller从唾液和龋损部位中分离出多种产酸菌。Miller认为，龋可分为两个阶段，第一阶段是细菌代谢糖产酸，酸使牙齿硬组织溶解，第二阶段是细菌产生的蛋白酶溶解牙齿中的有机物。目前，已有多种方法可以在体内或体外形成类似早期龋脱矿的龋样病损（caneslike lesion or carious lesion）。但是迄今为止，由于釉质中有机物含量极低，还没有足够的证据能够说明釉质在龋损过程有蛋白溶解的过程。

Miller的学说基本主导了过去100年来的龋病病因和预防研究。甚至可以说，近代龋病病因学的发展均没有超出这一学说所涉及的范围。近代龋病学的主要发展即对致龋微生物的认定，确定了龋是一种细菌感染性疾病。这一认识形成于20世纪50年代。1955年Orland等学者的经典无菌和定菌动物实验，一方面证实了龋只有在微生物存在的情况下才能发生，同时也证明了一些特定的微生物具有致龋的特征。在随后的研究中，研究者进一步证明了只有那些易于在牙面集聚生长并具有产酸和耐酸特性的细菌才可称为致龋菌。进而，一系列研究表明变形链球菌是非常重要的致龋菌。一部分学者乐观地认为，龋是由特异性细菌引起的细菌感染性疾病。由此引发了针对主要致龋菌变形链球菌的防龋疫苗研究。但是近代的研究表明，龋病形成的微生态环境十分复杂，很难用单一菌种解释龋发生的过程。更为重要的是，人们已经发现，所有的已知致龋菌总体来讲又都是口腔或牙面上的常驻菌群，在产酸致龋的同时，还可能担负维持口腔生态平衡的任务。

从病原学的角度来看，将龋病定义为细菌感染性疾病是正确的，但龋病的感染过程和由此激发的机体反应并不完全等同于身体其他部位的细菌感染性疾病。首先，细菌的致龋过程是通过代谢糖产生的有机酸实现的，而不是由细菌本身直接作用于机体或机体的防御体制。其次，龋病发生时或发生后并没有足够的证据表明机体的免疫防御系统有相应的抗病原反应。因此，通过抗感染的方法治疗或预防龋齿还有许多未知的领域和障碍。

另外，在龋病研究中有一个重要的生态现象不容忽视，即细菌的致龋作用不是孤立发生的，而必须是通过附着在牙表面的牙菌斑的微生态环境才能实现。甚至可以说，没有牙菌斑，就不会得龋齿。

二、其他病因学说

除了化学细菌学说之外还有众多其他致龋理论，可见于各类教科书尤其是早期的教科书。感兴趣的读者可以查阅相关的龋病学专著。比较重要的有蛋白溶解学说和蛋白溶解－螯合学说。

蛋白溶解学说起源于对病损过程的组织学观察。光学显微镜下观察发现，牙釉质中存在釉鞘、釉板等含有较多有机物的结构。有学者认为，龋发生的过程中，先有这些有机物的破坏，然后才是无机物的溶解。在获得一些组织学证据之后，Cottlieb 和 Frisbie 等学者在 20 世纪 40 年代提出了蛋白溶解学说。但今天看来，这一学说很难成立。首先，釉质中的有机物含量极低，即使在牙本质这样含有较多有机物的组织中，有机物也是作为矿化的核心被高度矿化的矿物晶体包绕，外来的蛋白酶如果溶解组织中的有机物必须先有矿物的溶解，才可能接触到内层的胶原蛋白。其次，电子显微镜的研究已经基本上否认了釉鞘、釉柱的实质性存在。研究表明，光学显微镜下看到的釉柱或柱间质只是晶体排列方向的变化，而无化学构成的不同。

蛋白溶解－螯合学说是 1955 年由 Schatz 和 Martin 提出的，他们提出："龋的发生是细菌生成的蛋白酶溶解有机物后，通过进一步的螯合作用造成牙齿硬组织溶解形成龋。"然而，这一学说只有理论，没有实验或临床数据支持，近代已很少有人提及。

三、龋病病因的现代理论

现代主要的龋病病因理论有三联因素或四联因素理论，后者是前者的补充，两者都可以认为是化学细菌致龋理论的继续和发展。

（一）三联因素论

1960 年，Keyes 作为一个微生物学家首先提出了龋病的三联因素论，又称"三环学说"。三联因素指致龋细菌、适宜的底物（糖）和易感宿主（牙齿和唾液）。三环因素论的核心是三联因素是龋病的必需因素，缺少任何一方都不足以致龋。其他因素都是次要因素，或者通过对必要因素的影响发挥致龋作用（图 3－1）。

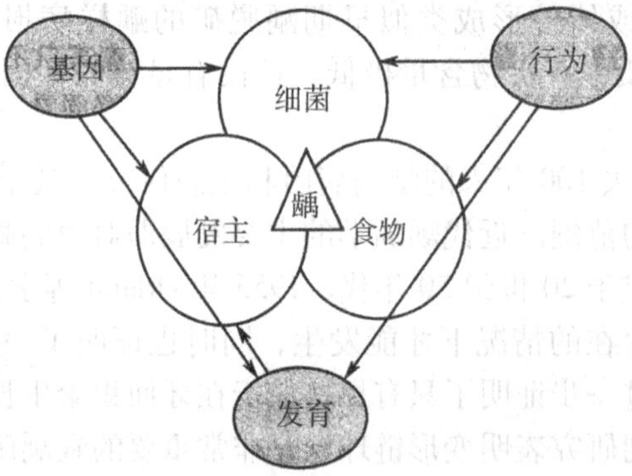

图 3－1　龋是多因素相关的疾病

1. 致龋细菌　黏附在牙面上，参与牙菌斑的形成并具有产生有机酸和其他致龋物质的能力，同时又具有能够在较低 pH 条件下生存和继续产酸的能力（耐酸）。细菌的代谢产物是造成牙齿硬组织破坏的因素，所以可以认为细菌是病原因素。目前对已知的致龋菌研究最多的是变形链球菌族，因为它能够合成多聚糖（主要是葡聚糖）。葡聚糖作为菌斑的基质，在牙菌斑的形成中起重要作用。而牙菌斑是细菌在牙面上赖以生存的生态环境，没有这样的环境，龋同样是不能发生的。研究较多的致龋细菌还有乳酸杆菌和放线菌。前者具有强的产酸和耐酸能力，在龋坏的组织中检出较多，一般认为在龋的发展中起重要作用；后者则参与根面菌斑的形成，与牙根龋的发生关系密切。

关于致龋菌的研究经历了一个多世纪。19 世纪末 Miller 的研究证明了细菌发酵产酸并提出了著名的化学细菌致龋学说。早期由于在龋坏部位发现较多的乳酸杆菌，乳酸杆菌作为致龋菌受到较多关注。及至 20 世纪 50 年代，通过动物实验证明了只有在细菌存在的情况下才能够发生龋，单一的细菌可以致龋。利用定菌鼠的方法，确定了一些细菌的致龋性。从 20 世纪 60 年代开始，由于发现了变链家族在利用蔗糖合成多聚糖中的作用，龋病病原学的研究更多地聚焦在变形链球菌和绒毛链球菌上。这一阶段的成果，极大地增加了人们对菌斑形成过程的了解。相当一段时间，口腔变异链球菌作为主要的致龋菌受到了广泛的重视和深入研究。许多学者乐观地希望通过防龋疫苗消灭龋齿。然而经过多年的努力，防龋疫苗的工作进展缓慢。主要的不是技术方面的问题，而是病原学上的问题，即目前的病原学研究尽管有大量的证据表明变异链球菌是口腔中最主要的致龋菌，但还不能够确定地认为它就是龋病发病中的特异致龋菌。既然龋尚不能肯定为是一种特异菌造成的疾病，这就无法估计针对某种特异细菌的疫苗所能产生的防龋效果的大小。由于防龋疫苗的使用是一项涉及面广，需要有相当投入的工作，如果事先对其预期效果和安全性没有科学的评估和预测，很难进入临床实验阶段。而没有临床实验的验证，防龋疫苗根本不可能进入临床应用。

近年的研究表明，除了前述的变链、乳杆和放线菌外，一组非变链类口腔链球菌在龋病的进展过程中起作用。可以认为非变链类链球菌有致龋能力，并可能在龋病的初始期起作用。

2. 适宜的底物（糖）　口腔中有许多细菌具有代谢糖产酸的功能。由于牙菌斑糖代谢生成的主要有机酸是乳酸，这些细菌又可称为产乳酸菌。产乳酸菌在生物界具有许多有益功能，如分解发酵乳类制品，有利于人类消化。口腔中产乳酸菌生成的乳酸，一方面在维持口腔生态平衡中可能存在有益的一面，另一方面如果得不到及时清除，在菌斑中滞留，则导致牙齿持续的脱矿，显然是不利的。一些口腔细菌具有利用糖合成多聚糖的功能，包括细胞内多糖和细胞外多糖。前者可以为细菌本身贮存能量，后者则作为菌斑的基质。在所有的糖类物质中，蔗糖最有利于细菌产酸和形成多糖，因此，蔗糖被认为具有最强的致龋性。糖的致龋性是通过局部作用产生的，不经口腔摄入不会致龋。但是，具有甜味作用的糖代用品，如木糖醇，经过细菌代谢时不产酸也不合成多糖，所以是不致龋的。

3. 易感宿主（牙齿和唾液）　牙齿自身的结构、矿化和在牙列中的排列，牙齿表面物理化学特性，唾液的质和量等多种因素代表了机体的抗龋力。窝沟处聚集的菌斑不易清除，窝沟本身常可能有矿化缺陷，因而更易患龋。排列不齐或邻近有不良修复体的牙齿由于不易清洁，菌斑易聚集，更易患龋。牙齿表面矿化不良或粗糙，增加了表面聚集菌斑的可能，也增加患龋的机会。牙齿自身的抗龋能力，包括矿化程度、化学构成和形态完善性，主要在牙的发育阶段获得。牙齿萌出后可以通过局部使用氟化物增加表层的矿化程度，也可以通过窝沟封闭剂封闭不易清洁的解剖缺陷。

机体抗龋的另一个重要的因素是唾液。唾液的正常分泌和有效的功能有助于及时清除或缓冲菌斑中的酸。唾液分泌不正常，如分泌过少或无法到达菌斑产酸的部位，都会增加患龋的机会。

与龋病发病的有关因素很多，但大量的临床和实验研究表明，所有其他因素都是与上述三联因素有关或通过上述因素起作用。不良的口腔卫生增加菌斑的聚集、增加有机酸在局部的滞留，是通过影响微生物的环节起作用的；而低收入低教育水准，意味着口腔保健知识和保健条件的缺少，影响对致龋微生物和致龋食物的控制，从而导致龋在这个人群中多发。

（二）龋的四联因素论

又称四环学说。20 世纪 70 年代，同样是微生物学家的 Newbrun 在三联因素的基础上加上了时间的因素，提出了著名的四联因素论。四联因素的基本点是：①龋的发生必须具备致龋菌和致病的牙菌斑环境；②必须具备细菌代谢的底物（糖）；③必须是在局部的酸或致龋物质聚积到一定浓度并维持足够的时间；④必须是发生在易感的牙面和牙齿上。应该说，四联因素论较全面地概括了龋发病的本质，对于指导进一步研究和预防工作起了很大的作用。但严格讲，无论是三联因素论还是四联因素论作为发病机制学说似乎更为合适，而不适合作为病因论。因为除了微生物之外，食物和牙齿无论如何不应归于病原因素中。

四、其他与龋有关的因素

如前节所述，致龋细菌、适宜的底物（糖）和易感宿主是三个最关键的致龋因素。然而，与龋有关的因素还有很多，龋是一种多因素的疾病。但是所有其他因素都是通过对关键因素的影响而发生作用的。

1. 微生物　致龋细菌具有促进菌斑生成、产酸和耐酸的能力，是主要的病原物质。除此之外，其他的微生物也可以对龋的发生和发展起作用。正常情况下口腔微生物处于一个生态平衡的状态。一些细菌可能本身不致龋，但却可以通过影响致龋菌对龋的过程产生作用。譬如：口腔中的血链球菌，本身致龋性很弱。血链球菌在牙面的优先定植，有可能减少变异链球菌在牙面的黏附和生长，进而减少龋的发生。另外一些非变链类链球菌产酸性不高，但对于维持牙菌斑的生存有作用，有助于龋的形成；或对产生的有机酸有缓冲作用，有助于龋的抑制。

2. 口腔保健　口腔保健包括有效的刷牙，去除菌斑和定期看医师。有效的口腔保健措施和有效的实施是减少龋齿的重要因素。

3. 饮食　食物中的碳水化合物是有机酸生成反应自底物，尤其是蔗糖，被认为是致龋因素，甚至认为是病因之一。根据细菌代谢食物的产酸能力，将食物可简单地分为致龋性食物和非致龋性食物。致龋性食物主要是含碳水化合物的食物和含糖的食物。根据糖的产酸性排列，依次是蔗糖、葡萄糖、麦芽糖、乳糖、果糖等。食物的致龋性还与食物的物理形态有关。黏性、易附着在牙面的，更有助于糖的作用。除了这些对致龋有作用的食物之外，剩下的多数应该是非致龋性的。关于抗龋性的食物，由于很难从实践中予以证实或检验，很少这样说。非致龋性食物多为含蛋白质、脂肪和纤维素的食物，如肉食、蔬菜等。一些食品甜味剂不具备碳水化合物与细菌代谢产酸的结构，不具备产酸性，因此不致龋，如木糖醇和山梨醇。

由于糖与龋的密切关系，预防龋齿必须控制糖的摄入。然而还应该认识到人类的生存需要充足的营养和能量。糖尤其是蔗糖是人类快速获取能量的重要来源。从营养学的角度，不可能将糖或碳水化合物从食谱中取消。唯一能做的是减少进食的频率、减少糖在口腔中存留的时间。

4. 唾液因素　唾液作为宿主的一部分，归于与龋有关的关键宿主因素。唾液的流量、流速和缓冲能力决定了对酸的清除能力，与龋关系密切。影响唾液流量的因素除了唾液腺损伤和功能障碍之外，还与精神因素等有关。

5. 矿物元素　牙齿的基本矿物组成是羟磷灰石，是磷酸钙盐的一种，主要成分为钙和磷。环境中的钙、磷成分有助于维护矿物的饱和度，有助于减少牙齿硬组织的溶解，还有助于再矿化发生。氟是与牙齿健康关系最密切的元素。人摄入了过量的氟可能导致氟牙症，严重的时候还会导致骨的畸形，成为氟骨症。但环境中微量的氟，如牙膏中的氟、口腔菌斑中的氟，则有利于抑制脱矿和增加再矿化的作用，达到预防龋的效果。其他和龋有关的元素多是与牙矿物溶解有关的元素，如锶、钼、镧元素，有抑制脱矿的作用，而镁、碳、硒元素有促进脱矿的作用。

6. 全身健康与发育　牙齿发育期的全身健康状况可以影响牙的发育和矿化，进而对牙齿对龋的易感性产生影响。

7. 家族与遗传　双生子的研究结果表明，人对龋的易感性极少与遗传有关，主要的是由环境因素决定的。但是遗传对龋相关的其他因素有明显的作用，如牙的形态包括窝沟形态，受遗传因素影响较大。而人的饮食习惯与家庭生活环境有关。

8. 种族　种族间龋患的差异主要来源于饮食习惯、卫生保健方式、社会文化教育方面的差异，与种族本身的差异不大。

9. 社会经济及受教育的程度　经济状态的差异决定了人接受教育、口腔保健知识和获得口腔保健措施的程度，因此与龋有关。

（吕　霞）

第三节　龋的发病过程和发病机制

龋齿的发病过程要经过牙菌斑形成、致龋菌在牙菌斑环境内代谢糖产酸形成多聚糖、酸使牙齿硬组织溶解成洞几个重要环节（图3－2）。

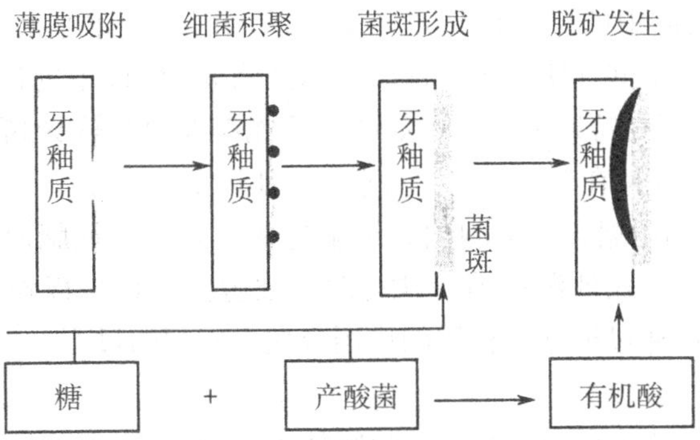

图3-2 龋的发病过程

一、牙菌斑形成

牙菌斑指附着在牙表面的膜样物质，即牙表面生物膜，含有微生物（菌斑容量的60%～70%）、基质和水。细菌是牙菌斑微生物中的主体，基质主要由细菌分泌的多糖组成。其他成分包括细菌代谢生成的有机酸、来自唾液或龈沟液的成分等。

牙菌斑的形成开始于获得性膜的形成。获得性膜是牙面上沉积的唾液薄膜，其沉积机制类似静电吸附的作用，与牙表面的能量分布和唾液成分的结构有关。获得性膜的主要蛋白成分有糖蛋白、唾液蛋白、黏蛋白等。纯粹的唾液薄膜在光学显微镜下观察，是一种无细胞的均质结构。获得性膜可以在清洁后的牙面迅速形成并在数小时的时间内达到稳定的状态，且不易为一般的清洁措施清除。获得性膜的形成在很大程度上决定了牙面对细菌的吸引力。

几乎在获得性膜形成的同时，细菌就可以借其在牙面上黏附，并在其中生长、发育形成稳定的细菌菌落。细菌向获得性膜的黏附靠的是膜表面电荷间的吸引。最早借助获得性膜定居在牙面上的是球菌，而后才有其他菌类的黏附和生长。

黏附到牙面的细菌要经过生长、繁殖，同时吸聚其他细菌，才可能成为成熟的菌斑。细菌间的集聚可以借助各自膜表面的结构特征，相互吸引结合，更主要的是通过合成细胞外多糖尤其是不溶于水的多糖来完成。细菌利用蔗糖合成葡聚糖成为菌斑的基质，而一些细菌表面结合的葡糖基转移酶（GTF）对葡聚糖有很强的亲和力，从而形成了细菌集聚的基础。葡聚糖在细菌与牙面、细菌与细菌之间起桥梁作用，促进细菌对牙面获得性膜的黏附和细菌间的集聚，是菌斑成熟的关键成分。

早期形成的菌斑质地疏松，随着时间的延长，菌斑内部的细菌数量增多、密度增加、渗透性降低、有毒产物增加。一般认为3天后的菌斑中细菌种类、成分和密度基本恒定，是为成熟菌斑。成熟菌斑深处接近牙面的部分常呈厌氧状态或兼性厌氧状态。

成熟的菌斑结构致密，渗透性减弱，成为相对独立的微生态环境，有利于细菌产酸，不利于酸的扩散和清除。菌斑中的液态环境称牙菌斑液，是牙齿硬组织溶解的液态环境。现代研究证明，龋齿只有在菌斑聚集的部位才可以发生，甚至可以说，没有菌斑，就不会得龋。

二、牙菌斑中的糖代谢

人进食时摄入的糖尤其是小分子的蔗糖、葡萄糖、果糖，可直接进入菌斑，为致龋细菌代谢利用。细菌在菌斑内的糖代谢包括分解代谢和合成代谢，还包括代谢生成的物质在菌斑内外的贮运。

1. 分解代谢　对于龋病有意义的是菌斑的无氧酵解过程。由于菌斑深层缺氧，细菌代谢糖主要通过无氧酵解过程，生成有机酸。菌斑和菌斑液中可以检测到甲酸、乙酸、乳酸、丙酸、琥珀酸、丙酮酸和丁酸等多种短链有机酸，但若干临床漱糖实验表明，糖代谢后增加最明显的是乳酸。菌斑中存在的其他有机酸很可能是乳酸进一步代谢的中间产物。乳酸的生成可以改变菌斑的 pH 值，增加菌斑液的脱矿能力。静止的状态下，菌斑中的 pH 在6左右，进食糖后可以在极短的时间内达到5.0以下。牙齿脱矿的临界 pH 为 5.5，是根据唾液中的平均钙磷水平确定的，即在此水平时，菌斑液保持过饱和状态的 pH。在正常情况下，漱糖后菌斑的 pH 在 3 分钟即可达到临界 pH 以下的最低点，然后逐渐提高，并可以在 30 分钟左右恢复正常。但在特殊情况下，如唾液不能够及时进入菌斑，或唾液量整体减少时，漱糖后的菌斑 pH 可以较长时间保持在较低水平，如临界 pH 以下。

2. 合成代谢　包括细菌利用糖合成细胞内和细胞外两类多糖。细胞内多糖的合成是将细胞外的糖转化为细胞内多糖储存的过程。在外源性糖源缺乏时，细胞内多糖可以作为细菌生存和获取能量的来源。细胞外多糖的合成是细菌通过糖基转移酶的作用合成多聚糖的过程。形成的多聚糖有葡聚糖、果聚糖和杂聚糖，是菌斑基质的主要成分。

细菌合成多糖的能力靠其内在的酶系统，与致龋能力密切相关。

三、牙齿硬组织的脱矿机制

牙齿硬组织在口腔环境中的脱矿实际上是固态物质在不饱和的液态介质中的溶解过程。牙菌斑中的液态环境即牙菌斑液，是决定牙齿硬组织溶解的介质。在菌斑的饥饿情况下，菌斑液对牙齿矿物来说，基本是过饱和的。而在糖代谢后，菌斑液可以呈现对牙齿硬组织高度不饱和的状态。这种状态是牙齿溶解脱矿、形成龋的基础。

（一）基本化学条件

无论是在体内还是在体外，矿物溶解或沉积的基本物理化学条件是环境溶液中对于该种矿物的饱和状态。牙釉质、牙本质和牙骨质中的主要无机矿物成分为羟磷灰石，其基本分子成分是 $Ca_{10}(PO_4)_6(OH)_2$，在局部的环境溶液中必须满足下列条件：$(Ca^{2+})^{10}(PO_4^{3-})^6(OH^-)^2 < Ksp$，即溶液中的总活度积小于羟磷灰石的溶度积才可能发生矿物晶体的溶解；反之，则可能出现沉淀。上式左侧表示溶液中组成羟磷灰石成分各种离子的总活度积，Ksp 是羟磷灰石的溶度积常数，即在达到化学平衡条件下的溶液中各种离子的总活度积。根据实验的结果，牙釉质的溶度积常数在 10^{-55} 左右。在牙齿硬组织发育矿化时，基质蛋白除作为晶体成核的中心或模板外，还起着调节局部环境化学成分的作用，使之有利于晶体的沉积或溶解。

（二）脱矿和再矿化

龋齿在形成过程中，要经过牙菌斑形成，细菌聚集，利用底物产酸，酸使牙齿脱矿等过程。在这一系列过程中，最重要最具实际意义的步骤是牙齿矿物成分的脱矿或溶解。由于口腔菌斑环境的不断变化，牙齿早期龋的过程不是一个连续的脱矿过程，而是一个动态的脱矿与再矿化交替出现的过程。

1. 从物理化学机制方面认识牙齿的脱矿与再矿化过程　我们可以将牙齿看作简单的由羟磷灰石[化学式为 $Ca_{10}(PO_4)_6(OH)_2$] 组成的固态物质。作为固体的牙齿，在正常的口腔环境下是不会发生溶解或脱矿的。这一方面是由于组成牙齿的矿物在化学上是十分稳定的，另一方面是由于牙齿周围的液态环境（唾液）含有足够量的与牙齿矿物有关的钙、磷成分，对于牙齿矿物是过饱和的。

然而在龋的情况下，牙面上首先必须存在足够量的菌斑。牙菌斑由于其独特的结构和成分，其液体环境（菌斑液）是相对独立的，在唾液无法达到的区域尤其明显。牙菌斑含致龋细菌，在糖代谢时可以产生大量有机酸，改变菌斑液中钙、磷的活度（有效离子浓度）的比例，使牙齿处于一种极度不饱和的液态环境中。这样，由于与牙表面接触的液态环境发生变化，即由正常的对矿物过饱和的唾液变成了对矿物不饱和的菌斑液，牙齿矿物溶解开始。这一过程的决定因素，或者说诱发这一过程的动力是菌斑液对牙齿矿物的饱和度降低，即由饱和状态变为不饱和状态。

关于菌斑液中对牙釉质矿物饱和度（DS）的概念，为简单起见，可以用下式表示：

$$DS = (Ca^{2+})^5 (PO_4^{3-})^3 (OH) / Ksp$$

Ksp，代表牙釉质中磷灰石的溶度积常数。DS = 1，意味着固 - 液处于一种平衡状态，既不会有脱矿也不会有再矿化。DS < 1，表明液体环境中对牙齿矿物是不饱和的，可能诱发脱矿。DS > 1，表明液体环境中对牙齿矿物是过饱和的，可能促进再矿化。无论是唾液还是牙菌斑液，在没有接触任何糖类物质并产酸时，都处于一种过饱和的状态。

2. 从化学动力学的角度看　无论脱矿还是再矿化过程都可以是简单的热动力学现象，涉及晶体表面反应和物质转运两个过程。

（1）控制晶体表面反应速率的因素是矿物饱和度。对于脱矿过程来说，饱和度越低，则脱矿速率越大。但对于再矿化来说，则比较复杂。首先，再矿化形成羟磷灰石所需要的饱和度范围很窄。过度的饱和状态常常会诱发自发性沉淀，形成其他类型的不定型的非晶体状态的磷酸钙盐。有机物在脱矿晶体表面的附着也会限制矿物的再沉积。另外，唾液中一些固有的蛋白成分也有抑制晶体形成的作用。

（2）反应物质在牙齿组织中的转运又称为扩散过程，扩散的动力来自于界面两侧的浓度梯度。脱矿时，一方面氢离子或其他酸性物质需扩散进入牙齿内部的晶体表面，另一方面溶解的物质需要从牙齿内部晶体表面的反应部位扩散出来。这样，扩散的速率在一定程度上控制着脱矿速率。而再矿化时，反应物质扩散进入脱矿组织之后，常先在接近表面的组织中沉积，从而限制了反应物质向深部组织的扩散。因此，再矿化很难是一个完全的脱矿过程的逆反应过程。

（吕　霞）

第四节　龋的病理表现

龋的病理过程起源于细菌代谢糖产生的酸在牙表面集聚滞留。由于浓度梯度差，菌斑中的酸可以沿牙齿组织中结构薄弱、孔隙较多的部位扩散，在牙齿组织内部的微环境形成对矿物不饱和的状态，使无机矿物盐溶解。牙齿内部溶解的矿物盐，如钙和磷，依浓度梯度向牙齿外扩散，到达表层时可有矿物盐的再沉积，形成表层下脱矿的早期病理现象。

之后，随着脱矿的加重，细菌或细菌产生的蛋白溶解酶可以侵入脱矿的组织中，导致牙齿组织中的有机支架破坏，组织崩解，形成龋洞。

龋是一个缓慢的过程，在这个过程中，口腔微环境经历脱矿（局部矿物不饱和的情况下产生，如吃糖产酸时）和再矿化（局部矿物过饱和时，如使用氟化物）的多个动力学循环，形成脱矿—再矿化的动态平衡过程，从而形成龋的特殊组织病理学特征。

一、釉质龋

1. 平滑面龋　龋到了成洞的阶段，由于组织完全溶解，局部空洞，组织学上所能观察到的东西很少。临床上利用离体牙，通过组织病理学手段所能观察到的实际上是早期釉质龋的情况。所谓早期釉质龋，临床表现为白垩斑，肉眼见釉质表面是完整的，呈白垩色，无光泽，略粗糙，较正常组织略软，但未形成实际意义上的龋洞或缺损。这种情况，如果得到有效控制，如去除了病原，并给以再矿化的条件，病变可能逆转变硬，而无须手术治疗。

临床上很难确定活动性的或再矿化了的早期龋。用于组织病理学观察的临床白垩斑，多数实际上是已经再矿化了的早期龋。利用病理学的手段观察釉质早期龋，要将离体龋坏的牙齿制作成均匀厚度的磨片，观察的厚度要小于 80μm。投射光下，用普通光学显微镜下观察，可见龋损区色暗，吸光度明显增加，如果用硝酸银染色可见龋坏组织有还原银沉淀。由于牙釉质具有各向异性的双折射特征，观察早期釉质龋的病理结构需借助偏光显微镜。在偏振光下，交替在空气介质、水介质和喹啉介质中观察，自牙的外表面向内可将病损分为四层。

（1）表层：将发生在牙平滑面釉质上的白垩斑纵向制成的牙磨片平铺在载玻片上，浸水观察，可以清楚地分辨出发生病损的部位，呈外大内小的倒锥形。位于最表面可见一层 10～30μm 的窄带，矿化程度高于其下的部分，形成表层下脱矿重于表层的龋病脱矿的独特现象，称为表层下脱矿。表层的存在，一方面可能是这一部分的釉质溶解度比较低，另一方面可能与深层溶解物质在此处的再沉积有关。一些学者习惯于说："早期龋的时候釉质表层是完好的。"这是不准确的。近代的矿物学研究表明，表层本身是有矿物丧失的。即使从临床上看，早期龋的表面也有很多实质性的改变，如较正常组织粗糙、色泽暗淡。在自然龋过程中所观察到的表层，矿物丧失量一般都大于5%。所以，对早期龋表面的描述，用表面大体完整似乎较接近实际。

(2) 病损体部：这是釉质早期脱矿的主体，矿物丧失量可多达50%以上。由于大量矿物的丧失，釉质的内在折射率发生变化，从而形成临床上可见的白垩状改变。

若用显微放射照相法观察早期龋病变，只能区别上述两层。

(3) 暗层：这一层是只有在偏光显微镜才可能观察到的一种病理现象。将磨片浸在喹啉中，由于喹啉折射率接近釉质，其分子大于暗层的微隙而不能进入，从而使此层的折射率有区别于釉质和浸透喹啉的损伤体部，得以显示和区别。暗层的宽窄不一，并且不是所有的病损都能够观察到暗层。

(4) 透明层：之所以这样称呼，是因为这一区域在光镜下观察，其透光性甚至高于正常的釉质组织。但实际上，这一部分组织也是有矿物丧失的，可以看作是脱矿的最前沿。

对釉质早期龋的分层，是英国著名口腔病理学家Darling于20世纪50年代提出的。基于光学显微镜主要是偏振光显微镜的观察结果，但是至今对各层形成的机制还没有完整的解释，而且利用偏振光显微镜对病损各层的矿物或孔积率进行定量是很粗糙的。因为偏振光定量研究需要利用不同折光指数的介质，其基本前提是所观察材料的晶体方向必须是垂直或平行光源。这种情况在釉质和牙本质都是难以达到的，因此使用偏振光显微镜的结果作量化解释时，要慎重。偏振光下观察到的色泽改变，受牙齿晶体排列方向和偏振光的方向的影响，是变化的，不宜作为描述矿物含量的指标。

2. 点隙窝沟龋　有人将窝沟龋的病理学变化等同于两个侧壁的平滑面龋。但实际上，窝沟的两壁无论从组织学上还是局部环境上都无法等同于两个平滑面。尤其在疾病的发展模式上，窝沟龋有其独特性。窝沟龋的进展常在侧壁尚未破坏的情况下，早期即可到达釉牙本质界，沿釉牙本质界潜行发展，形成临床上难以早期发现的隐匿龋。

临床上在诊断窝沟龋的时候要充分了解窝沟龋的这一特征。

二、牙本质龋

牙本质的矿物含量与组织结构均有别于牙釉质，因此，牙本质龋的临床病理过程和病理表现也有别于牙釉质龋。首先，牙本质中的有机质含量达20%，无机矿物是围绕或是包绕有机基质而沉积的。龋损过程中首先必须有无机矿物的溶解，然后可以有细菌侵入到脱矿的牙本质中，分解蛋白溶解酶，使胶原酶解。仅有矿物的破坏而无胶原酶解，常常还可恢复。另外，牙本质存在小管样结构和小管液，有利于有机酸和细菌毒素的渗透，有时在病变早期，当病变的前沿离牙髓还有相当距离的时候就已经对牙髓产生了刺激。病理学上所观察到的龋损牙本质存在四个区域，反映了牙本质的龋损过程。

1. 坏死崩解层　位于窝洞底部病损的最外层。此处的牙本质结构完全崩解，镜下可见残留的组织和细菌等。质地松软，品红染色阳性，用一般的手用器械即可去除。

2. 细菌侵入层　牙本质重度脱矿，细菌侵入牙本质小管并在其中繁殖。牙本质小管表现为扩张，胶原纤维变性、酶解，形成大的坏死灶。临床上这一层质地软、色泽暗、品红染色阳性，容易辨认。多数可以通过手用器械去除。

3. 脱矿层　小管结构完整，但有明显的脱矿表现，无细菌侵入、色泽较正常牙本质暗、品红染色阴性，一些学者认为此层应予保留。但临床医师主要根据对硬度的感觉和色泽的观察，判断去腐的标准，很难准确掌握这一层的去留。若有意保留这一层，常常造成去腐不足，无法阻止龋的进展，易造成日后的继发龋。

4. 透明层　又称硬化层，多见于龋损发展比较缓慢时，为牙本质最深层的改变。光镜下观察，此层呈均质透明状，小管结构稍显模糊，是为矿物沉积所致。对于慢性龋损，这层的硬度有时较正常牙本质硬，故又称之为硬化层或小管硬化。形成硬化牙本质是机体的重要防御功能。这一层有时可以着色，临床上可根据其硬度的情况决定去留。如果较正常组织软，一般应去除。如果较正常组织硬，并且表面有光泽，则可予保留。

龋损可以诱发相应髓腔一侧形成修复性牙本质，又称三期牙本质或反应性牙本质，是机体的一种防御性反应。修复性牙本质一般小管结构较少、结构致密，有利于抵御病原因素对牙髓的直接侵害。

三、牙骨质龋

见于根面龋。牙骨质龋脱矿模式也具有表层下脱矿的特征。镜下可见早期的牙骨质龋出现矿化较高的表层。但由于牙骨质很薄，临床上常见的牙骨质龋表现多为表面破损、凹陷，聚集较多细菌。病变会很快到达牙本质，形成位于根面的牙本质龋。

牙釉质、牙本质和牙骨质龋的共同特征是先有无机物的溶解，后有有机基质的破坏（酶解）。临床龋病过程是脱矿与再矿化的动态学发展过程。在有机基质破坏之前，去除病原，人为加强再矿化措施，有可能使脱矿病损修复。但一旦有机基质崩解破坏，则只能靠手术的办法予以修复。

四、牙髓对龋的病理反应

可以引起牙髓反应的外界刺激包括物理和化学的两个方面。所有刺激必须通过牙髓，牙本质复合体传至牙髓组织。首先引起反应的细胞是牙髓细胞。早期的釉质龋引起的牙髓反应可以不明显。随着病变的深入，如病变接近或到达釉牙本质界的部位，细菌毒素或细菌的代谢产物有可能接触并刺激进入釉质的牙本质纤维或通过渗透作用直接刺激牙本质小管。这种刺激经小管液的流动、神经纤维传导或其他途径，引起牙髓的防御性反应。牙髓防御性反应的直接结果是在相应龋病变的牙髓腔一侧形成修复性牙本质。当龋的病变进入牙本质层时，细菌代谢产物和外界刺激（温度刺激和压力刺激）会直接通过牙本质小管，进入牙髓组织。当龋的病变进入牙本质深层时，细菌本身也可能进入牙髓组织，引起牙髓的不可逆性病变。除了细菌及其代谢产物对牙髓的刺激外，原本发育矿化过程中埋在牙本质中的一些细胞因子，如多种多肽，由于牙本质矿物的溶解，也可能释放进入牙髓，产生刺激。牙髓应对各种抗原刺激最早期的反应是牙髓中的树突样细胞在病变部位牙髓腔一侧的聚集。随着修复性牙本质的不断形成，树突样细胞聚集程度会降低，说明了修复性牙本质对于外界抗原的阻击作用。然而，当龋的病变已经到达修复性牙本质层时，牙髓中的树突样细胞会再度在牙髓腔病变一侧聚集。这种现象说明，牙髓对龋的反应程度并不完全反映病变的深度，而主要与病变部位牙本质的渗透性和龋进展的速度有关。一般慢性龋时，有较多的修复性牙本质形成，而急性龋时，则缺少修复性牙本质的形成。龋病部位细菌的代谢产物尤其是病原菌直接进入牙髓组织，则可能很快导致牙髓组织的不可逆性病变。

（吕　霞）

第五节　龋的临床表现和诊断技术

一、临床表现

本节龋齿的概念作为疾病的诊断名词，指牙齿硬组织因龋出现缺损，病变局限在牙齿硬组织，没有引起牙髓的炎症或变性反应。临床检查中，如温度诊和活力测试，牙髓反应均为正常。

龋的临床表现可以概括为患者牙齿色、形、质的变化和患者感觉的变化。正常的牙釉质呈半透明状，牙本质的颜色为淡黄色。正常牙齿的颜色主要是透过牙釉质显现出来的牙本质色。牙釉质表面应该光滑、无色素沉着。牙釉质的硬度高于牙本质和牙骨质，但任何正常的牙齿硬组织都不可能通过手用器械去除，如挖匙。

1. 颜色的改变　牙齿表面色泽改变是临床上最早可以注意到的龋的变化。当龋发生在牙的平滑面时，擦去表面的菌斑或软垢，吹干后可见病变部位表面粗糙、光泽消失，早期呈白垩色，进一步着色还可以呈棕黄色或黑褐色。当龋发生在窝沟的部位，清洗吹干后可见沟口呈白垩色，进一步发展可见墨浸样的改变，提示龋已经位于牙本质深层。这是由于其下的牙本质严重脱矿着色并透过正常的半透明的釉质反映出的特有颜色。发现窝沟墨浸样变，一般病变范围已经在牙本质层，病变的范围甚至超过色泽改变的范围。

2. 外形缺损　龋最显著的临床特征是形成了不可为自体修复的牙体组织的实质性缺损。临床上可以看到、探到或检查到龋洞。

临床上所看到的龋洞大小不一定反映病变的大小。如发生在窝沟的龋，有时即使沟内脱矿严重，甚至病变到达了牙本质的深层，临床所见的龋洞也不是很大。遇到这种情况，可以通过墨浸样颜色的改变判断龋洞的大小。位于牙邻面、根面的龋洞常无法通过肉眼见到，要使用探针仔细探查。龋洞如果发生在光滑面或邻面，临床上可以看到或用牙用探针探到。探诊时，要从正常牙面开始，遇到龋洞时会感到牙面的连续性消失，探针可以被洞壁卡住。有时候，有必要通过照 X 线片，如咬合翼片，可以发现病变部位的密度较周围正常组织明显降低。

3. 质地的改变　龋造成的牙体组织的实质性缺损，称为龋洞。龋洞中充满感染脱矿的牙体组织和食物碎屑，质地松软，容易与正常组织区别。对于发生在窝沟的小龋洞，当用探针探入洞底时，会感到洞底较正常牙组织软。

4. 患者感觉的变化　波及牙釉质浅层的早期龋损，患者可以完全没有临床症状。一般是当龋损发展到牙本质层并出现龋洞时，患者才有冷热刺激或食物嵌塞时的敏感症状，但都是一过性的，刺激消失，症状随之消失。当龋发展至牙本质深层时，症状会明显一些。患者一般也是在这个时候就诊。

二、好发部位和好发牙齿

了解龋的好发部位和好发牙齿，有助于早期发现、诊断和及时治疗。

1. 好发部位　龋的好发部位与菌斑聚集部位和发育薄弱部位有关，如牙的沟裂部位、两牙相邻不易清洁的部位。常见的不易清洁的部位，如牙列不齐时，修复体和正畸装置边缘，都是龋的好发部位。

好发部位还与患者的年龄有关。3 岁以前的幼儿多为前牙的邻面龋，这与饮食有关；3 ~5 岁则多见乳磨牙的窝沟龋，与牙齿初萌有关；而到了 8 岁左右，乳磨牙的邻面龋开始多起来，与颌骨生长后牙间隙增大有关。青少年多发恒牙窝沟龋和上前牙的邻面龋，而中老年人则多见根面龋。

2. 好发牙齿　上前牙邻面、磨牙窝沟、义齿基牙、排列不齐的牙齿，都是常见的易患龋的牙齿。乳磨牙和第一恒磨牙是窝沟龋的好发牙齿，这是因为乳磨牙和第一恒磨牙一般在出生前开始发育并有部分矿化，出生后继续发育和矿化。由于经历新生儿环境的变化，这些牙更容易出现发育和矿化上的缺陷，因此患龋率较其他牙高。下颌前牙由于接近唾液导管口，表面光滑、易于自洁，因而很少发生龋。如果龋波及下颌前牙，该患者一般可被认作高危个体。

临床检查龋齿时，要注意对好发部位和好发牙齿的检查，同时要加强对患者的防龋指导。

三、龋的诊断技术

1. 问诊　问诊是诊病的基础。即便对于已发现的明显龋洞或患者没有明确的主诉，也要认真询问患者对患牙的感觉，以免判断片面或错误。龋洞由于直观，往往容易让人忽略问诊。其实问诊在所有疾病中都是重要的。龋病诊断过程中的询问，除了对患者患牙自觉症状的询问外，还应该针对与龋有关的因素，对患者的整体口腔保健情况有了解。这样的基本了解有助于接下来制订有效的针对个案的治疗计划。

2. 视诊　首先应该对待查患牙进行必要的清洁，牙齿表面应无软垢。然后，用气枪吹干表面。观察牙表面色泽的变化，应该在光线良好的条件下进行。如白垩色变、墨浸样变等都是由于牙体组织晶体破坏形成的特有光学现象。视诊重点观察边缘嵴、邻面、窝沟、牙颈部的变化。注意利用口镜和调整光照的角度。观察邻面龋的时候，要调整外部光源的角度，让光垂直透过观察区，在舌侧用口镜仔细观察。

3. 探诊　使用不同型号和大小的牙科探针，可以发现早期的窝沟龋和发生在邻面的龋。探查邻面时，要从正常牙面开始，注意感觉牙面的连续性。探查邻面牙颈部时，要注意感觉冠部牙釉质向根面牙骨质的过渡。探诊的同时还要感受牙齿硬度的变化。牙齿表面连续性发生变化或牙组织变软，都提示龋的可能性。探诊还有助于判断病变的深度和牙髓的反应。深龋时对探诊一般反应敏感，而死髓牙则对探诊完全无反应。探诊还有助于发现有否露髓。若已经见到暴露的牙髓部分，应避免对暴露部分的进一步探查，以免引起探诊患者的剧疼感觉。总之，探诊时，动作要轻柔，用力要恰当。

4. X线照相检查　对于视诊和探诊不能确定的龋损或需要进一步确定龋损范围，应照患牙的X线片。需确定邻面龋时，理想的牙X线片应是咬合翼片。龋损部位的密度一般显示较周围正常组织低，但是X线片所显示的病变范围一般都小于临床上实际的脱矿范围。

5. 温度诊　温度诊对于确定牙髓的状态很有帮助。正常牙齿表面所能容忍的温度范围一般在10～60℃。临床在进行热温度诊时，一般用超过60℃的牙胶棒，冷测试可用自制的小冰棒（直径同牙胶棒）。测试时应放在唇颊或舌面的中部测试，以正常的对侧同名牙或邻牙作为对照。温度诊所测试的是牙髓的状态，受牙组织的厚度影响，因此要遵循上述原则所规定的测试部位。有些情况下，如老年患者，常规的测试部位无法测试牙髓的反应时，则可以根据情况，将温度测试的牙胶棒或小冰棒直接放在牙颈部、咬合面或窝洞内进行测试。

6. 光学检查　通过投射光直接检查或荧光反射获取局部图像。可用于发现早期邻面龋。优点是不需照X线片，缺点是灵敏度目前还达不到临床的要求。但此类技术有很好的应用前景。随着投射光源的改进，光学检查有可能部分或全部取代X线照相术用于对龋进行早期诊断。

7. 电导检测　根据龋坏组织电导值与正常组织的差别，区别不同深度的龋损。但影响因素多，灵敏度和可靠度均有待改进。

8. 龋损组织化学染色　碱性品红可以使变性的胶原组织和细菌着色，从而有助于区别正常的牙本质组织。根据这种原理有商品化的龋蚀检知液，用于临床指导去腐过程，对于初学者有一定帮助。

9. 其他相关技术　目前有许多商品化的测试菌斑产酸性和检测致龋菌的方法，有些已被用于测试个体对龋的危险程度。但由于龋的多因素致病特征，这些方法离临床实用尚有相当距离。

（吕　霞）

第六节　龋的临床分类、诊断与鉴别诊断

一、临床分类与诊断

（一）按病变侵入深度的分类与诊断

根据龋坏的深度分类，是最常用的临床分类方法，简单、可操作性强，有利于临床治疗方法的选择。这里，龋作为诊断名词，特指已经形成龋洞但又无牙髓临床病变的状况。临床上分为浅龋、中龋、深龋。但是，浅中深三级之间临床上并没有一个十分清楚的界限。

1. 浅龋　发生在牙冠部牙釉质或根面牙骨质。可以发生在牙的各个牙面，发生在牙冠部，龋的范围局限在牙釉质层，无明显临床症状。龋发生在邻面时，一般可用探针在探诊时发现，或在拍X线片时发现。发生在咬合面窝沟的浅龋，多在探诊时发现。洞口可有明显的脱矿或着色，洞底位于釉质层，用探针探查可以探到洞底，卡探针，质软。发生在牙根面的浅龋，多见于中老年人牙根暴露的情况。表面可呈棕色，质软，探查时可以感觉表面粗糙。浅龋时，一般患者很少有自觉症状，多数是在常规检查时发现。

2. 中龋　病变的前沿位于牙本质的浅层。临床检查时可以看到或探到明显的龋洞，或在X线照相时发现。由于牙本质具有小管样的结构，小管内有小管液，受到刺激后可以向牙髓传导，或直接通过埋在牙本质中的成牙本质细胞胞质突传至牙髓，引起相应的牙髓反应，如形成修复牙本质。

中龋时，患者多有自觉症状。主要表现为冷或热的食品进入窝洞，刺激窝洞引起的一过性敏感症状。有一部分患者，龋损发展缓慢，由于修复性牙本质的形成，可无明显临床症状。临床温度诊和牙髓活力测试时，患牙的反应应该是与正常的对照牙类似。

中龋的诊断要结合患者的牙龄，考虑牙本质的厚度和致密度，处理时应有所区别。刚萌出的牙齿，牙本质小管粗大、渗透性强，病变发展快，修复性牙本质量少，病变距正常牙髓的距离短，即使观察到

的病变位于釉牙本质界的下方，其临床症状也会比较明显，处理时仍应特别注意护髓。而发生在中老年人的中龋，常有较多的修复牙本质形成，牙本质小管矿物密度高、渗透性弱，对刺激的反应也较弱。

3. 深龋　病变进展到牙本质深层，临床上可观察到明显的龋洞，患者有明显遇冷热酸甜的敏感症状，也可有食物嵌塞时的短暂疼痛症状，但没有自发性疼痛。探诊时敏感，去净腐质后不露髓。常规温度诊检查时反应正常。

发生在点隙沟裂处的深龋，有时临床上仅可见窝沟口的小洞，但墨浸样改变的范围较大，提示牙本质的病变范围很大。拍咬合翼X线片可显示病变范围，但较实际病变范围要小。有时病变沿着釉牙本质界发展，内部病变范围很大，但外部表现很轻。

以上按病变侵入深度的分类方法，有利于临床诊断治疗时使用。但确定治疗方案时，还应同时考虑病变进展的速度，患牙的牙龄等因素。

临床检查记录时，有时也可采取流行病学调查时的记录方法，即五度分类法。其中Ⅰ、Ⅱ、Ⅲ度相应为浅、中、深龋，Ⅳ度龋则相应为已出现自发痛症状或牙髓病变，发生在牙本质深层的龋，Ⅴ度龋则指患牙已为残冠或残根。

浅、中、深龋的分类方法多数是为了临床治疗的方便，如浅龋多数使用简单的充填治疗即可；中龋在保护牙髓的前提下也可进行充填治疗；而对于深龋则需要谨慎处理。除了要仔细鉴别牙髓状况之外，还要特别注意在治疗过程中保护牙髓。

在浅龋成洞之前，病变区仅表现为颜色的改变，而无牙体组织的明显缺损。常可见于牙的平滑面，擦去菌斑软垢之后，牙釉质表面可以是白垩色，也可以为棕色或褐色改变，但牙表面连续性正常。由于受累牙齿仅有部分脱矿和色泽改变，而没有成洞，此时一般不需手术干预。有人也将这种情况称为早期釉质龋，认为可以通过去除病因和再矿化治疗停止病变发展。对于不易判断的窝沟早期龋或可疑龋，应随访，定期检查，一旦发展成洞，则必须进行手术干预。

（二）按病变速度的分类与诊断

这种分类方法有利于对患者的整体情况综合考虑，有利于及时采取措施。

1. 急性龋　龋的发展速度可以很快，从发现到出现牙髓病变的时间可以短至数周。病变如发生在窝沟，可在窝沟底部沿釉牙本质界向两侧和牙本质深部发展，则形成临床上不易发现的隐匿性龋。病变部的牙本质质地较湿软，范围较广，容易以手用器械去除。由于进展速度快，可早期侵犯牙髓，就诊时可能已有牙髓病变。检查和诊断时要特别注意。由于发展速度快，病理上很难见到在牙髓腔一侧的修复性牙本质形成。

多发生在儿童和易感个体。儿童新萌出的牙结构比较疏松，尤其是牙本质中小管数目多，矿物成分少，有利于酸和细菌代谢物质的扩散。而另一方面，儿童期食糖不容易得到控制，口腔卫生的良好习惯没有养成，使局部的致龋力增强。窝沟发育的缺陷，如矿化不全、沟陡深、牙釉质缺如，都使病变发展迅速。成年人中当患有唾液分泌方面的问题，如分泌量过少时，则影响唾液的清洁缓冲功能，使局部菌斑的pH较长时间保持在一个低水平，致龋力相对加大，也可出现急性龋的情况。

2. 猛性龋（猖獗龋）　特殊类型的急性龋。表现为口腔在短期内（6～12个月）有多个牙齿、牙面，尤其在一般不发生龋的下颌前牙甚至是切端的部位发生龋。可见于儿童初萌牙列，多与牙齿的发育和钙化不良有关，也可见于患者唾液腺功能被破坏或障碍时，如头颈部放疗后出现的龋损增加或患口干症时。有学者将由于头颈部放疗导致的猛性龋称为放射性龋。

3. 慢性龋　一般情况下龋呈现慢性过程、病变组织着色深、病变部位质地稍硬、不易用手用器械去除。多数情况下成年人发生的龋是这样。由于病程缓慢，在牙髓腔一侧可有较多的修复性牙本质形成。

4. 静止龋　由于致龋因素消失，已有的病变停止进展并再矿化。可见于发生在邻面的早期龋，如果相邻的患牙已拔除，患龋部位可以在口腔咀嚼时达到自洁，病变脱矿部位由于唾液的作用而再矿化。也见于磨牙患急性龋潜行发展时，使釉质失去支持，在咀嚼力的作用下破坏、崩溃、脱落，暴露的牙本质呈浅碟状，菌斑不能聚集，病变牙本质在唾液和氟化物的作用下再矿化，病变静止。临床检查时病变部位可以有轻度着色，但质地坚硬同正常组织或更硬，表面光亮。

（三）按病变发生的组织和部位分类与诊断

1. 釉质龋　发生在牙釉质的龋。由于牙釉质的主要成分是无机矿物磷灰石，脱矿是釉质龋的主要病理表现。正常釉质是半透明的，早期脱矿可以使釉质内部的结晶体光学性质发生变化，也可以使矿物含量降低，微孔增多，使早期釉质龋的光折射率发生变化，病变区呈白垩样色泽变化或呈位于釉质的浅洞。

2. 牙本质龋　病变发展到牙本质的龋。由于牙本质成分中含有较多的有机质，因而致龋过程不同于牙釉质，既有矿物的溶解，还应有胶原蛋白的溶解。有时候，牙本质的脱矿现象可以很严重，但只要胶原蛋白的基本结构存在，一旦致龋因素和受细菌感染的牙本质去除后，仅为少量脱矿的部分仍可修复或再矿化。再矿化的牙本质有时可能较正常组织矿化程度要高，如在静止龋时的牙本质。

3. 牙骨质龋　发生在牙骨质的龋，多见于中老年患者因牙周病暴露的牙骨质表面。由于牙骨质是一种类骨的组织，对于牙骨质在龋的状态的破坏机制，至今没有明确的答案。但可以肯定的是，矿物溶解总应是先于有机质的破坏的。

4. 根龋　发生在暴露的牙根表面的龋。多见于中老年人，一部分是由于患者患牙周病而导致牙根较早暴露，另一部分是由于牙周组织的生理性退缩。临床上常可见到有一部分患者，牙冠的部分很少有龋，但到了老年牙根暴露则多龋，提示根面龋的发病机制有可能不同于冠部的釉质龋。

5. 窝沟龋　发生在牙的点隙沟裂处的龋。这种情况多与该处的发育和解剖有关，常见于牙齿初萌的头几年。

6. 平滑面龋　发生在颊舌平滑面的龋。常见于唇颊牙颈部，由于菌斑聚集并得不到及时清洁而致。

7. 邻面龋　发生在牙的近远中面的龋。两个相邻的部位是最不易清洁的位置，因而更易患龋。

（四）按发病特点的分类与诊断

1. 继发龋　在已有修复体边缘或底部发生的龋。临床可见修复体边缘牙组织着色变软，拍 X 线片显示修复体周围牙组织密度降低。

2. 再发龋　已对原发龋病灶修复后在同一牙齿其他部位发生的龋损。用以与继发龋区别。

另外，在临床上有根据致病因素命名龋的，如放射治疗龋、喂养龋、奶瓶龋、青少年龋，不一一列举。

二、鉴别诊断

1. 与牙齿发育和矿化不良的鉴别　局部的或全身的疾病可导致牙齿的发育和矿化不良，表现为牙表面有实质性的缺损和色泽变化。如釉质发育不全时牙表面可出现陷窝状的缺陷，应与龋齿鉴别。一般这种缺陷呈不规则型、表面有光泽、质地坚硬。发生在咬合面常累及牙尖，而龋则主要累及窝沟。发育不全的缺陷还常发生在前牙的唇面和切缘，容易与龋鉴别。但是，釉质的这种缺陷也可能继发龋，表现为缺陷部位菌斑聚集，牙体组织脱矿变软。导致牙齿发育和矿化不良的非龋疾病还有氟牙症、四环素牙等多种疾病，多有矿化不良和色泽改变。多数情况下，牙表面组织有光泽、质地硬，容易与龋鉴别。有表面发育缺陷的牙，菌斑不易被清除，也可能成为龋的好发部位。

2. 与其他非龋疾患的鉴别　楔状缺损是发生在牙颈部的牙体组织缺损，但病变部位质地同正常组织，表面有光泽、无菌斑积累。酸蚀症和其他非龋性牙体组织缺损致牙本质暴露可出现牙本质敏感症，表现为对过冷和过热的敏感，但用暂封性材料覆盖敏感部位后，敏感症状消失。楔状缺损的部位有时也是菌斑易积聚的部位，有时可同时发生龋。

3. 深龋与可逆性牙髓炎的鉴别　龋深达牙本质深层，去腐干净后也未露髓，但进行常规温度诊检查时，出现较正常对照牙敏感的反应，如刺激时的一过性敏感症状。询问病史中从未出现自发痛症状，应考虑牙髓充血的可能，可诊断为可逆性牙髓炎。治疗应为间接盖髓观察，暂时充填，待充血症状消失后，再行永久充填。部分可逆性牙髓炎也可能进展为不可逆的牙髓炎。

4. 深龋与死髓牙的鉴别　有些情况下，尤其是在急性龋的时候，深龋时的毒素可以在龋还没有到达牙髓的情况下感染牙髓，致牙髓坏死，而患者可以没有临床症状。应通过温度诊、探诊和电活力测试予以鉴别。有时龋的过程缓慢，形成修复牙本质层后，可能降低牙对温度的反应性。遇到这种情况可以将温度测的部位放在窝洞内进行测试。必要时应拍X线片，观察根尖周组织的情况。

5. 深龋与慢性牙髓炎的鉴别　龋可以到达牙本质深层但未露髓，但龋坏过程产生的毒素可以穿过部分脱矿的牙本质刺激牙髓引起牙髓的慢性炎症。慢性牙髓炎一般会有相应的自发痛症状，但也因人而异。对于临床症状不明显的病例，可通过仔细询问病史、温度诊和电活力测试仔细鉴别。如临床有自发痛的经历，温度诊时较正常牙敏感或有延迟性疼痛，则应诊断为慢性牙髓炎。拍X线片有助于诊断。深龋时根尖周膜应该是正常的，而慢性牙髓炎时，有时可见根周膜的轻度增宽。

对于诊断不清或无法确定的病例，可先行间接盖髓治疗，随访观察，确诊后再行永久充填。

（吕　霞）

第七节　龋齿治疗方案

龋病的临床特点决定了确定其治疗方案时的特殊性。首先，由于龋的早期主要表现为矿物盐溶解，临床无症状，因此不易发现。其次，龋又是进行性发展的疾病，不能通过组织再生自行修复，形成龋洞必须由受过专门训练的口腔医师修复。同时，因龋就诊的患者常常存在其他的口腔卫生或口腔保健方面的问题，医师应该在修复局部龋洞的同时，指出患者口腔保健中的问题，指导患者养成好的口腔卫生习惯，使其具备正确的口腔科就诊态度和主动防治早期龋齿的主观愿望。

概括起来，在制订龋的治疗计划时，应该综合考虑。要考虑患者目前的主要问题，及时终止病变发展、防止对牙髓的损害、恢复外观和功能；还必须考虑患者整体的口腔情况，为患者制订个性化的整体预防和治疗计划。同时，要教育指导患者，调动其自身的防治疾病的主观能动性。患者自身对疾病的认知程度对于控制龋齿是十分关键的。治疗一个龋齿，教育一个患者，使其形成良好的口腔保健习惯，是医者的责任。

一、个案综合分析

1. 个案的龋危险性评估　龋病的发病因素很多，但对于每个就诊的患者来说，应该有其特殊或主要的原因。要全面询问患者的饮食习惯、口腔卫生保健方法、用氟情况和全身健康状况，同时要仔细检查患者每个牙齿的发育和矿化、牙面菌斑聚集、牙的排列、有无修复体和唾液分泌情况，要对患者当前的龋患情况有完整的了解，结合所收集的资料和已有的知识对其给出综合的龋危险性评估，以便有针对性地给患者以具体的指导和制订治疗方案。龋危险性评估要根据患者年龄、目前患龋程度、以往龋病史、牙齿发育排列状态、唾液分泌情况等综合考虑。多个龋齿同时存在、唾液分泌量少、牙齿矿化程度差，都应该判断为高危患者。一般情况下，根据临床发现，医师可以给出一个大致的个案龋危险性评估意见。更准确的龋危险性评估则是一项长期而复杂的研究工作，需依靠多个数据的综合分析，得出具体的具有指导意义的龋危险指数。

2. 具体而有针对性的饮食分析　尽管糖的消耗尤其是糖的进食频率是与龋齿最为密切的因素，但糖又是人类快速获取能量的最佳来源。因此，笼统地对患者讲不吃糖或少吃糖是起不到防止或减少龋齿的作用的。只有让患者真正了解了糖在龋齿发病中的作用，同时具体地与患者共同分析自己在饮食方面存在的问题及应该了解和注意的事项，才可能有助于预防和减少龋。要告诉患者什么时候不宜吃糖，如睡前或患口干症；吃糖后应该做些什么，如漱口和刷牙；应该怎样合理安排吃糖，如减少零食的次数；哪些食物更容易产酸致龋，如蔗糖、果糖等；哪些食物不致龋，如蔬菜、肉类等。

3. 菌斑控制指导　口腔卫生指导最主要的目的是教会患者自我控制菌斑的方法。让患者知道，清洁的牙面是不会得龋齿的。多数患者都有刷牙的习惯，但多数人做不到有效地清洁各个牙面。医师应该让患者了解哪些部位需要清洁，具体指导患者有效的清洁方法，包括如何使用牙线等。

4. 使用氟化物　氟的抗龋作用已为临床实践所证明，要教育每一个患者尤其是龋高危者，有规律地使用含氟牙膏。对儿童患者和高危患者，还应在每次就诊时，为牙面局部涂布氟化物，加强抗龋效果。

5. 定期看医师　要求患者定期到口腔科医师处检查，以便早期发现和处理早期的龋齿。一般患者每年检查一次。对于高危患者要加大频率，最少每年 2 次，必要时每 3 个月一次。对于猛性龋的患者除了严密观察，更应该积极预防和治疗。

龋病的治疗并不复杂，但治疗方案确定前的综合考虑则是一件需认真考虑的事情，是对医者综合素质的检验。口腔医师不仅是医者，还应成为口腔医学知识的教育者和传播者。

二、制订治疗计划

1. 告知义务　医务人员要对患者尽到告知义务，使患者充分了解自己口腔患龋的实际情况，了解医师计划采取的措施，知道自己应做的事情和应付的费用。制订治疗计划需要患者或其家属和监护人的参与。

2. 处理主诉牙　患者寻医就诊，一般都有主诉症状。医者首先应该针对患者的主诉症状或主诉牙进行诊断并制订治疗计划、采取措施。即使对于多发的问题，也必须遵循上述原则。对患龋的牙，如果确定没有牙髓病变的临床表现和 X 线影像表现，可以直接充填修复。如果存在牙髓充血或可疑炎症表现，则最好采取二步法充填，即先将龋坏的组织清理干净，用对牙髓无刺激或有安抚作用的暂时充填材料充填，一至数周后无反应，则可进行永久性充填修复或嵌体修复。对于龋坏范围尚未波及牙髓的病例应尽可能地保存牙髓活力。

3. 停止龋的发展　在对主诉牙进行了适当的处理后，要针对全口患龋的情况采取措施。对于口腔内同时发现多个牙齿患龋或者患龋呈急性发展的患者，应该采取措施，首先阻止龋的发展和蔓延。对于已有的龋洞，首诊时就应尽可能去净龋坏组织，以暂时封闭材料封闭窝洞，停止龋的发展。然后，再根据情况逐个修复龋损的牙齿。在处理龋坏牙的同时，应对易感牙齿采取措施，如牙面局部涂氟和窝沟封闭。

4. 修复龋损、恢复功能　对于多个牙齿同时患龋的病例要在停止和控制了龋发展之后，逐个的修复缺损的部分。修复龋病缺损可根据情况选择充填修复或嵌体修复。要根据个案与患者讨论选择修复的方法和所用材料。

5. 制定和落实预防措施　治疗期间和治疗后患者的口腔保健情况直接决定牙体修复体的效果和寿命。为此，必须针对患者的具体情况，制定个性化的口腔保健方法。复诊时应该检查患者执行的情况。

6. 定期复查防止复发　龋齿的治疗仅靠门诊的工作或只是修复了龋坏的部分是不够的。补了洞，不等于治了病。要求患者定期复查。复查的频率依据患龋的程度和危险性而定。一般间隔应在 6 个月到一年的时间。对于个别高危个体，应 3 个月一次。复查时除了检查口腔卫生和患龋情况之外，还应检查患者执行口腔保健计划的情况。

三、龋损修复治疗的基本原则

对于尚未形成窝洞的早期龋，可以通过去除病原物质、改变局部环境和再矿化的方法予以处理，并应定期复查。对于已形成龋洞的病损，只能人工修复，修复时应该遵循下述原则。

1. 生物学原则　去除龋损感染的组织，保护正常牙髓组织不受损害，尽可能保留健康的牙体组织，修复龋损、恢复功能、恢复美观，是治疗龋齿需要遵循的基本生物学原则。

感染的牙齿组织含有大量细菌和细菌毒素，修复前如果不能将其彻底去除，势必会使感染扩散。不能阻止病变的进一步发展，是造成龋复发的主要原因。另一方面，脱矿后的牙体组织渗透性增加，如果没有去净存在于洞缘的脱矿牙体组织，势必使洞缘的封闭性降低，增加微渗漏，增加外界刺激对窝洞深部组织的刺激，是治疗失败的重要原因。

牙本质 - 牙髓复合体是富含神经的生物组织。目前治疗龋齿时，主要依赖高速旋转的器械去除病变组织和预备窝洞。机械操作时的压力，器械摩擦产生的热、冷却过程造成的组织脱水及治疗所用药物和材料等因素都可能对牙本质，牙髓复合体尤其是牙髓组织造成不可逆的损伤。因此，治疗过程要特别注意对牙本质－牙髓复合体的保护。对所用器械设备要经常检查，及时更换损坏的部件，如变形的齿轮、钝旧的钻、喷水不准确的手机等。临床操作要十分的轻柔和仔细，避免过度用力、牙齿脱水及长时间切削等。同时，要充分了解所使用的材料和药物特性，避免药物或材料对牙髓的刺激。备好的窝洞应该立即封闭，避免牙本质小管的二次感染。

为了获得良好的通路和固位，龋齿治疗的过程中有时不得不牺牲部分正常的牙体组织。但是，保留健康的组织始终应该是牙体治疗应该追求的目标。黏接修复技术比较以往的银汞合金充填术和嵌体修复术能够较多地保留健康组织，是一项十分有前途、需要改进和发展的技术。

2. 功能和美学的原则　龋损修复的根本目的是恢复功能和美观。功能的恢复除了外形的考虑之外，咬合的考虑不可忽略。修复完好的牙齿应有良好的咬合关系。对美观的考虑，一是外形，一是色泽。良好的外形和色泽是恢复自然美的两要素。目前的直接黏接修复术和间接嵌体修复术均可达到较理想的美观修复效果。

修复后的牙齿除了自身的外形和色泽之外，还应该与相邻牙齿和组织有良好的生物学关系，不应形成新的食物嵌塞和菌斑滞留区。

3. 固位和抗力的原则　修复龋损需用生物相容的材料，这种材料必须与牙齿紧密结合或牢固地存在于窝洞中才可以行使功能。寻求合适的固位方法一直是龋损修复的重点。概括起来，目前获取固位的方法主要有两种，机械固位和化学黏接固位。

（1）机械固位：是应用银汞合金充填术修复牙体组织缺损的主要固位方法。充填前要求制作一定洞形，利用洞形的壁和形状通过摩擦和机械锁扣使充填材料获得固位。为了获得足够的抗力形，对抗咀嚼过程的各种力，充填体必须有一定厚度和强度。然而所有这些都不利于保留更多的健康牙体组织，不是理想的固位方法。黏接修复技术依赖材料与牙齿的化学黏接获取固位，是牙体修复所追求的目标。

（2）化学黏接固位：理想的黏接修复技术只需要全部或部分去除病变的牙体组织，在不破坏健康牙体组织的情况下，利用材料的化学黏接作用获得固位，利用材料的优越物理性能获得抗力。近代，黏接修复技术有了很大的发展。一方面，黏接剂的发展，已经突破了单纯黏接牙釉质或牙本质的界限。一种黏接剂可以同时对牙釉质和牙本质获得类似釉质和牙本质自然黏接的力量；另一方面，充填材料尤其是高分子的树脂类材料通过增加填料和改变填料特性的方法，已经获得基本能够满足咀嚼功能要求的复合树脂。然而，由于黏接修复材料中的基质材料为高分子的聚合材料，所以存在聚合收缩和材料老化的问题。尽管近年来的研究已经在克服这些问题方面有了巨大的发展，相关的材料也有了很大的改进，但是仍需要更多的长期临床观察和临床效果评估。

（吕　霞）

第四章

牙龈疾病

第一节　菌斑性龈炎

菌斑性龈炎在牙周病国际新分类（1999）中归属牙龈病中的菌斑性龈病（dental plaque – induced gingival disease）类，本病在过去称为慢性龈炎（chronic gingivitis）、慢性龈缘炎（chronic marginal gingivitis）、单纯性龈炎（simplegingivitis）等。牙龈的炎症主要位于游离龈和龈乳头，是牙龈病中最常见的疾病，简称牙龈炎（gingivitis）。世界各地区、各种族、各年龄段的人都可以发生。在我国儿童和青少年的患病率在70% ~90%，成人的患病率达70%以上。几乎每个人在其一生中的某个时间段都可发生不同程度和范围的龈炎。该病的诊断和治疗相对简单，且预后良好，但因其患病率高，治愈后仍可复发。相当一部分的龈炎患者可发展成为牙周炎，因此预防其发生和复发尤为重要。

一、病因

菌斑性龈炎是慢性感染性疾病，主要感染源为堆积在牙颈部及龈沟内的牙菌斑中的微生物。菌斑微生物及其产物长期作用于牙龈，首先导致牙龈的炎症反应，继而引起机体的免疫应答反应。因此菌斑是最重要的始动因子（initial factor），其他局部因素，如牙石、不良修复体、食物嵌塞、牙错位拥挤、口呼吸等可加重菌斑的堆积，加重牙龈炎症。

患牙龈炎时，龈缘附近一般有较多的菌斑堆积，菌斑中细菌的量也较健康牙周时为多，种类也较复杂。此时菌斑中的G^+球、杆菌的比例较健康时下降，而G^-厌氧菌明显增多，牙龈卟啉单胞菌、中间普氏菌、梭形杆菌和螺旋体比例增高，但仍低于深牙周袋中此类细菌的比例。

二、临床病理

牙龈炎是一种慢性疾病，早期轻度龈炎的组织学表现与健康龈无明显界限，因为即使临床健康牙龈的沟内上皮下方的结缔组织中也有少量的炎症细胞的浸润。1976 年，Page 和 Schroeder 根据动物实验的研究、临床和组织学的观察资料，将从健康牙龈到牙周炎的发展过程分为四个阶段，但它们之间并无明确界限，而是移行过程。然而这四个阶段在人类并没得到组织学的全部证实。近年来，对人健康牙龈的组织学观察表明，大多数临床表现为健康的牙龈，其组织学表现类似动物（狗）实验性龈炎的初期和早期病损。牙龈炎的病变局限于牙龈上皮组织和结缔组织内，当炎症扩延到深部牙周组织，引起牙龈及牙周膜胶原纤维溶解破坏，以及牙槽骨吸收，导致牙周袋的形成，此时即为牙周炎。牙龈炎为牙周炎的前期（先导）阶段，包括初期病损（initial lesion）、早期病损（early lesion）、确立期病损（established lesion）三个阶段。重度病损（advanced lesion）是牙龈炎发展到牙周炎的阶段，但并非所有牙龈炎均会发展成牙周炎。初期、早期和确立期病损三者在牙龈组织中的病理和临床表现十分相似，均为慢性非特异性炎症，只是炎症的范围和程度有所不同。

显微镜下所见的牙龈组织学变化不一。最轻度的变化临床可无表现，亚临床状况往往是炎症的早期，只是在龈沟下结缔组织中存在很少量的中性粒细胞、巨噬细胞、淋巴细胞和极少量的浆细胞，局部区域尤其是在沟上皮下方有结缔组织纤维的松解。

菌斑诱导的龈炎特征是红、肿、探诊出血，病变是可逆的，可持续存在，不会进一步发展为结缔组织附着丧失的牙周炎。

三、临床表现

牙龈炎症一般局限于游离龈和龈乳头，严重时也可波及附着龈，炎症状况一般与牙颈部和龈沟内的菌斑及牙石量有关。牙龈炎一般以前牙区为多见，尤其是下前牙区最为显著。

1. 患者的自觉症状　刷牙或咬硬物时牙龈出血常为牙龈炎患者就医的主诉症状，但一般无自发性出血，这有助于与血液系统疾病及其他原因引起的牙龈出血鉴别。有些患者可感到牙龈局部痒、胀、不适，口臭等症状。近年来，随着社会交往的不断增加和对口腔卫生的逐渐重视，口腔异味（口臭）也是患者就诊的重要原因和较常见的主诉症状。

2. 牙龈色、形、质的变化　健康龈组织暴露于牙菌斑引起牙龈炎症，其临床的典型特征为牙龈色、形、质的改变和龈沟出血（表4-1）。

表4-1　健康龈向龈炎发展的临床变化

	正常龈	龈炎
色泽	粉红（某些人群可见黑色素）	鲜红或暗红
外形	龈缘菲薄紧贴牙面呈扇贝状，龈乳头充满牙间隙，龈沟深度≤3mm	龈缘和乳头组织水肿圆钝，失去扇贝状，牙龈冠向和颊舌向肿胀形成假袋（false pocket）
质地	韧有弹性	松软，水肿，施压时易引起压痕
.出血倾向	正常探诊和刷牙不出血	探诊后出血，刷牙时出血

（1）色泽：健康龈色粉红，某些人还可见附着龈上有黑色素。患牙龈炎时，由于牙龈组织内血管增生、充血导致游离龈和龈乳头色呈鲜红或暗红，病变严重时，炎症充血范围可波及附着龈。

（2）外形：健康龈的龈缘菲薄呈扇贝状紧贴于牙颈组织水肿牙龈冠向和颊舌向肿胀，龈缘变厚，失去扇贝状，不再紧贴牙面。龈乳头圆钝肥大。附着龈水肿时，点彩也可消失，表面光滑发亮。少数患者的牙龈炎症严重时，可出现龈缘糜烂或肉芽增生。

（3）质地：健康龈的质地致密坚韧。患龈炎时，由于结缔组织水肿和胶原的破坏，牙龈质地松软、脆弱、缺乏弹性，施压时易引起压痕。当炎症较轻且局限于龈沟壁一侧时，牙龈表面仍可保持一定的致密度，点彩仍可存在。

3. 龈沟深度和探诊出血　如下所述。

（1）龈沟深度：健康的龈沟探诊深度一般不超过2~3mm。当牙龈存在炎症时，探诊会出血，或刺激后出血。有时由于牙龈的炎性肿胀，龈沟深度可超过3mm，但龈沟底仍在釉牙骨质界处或其冠方，无结缔组织附着丧失，X线片示无牙槽骨吸收。只要消除病因，牙龈组织即可消炎而恢复正常。故牙龈炎是一种可逆性的牙周疾病。

（2）探诊出血：在探测龈沟深度时，还应考虑到炎症的影响。组织学研究证明，用钝头的牙周探针探测健康的龈沟时，探针并不终止于结合上皮的最冠方（即组织学的龈沟底位置），而是进入到结合上皮内1/3~1/2处（图4-1）。当探测有炎症的牙龈时，探针尖端会穿透结合上皮而进入有炎症的结缔组织内，终止于炎症区下方的正常结缔组织纤维的冠方（图4-1）。这是因为在炎症时，结缔组织中胶原纤维破坏消失，组织对机械力的抵抗减弱，易被探针穿通。消炎后，组织的致密度增加，探针不再穿透到结缔组织中，使探诊深度减小。因此在炎症明显的部位，牙周探诊的深度常大于组织学上的龈沟（袋）深度。有些患牙的牙龈炎症局限于龈沟（袋）壁上皮的一侧，牙龈表面红肿不明显，然而探诊后却有出血，这对牙龈炎的诊断和判断牙周炎症的存在有很重要的意义。

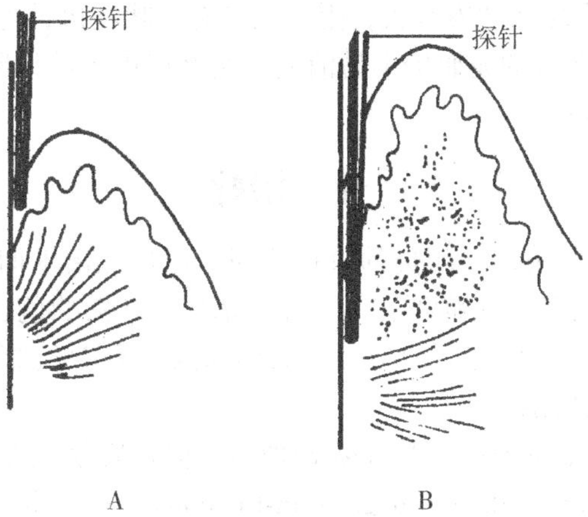

图4-1 探诊深度

1999年，国际牙周病新分类提出的龈炎标准中包括了经过彻底的治疗后炎症消退、牙龈退缩、牙周支持组织的高度降低的原牙周炎患者。此时若发生由菌斑引起的边缘龈的炎症，但不发生进一步的附着丧失，亦可诊断为龈缘炎，其治疗原则及转归与单纯的慢性龈缘炎一样。然而，应明确原发的牙龈炎是指发生在没有附着丧失的牙龈组织的慢性炎症。

4. 龈沟液量　健康龈的龈沟内存在极少量的龈沟液，牙龈有炎症时，龈沟液量较健康龈增多，其中的炎症细胞、免疫成分也明显增多，炎症介质增多，有些患者还可出现龈沟溢脓。龈沟液量的增加是评估牙龈炎症的一个客观指标。也有人报告牙龈炎时，龈沟内的温度升高，但此变化尚未用作临床指标。

本病在去除菌斑、牙石和刺激因素后，病损可逆转，牙龈组织可恢复正常。

四、诊断与鉴别诊断

1. 诊断　菌斑性牙龈炎的诊断主要根据临床表现，即牙龈的色、形、质的改变，但无牙周袋、无新的附着丧失、无牙槽骨吸收，龈缘附近牙面有明显的菌斑、牙石堆积及存在其他菌斑滞留因素等即可诊断。牙龈炎的主要诊断特征见表4-2。

表4-2　菌斑性龈炎的诊断特征

1. 龈缘处牙面有菌斑，疾病主要限于龈缘和龈乳头
2. 牙龈色泽、形状、质地的改变，刺激后出血
3. 无附着丧失和牙槽骨吸收
4. 龈沟液量增加
5. 龈沟温度升高
6. 菌斑控制及其他刺激因素去除后病损可逆

2. 鉴别诊断　如下所述。

（1）早期牙周炎：应仔细检查磨牙及切牙的邻面有无附着丧失，殆翼片有无早期的牙槽嵴顶吸收。牙龈炎应无附着丧失，牙槽嵴顶的骨硬板完整连续。

（2）血液病引起的牙龈出血：白血病、血小板减少性紫癜、血友病、再生障碍性贫血等血液系统疾病，均可引起牙龈出血，且易自发出血，出血量较多，不易止住。对以牙龈出血为主诉且有牙龈炎症的患者，应详细询问病史，注意与上述血液系统疾病相鉴别。血液学检查有助于排除上述疾病。

（3）坏死性溃疡性龈炎：坏死性溃疡性龈炎的临床表现以牙龈坏死为特点，除了具有牙龈自发性出血外，还有龈乳头和边缘龈坏死等特征性损害，可有口臭和假膜形成，疼痛症状也较明显，而菌斑性龈炎无自发痛和自发性出血。

（4）HIV（human immunodeficiency virus，HIV）相关性龈炎：HIV相关性龈炎在HIV感染者中较

早出现，临床可见游离龈缘呈明显的线状红色充血带，称作牙龈线形红斑（linear gingival erythema，LGE）。目前认为LGE与白色念珠菌感染有关，附着龈可有点状红斑，患者可有刷牙后出血或自发性出血。在去除局部刺激因素后，牙龈的充血仍不易消退。艾滋病患者的口腔内还可出现毛状白斑、Kaposi肉瘤等，血清学检测有助于确诊。

五、治疗

1. 去除病因　牙菌斑是引起菌斑性龈炎的直接病因。通过洁治术彻底清除菌斑、牙石，去除造成菌斑滞留和刺激牙龈的因素，牙龈的炎症可在一周左右消退，牙龈的色、形、质可完全恢复正常。对于牙龈炎症较重的患者，可配合局部药物治疗。常用的局部药物有1%过氧化氢溶液、0.12%～0.2%氯已定及碘制剂，一般不应全身使用抗生素。

2. 防止复发　菌斑性龈炎是可逆的，其疗效较理想，但也容易复发。在去除病因的同时，应对患者进行椅旁口腔卫生指导（chair－side oral hygiene instruction），教会患者控制菌斑的方法，使之能够持之以恒地保持良好的口腔卫生状况，并定期（间隔6～12个月）进行复查和治疗，才能保持疗效，防止复发。如果患者不能有效地控制菌斑和定期复查，导致菌斑再次大量堆积，菌斑性牙龈炎是很容易复发的（约在一至数月内）。

六、预防

牙龈炎的预防应从儿童时期做起，从小养成良好的口腔卫生习惯，并定期接受口腔检查，及早发现和治疗。目前我国公众普遍缺乏口腔卫生知识和定期的口腔保健，口腔医务工作者的迫切任务是广泛开展口腔健康教育，牙周病的预防关键在于一生中坚持每天彻底地清除菌斑。

（吕　霞）

第二节　青春期和妊娠期龈炎

一、青春期龈炎

青春期龈炎是与内分泌有关的龈炎，在新分类中隶属于菌斑性龈病中受全身因素影响的牙龈病（gingival diseases modified by systemic factors）。

牙龈是性激素作用的靶器官。性激素波动发生在青春期、月经期、妊娠期和绝经期。妇女在生理期和非生理期（如性激素替代疗法和使用性激素避孕药）激素的变化可引起牙周组织的变化，尤其是已存在菌斑性牙龈炎时变化更明显。这类龈炎的特点是非特异性炎症伴有突出的血管成分，临床表现为明显的出血倾向。青春期龈炎为非特异性的慢性炎症，是青春期最常见的龈病。

（一）病因

青春期龈炎与牙菌斑和内分泌明显有关。青春期牙龈对局部刺激的反应往往加重，可能由于激素（最重要的是雌激素和睾丸激素）水平高使得龈组织对菌斑介导的反应加重。不过这种激素作用是短暂的，通过口腔卫生措施可逆转。这一年龄段的人群，由于乳牙与恒牙的更替、牙齿排列不齐、口呼吸及戴矫治器等，造成牙齿不易清洁。加之该年龄段患者一般不注意保持良好的口腔卫生习惯，如刷牙、用牙线等，易造成菌斑的滞留，引起牙龈炎，而牙石一般较少。

成人后，即使局部刺激因素存在，牙龈的反应程度也会减轻。但要完全恢复正常必须去除这些刺激物。此外，口呼吸（常伴有安氏分类2.1的错䫖）、不恰当的正畸治疗、牙排列不齐等也是儿童发生青春期龈炎的促进因素。青春期牙龈病的发生率和程度均增加，保持良好的口腔卫生能够预防牙龈炎的发生。

（二）临床表现

青春期发病，牙龈的变化为非特异性的炎症，边缘龈和龈乳头均可发生炎症，好发于前牙唇侧的牙间乳头和龈缘。其明显的特征是：龈色红、水肿、肥大，轻刺激易出血，龈乳头肥大常呈球状突起。牙龈肥大发炎的程度超过局部刺激的程度，且易于复发。

（三）诊断

（1）青春期前后的患者。

（2）牙龈肥大发炎的程度超过局部刺激的程度。

（3）可有牙龈增生（gingival hyperplasia）的临床表现。

（4）口腔卫生情况一般较差，可有错𬌗、正畸矫治器、不良习惯等因素存在。

（四）治疗

（1）口腔卫生指导。

（2）控制菌斑洁治，除去龈上牙石、菌斑和假性袋中的牙石。

（3）纠正不良习惯。

（4）改正不良修复体或不良矫治器。

（5）经上述治疗后仍有牙龈外形不良、呈纤维性增生者可行龈切除术（gingivectomy）和龈成形术（gingivoplasty）。

（6）完成治疗后应定期复查，教会患者正确刷牙和控制菌斑的方法，养成良好的口腔卫生习惯，以防止复发。对于准备接受正畸治疗的青少年，应先治愈原有的牙龈炎，并教会他们掌握正确的控制菌斑的方法。在正畸治疗过程中，定期进行牙周检查和预防性洁治（prophy），对于牙龈炎症较重无法控制者应及时中止正畸治疗，待炎症消除、菌斑控制后继续治疗，避免造成对深部牙周组织的损伤和刺激。

二、妊娠期龈炎

妊娠期龈炎是指妇女在妊娠期间，由于女性激素水平升高，原有的牙龈炎症加重，牙龈肿胀或形成龈瘤样的改变（实质并非肿瘤）。分娩后病损可自行减轻或消退。妊娠期龈炎的发生率报告不一，在30%～100%。国内对上海700名孕妇的问卷调查及临床检查的研究结果显示，妊娠期龈炎的患病率为73.57%，随着妊娠时间的延长，妊娠期龈炎的患病率也提高，妊娠期龈瘤患病率为0.43%。有文献报告，孕期妇女的龈炎发生率及程度均高于产后，虽然孕期及产后的菌斑指数均无变化。

（一）病因

妊娠期龈炎与牙菌斑和患者的黄体酮水平升高有关。妊娠本身不会引起龈炎，只是由于妊娠时性激素水平的改变，使原有的慢性炎症加重。因此，妊娠期龈炎的直接病因仍然是牙菌斑，此外与全身内分泌改变即体内性激素水平的变化有关。

研究表明，牙龈是雌性激素的靶器官，妊娠时雌激素水平增高，龈沟液中的雌激素水平也增高，牙龈毛细血管扩张、瘀血，炎症细胞和液体渗出增多。有文献报告，雌激素和黄体酮参与调节牙龈中花生四烯酸的代谢，这两种激素刺激前列腺素的合成。妊娠时雌激素和黄体酮水平的增高影响龈上皮的角化，导致上皮屏障的有效作用降低，改变结缔组织基质，并能抑制对菌斑的免疫反应，使原有的龈炎临床症状加重。

有学者发现妊娠期龈炎患者的牙菌斑内中间普氏菌（Prevotella intermedia）的比率增高，并与血浆中雌激素和黄体酮水平的增高有关。因此在妊娠期炎症的加重可能是由于菌斑成分的改变而不只是菌斑量的增加。分娩后，中间普氏菌的数量降至妊娠前水平，临床症状也随之减轻或消失。有学者认为黄体酮在牙龈局部的增多，为中间普氏菌的生长提供了营养物质。在口腔卫生良好且无局部刺激因素的孕妇，妊娠期龈炎的发生率和程度均较低。

（二）临床病理

组织学表现为非特异性、多血管、大量炎细胞浸润的炎症性肉芽组织。牙龈上皮增生、上皮钉突伸长，表面可有溃疡，基底细胞有细胞内和细胞间水肿。结缔组织内有大量的新生毛细血管，血管扩张充血，血管周的纤维间质水肿，伴有慢性炎症细胞浸润。有的牙间乳头可呈瘤样生长，称妊娠期龈瘤，实际并非真性肿瘤，而是发生在妊娠期的炎性血管性肉芽肿。病理特征为明显的毛细血管增生，血管间的纤维组织可有水肿及黏液性变，并有炎症细胞浸润，其毛细血管增生的程度超过了一般牙龈对慢性刺激的反应，致使牙龈乳头炎性过长而呈瘤样表现。

（三）临床表现

1. 妊娠期龈炎　患者一般在妊娠前即有不同程度的牙龈炎，从妊娠 2 ~ 3 个月后开始出现明显症状，至 8 个月时达到高峰，且与血中黄体酮水平相一致。分娩后约 2 个月时，龈炎可减轻至妊娠前水平。妊娠期龈炎可发生于个别牙或全口牙龈，以前牙区为重。龈缘和龈乳头星鲜红或暗红色，质地松软、光亮，呈显著的炎性肿胀，轻触牙龈极易出血，出血常为就诊时的主诉症状。一般无疼痛，严重时龈缘可有溃疡和假膜形成，有轻度疼痛。

2. 妊娠期龈瘤　亦称孕瘤。据报告妊娠期龈瘤在妊娠妇女中发生率为 1.8% ~ 5%，多发生于个别牙列不齐的牙间乳头区，前牙尤其是下前牙唇侧乳头较多见。通常在妊娠第 3 个月，牙间乳头出现局限性反应性增生物，有蒂或无蒂、生长快、色鲜红、质松软、易出血，一般直径不超过 2cm。有的病例在肥大的龈缘处呈小分叶状，或出现溃疡和纤维素性渗出。严重病例可因巨大的妊娠瘤妨碍进食，但一般直径不超过 2cm。妊娠期龈瘤的本质不是肿瘤，不具有肿瘤的生物学特性。分娩后，妊娠瘤大多能逐渐自行缩小，但必须除去局部刺激物才能使病变完全消失。

妊娠妇女的菌斑指数可保持相对无改变，临床变化常见于妊娠期 4 ~ 9 个月时，有效地控制菌斑可使病变逆转。

（四）诊断

（1）孕妇，在妊娠期间牙龈炎症明显加重且易出血。

（2）临床表现为牙龈鲜红、松软、易出血，并有菌斑等刺激物的存在。

（3）妊娠瘤易发生在孕期的第四个月到第九个月。

（五）鉴别诊断

（1）有些长期服用避孕药的育龄妇女也可有妊娠期龈炎的临床表现，一般通过询问病史可鉴别。

（2）妊娠期龈瘤应与牙龈瘤鉴别。牙龈瘤的临床表现与妊娠期龈瘤十分相似，可发生于非妊娠的妇女和男性患者。临床表现为个别牙间乳头的无痛性肿胀、突起的瘤样物、有蒂或无蒂、表面光滑、牙龈颜色鲜红或暗红、质地松软极易出血，有些病变表面有溃疡和脓性渗出物。一般多可找到局部刺激因素，如残根、牙石、不良修复体等。

（六）治疗

（1）细致认真的口腔卫生指导。

（2）控制菌斑（洁治），除去一切局部刺激因素（如牙石、不良修复体等），操作手法要轻巧。

（3）一般认为分娩后病变可退缩。妊娠瘤若在分娩以后仍不消退则需手术切除，对一些体积较大妨碍进食的妊娠瘤可在妊娠 4 ~ 6 个月时切除。手术时注意止血。

（4）在妊娠前或早孕期治疗牙龈炎和牙周炎，并接受口腔卫生指导是预防妊娠期龈炎的重要举措。

虽然受性激素影响的龈炎是可逆的，但有些患者未经治疗或不稳定可引发牙周附着丧失。

（吕　霞）

第三节　药物性牙龈增生

药物性牙龈增生（drug induced gingival hyperplasia）又称药物性牙龈肥大，是指由于全身用药引起牙龈完全或部分的肥大，与长期服用药物有关。在我国 20 世纪 80 年代以前，药物性牙龈增生主要是由抗癫痫药苯妥英钠（phenytoin，又称大仑丁 dilantin）引起。近年来，临床上经常发现因高血压和心脑疾病服用钙通道阻滞剂（calcium channel blocker）以及用于器官移植患者的免疫抑制剂——环孢素等引起的药物性牙龈肥大，而苯妥英钠引起的龈肥大相对少见。目前我国高血压患者已达1.34亿，心、脑血管疾病亦随着我国社会的老龄化进一步增加，最近这些疾病又出现低龄化的趋势。依据中国高血压协会的统计，目前我国高血压患者接受药物治疗者约50%使用钙通道阻滞剂，其中约80%的高血压患者服用硝苯地平等低价药，由此可见钙通道阻滞剂诱导的药物性牙龈增生在口腔临床工作中会越来越多见。

药物性龈肥大的存在不仅影响到牙面的清洁作用，妨碍咀嚼、发音等功能，有时还会造成心理上的障碍。

一、病因

与牙龈增生有关的常用药物有三类：①苯妥英钠——抗惊厥药，用于治疗癫痫病；②环孢素（cyclosporine）——免疫抑制剂，用于器官移植患者以避免宿主的排异反应，以及治疗重度牛皮癣（psoriasis）等；③钙通道拮抗剂，如硝苯地平——抗高血压药。长期服用这些药物的患者易发生药物性龈增生，其增生程度与年龄、服药时间、剂量有关，并与菌斑、牙石有关。

1. 药物的作用　上述药物引起牙龈增生的真正机制目前尚不十分清楚。据报告长期服用苯妥英钠治疗癫痫者有40%～50%发生牙龈纤维性增生，年轻人多于老年人。组织培养表明苯妥英钠能刺激成纤维细胞的分裂活动，使合成蛋白质和胶原的能力增强；同时，细胞分泌无活性的胶原溶解酶。由于合成大于降解，致使结缔组织增生。有人报告药物性龈增生患者的成纤维细胞对苯妥英钠的敏感性增高，易产生增殖性变化，此可能为基因背景。环孢素A为免疫抑制剂，常用于器官移植或某些自身免疫性疾病患者。1983年，有学者报告该药引起牙龈肥大，服用此药者有30%～50%发生牙龈纤维性增生，另有研究发现服药量大于500mg/d会诱导牙龈增生。硝苯地平为钙通道阻断剂，对高血压、冠心病患者具有扩张周围血管和冠状动脉的作用，对牙龈也有诱导增生的作用，约有20%的服药者发生牙龈增生。环孢素和钙通道阻滞剂两药联合应用，会增加牙龈增生的发生率和严重程度。这两种药引起牙龈增生的原因尚不十分清楚，有人报告两种药物以不同的方式降低了胶原酶活性或影响了胶原酶的合成。也有人认为牙龈成纤维细胞可能是钙通道阻断剂的靶细胞，硝苯地平可改变其细胞膜上的钙离子流动而影响细胞的功能，使胶原的合成大于分解，从而使胶原聚集而引起牙龈增生。

最近的研究表明，苯妥英钠、环孢素可能通过增加巨噬细胞的血小板生长因子的基因表现而诱导牙龈增生。这些药物能抑制细胞的钙离子摄入（钙是细胞内ATP酶活动所必需的）导致牙龈的过度生长。此外，药物对牙龈上皮细胞凋亡的影响作用不可忽视，比如凋亡抑制蛋白Bcl－2，抑癌蛋白P53、Ki－67抗原和c－myc癌蛋白在药物性增生的牙龈组织内均有阳性表达，甚至有的与物剂量和用药时间呈正相关。这些相关凋亡蛋白的异常表达，可破坏上皮组织的代谢平衡，最终导致龈组织增生。

2. 菌斑的作用　菌斑引起的牙龈炎症可能促进药物性牙龈增生的发生。长期服用苯妥英钠，可使原来已有炎症的牙龈发生纤维性增生。有研究表明，牙龈增生的程度与原有的炎症程度和口腔卫生状况有明显关系。人类和动物实验也证实，若无明显的菌斑微生物、局部刺激物及牙龈的炎症或对服药者施以严格的菌斑控制，药物性牙龈增生可以减轻或避免。但也有人报告，增生可发生于无局部刺激物的牙龈。可以认为，局部刺激因素虽不是药物性牙龈增生的原发因素，但菌斑、牙石、食物嵌塞等引起的牙龈炎症能加速和加重药物性牙龈增生的发展。

二、病理

不同药物引起的龈肥大不仅临床表现相似，组织病理学表现也相同。上皮和结缔组织有显著的非炎症性增生。上皮棘层增厚，钉突伸长到结缔组织深部。结缔组织内有致密的胶原纤维束，成纤维细胞和新生血管均增多。炎症常局限于龈沟附近，为继发或伴发。

三、临床表现

药物性龈增生好发于前牙（特别是下颌），初起为龈乳头增大，继之扩展至唇颊龈，也可发生于舌、腭侧牙龈，大多累及全口龈。增生龈可覆盖牙面1/3或更多。病损开始时，点彩增加并出现颗粒状和疣状突起，继之表面呈结节状、球状、分叶状，色红或粉红，质地坚韧。口腔卫生不良、创伤𬌗、龋齿、不良充填体和矫治器等均能加重病情。增生严重者可波及附着龈并向冠方增大，以致妨碍咀嚼。当牙间隙较大时，病损往往较小，可能由于此处清洁作用较好所致。无牙区不发生本病损。由于牙龈肥大、龈沟加深，易使菌斑、软垢堆积，大多数患者并发有牙龈炎症。此时增生的牙龈可呈深红或暗红色，松软易于出血。增生的牙龈还可挤压牙齿移位，以上、下前牙区较多见。

苯妥英钠性牙龈增生一般在停药后数月之内增生的组织可自行消退。切除增生牙龈后若继续服药，病变仍可复发。

四、诊断与鉴别诊断

1. 诊断　如下所述。

（1）患者有癫痫或高血压、心脏病或接受过器官移植，并有苯妥英钠、环孢素、硝苯地平或维拉帕米（verapamil，原名异搏定）等的服药史。一般在用药后的三个月即发病。

（2）增生起始于牙间乳头，随后波及龈缘，表面呈小球状、分叶状或桑椹状，质地坚实、略有弹性。牙龈色泽多为淡粉色。

（3）若并发感染则有龈炎的临床表现，存在局部刺激因素。

2. 鉴别诊断　药物性龈增生主要应与伴有龈增生的菌斑性龈炎和龈纤维瘤病相鉴别。

（1）伴有龈增生的菌斑性龈炎：又称为增生性龈炎（hyperplastic gingivitis），是慢性炎症性肥大，有明显的局部刺激因素，多因长期接触菌斑所引起。增生性龈炎是牙龈肿大的常见疾病，好发于青少年。龈增生一般进展缓慢，无痛。通常发生于唇颊侧，偶见舌腭侧，主要局限在龈乳头和边缘龈，可限于局部或广泛，牙龈的炎症程度较药物性龈增生和遗传性牙龈纤维瘤病重。口呼吸患者的龈增生位于上颌前牙区，病变区的牙龈变化与邻近未暴露的正常黏膜有明显的界限。牙龈增生大多覆盖牙面的1/3～2/3。一般分为两型。①炎症型（肉芽型）：炎症型表现为牙龈深红或暗红，松软，光滑，易出血，龈缘肥厚，龈乳头呈圆球状增大；②纤维型：纤维型表现为牙龈实质性肥大，较硬而有弹性，颜色接近正常。临床上炎症型和纤维型常混合存在，病程短者多为炎症型，病程长者多转变为纤维型。

（2）龈纤维瘤病：龈纤维瘤病可有家族史，而无服药史。龈增生较广泛，大多覆盖牙面的2/3以上，以纤维性增生为主，详见遗传性牙龈纤维瘤病。

五、治疗

1. 停止使用或更换引起牙龈增生的药物　停药是最根本的治疗，然而大多数患者的病情并不允许停药。因此必须与相关的专科医师协商，考虑更换使用其他药物或与其他药物交替使用，以减轻不良反应。

2. 去除局部刺激因素　通过洁治、刮治去除菌斑、牙石，消除其他一切导致菌斑滞留的因素，并指导患者切实掌握菌斑控制的方法。治疗后多数患者的牙龈增生可明显好转甚至消退。

3. 局部药物治疗　对于牙龈炎症明显的患者，除了去除菌斑和牙石外，可用3%过氧化氢液冲洗龈袋，并在袋内置入抗菌消炎的药物，待炎症减轻后再作进一步的治疗。

4. 手术治疗　对于虽经上述治疗但增生的牙龈仍不能完全消退者，可进行牙龈切除并成形的手术治疗；对于重度增生的患者为避免角化龈切除过多可采用翻瓣加龈切术的方法。术后若不停药和忽略口腔卫生，则易复发。

5. 指导患者严格控制菌斑　以减轻服药期间的牙龈增生程度，减少和避免手术后的复发。

对于需长期服用苯妥英钠、硝苯地平、环孢素等药物的患者，应在开始用药前先治疗原有的慢性牙龈炎。

（张　宏）

第四节　坏死性溃疡性龈炎

坏死性溃疡性龈炎是局限于牙龈的坏死性炎症，最多为急性发作，又称急性坏死溃疡性龈炎（acute necrotizing ulcerative gingivitis，ANUG）。最早由 Vincent 于 1898 年报告，故称“奋森龈炎”（Vincent gingivitis）。因在本病患者的病变处发现大量的梭形杆菌和螺旋体，故又被称为“梭杆菌螺旋体性龈炎”。第一次世界大战时，在前线战士中流行本病，故又名“战壕口”（trench mouth）。

本病病变累及牙龈组织，无牙周附着丧失。如果病变导致附着丧失则应称“坏死性溃疡性牙周炎”；病变超过膜龈联合则应称“坏死性口炎”。如在急性期疾病未得到适当治疗或反复发作，组织破坏速度转缓，坏死组织不能彻底愈合，则转为慢性坏死性病变。在 1999 年的新分类中“坏死性溃疡性龈炎”和“坏死性溃疡性牙周炎（necrotizing ulcerative periodontitis，NUP）”被合并称为“坏死性牙周病（necrotizing periodontal diseases）”。因尚不能确定坏死性溃疡性龈炎和坏死性溃疡性牙周炎是同一种感染的不同阶段，抑或为不同的疾病。坏死性溃疡性龈炎主要发生在青壮年、较贫困地区和国家的营养不良或患传染病（如麻疹、疟疾、水痘）的儿童。目前在经济发达的国家中，此病已很鲜见；在我国也已明显减少。

一、病因

通常认为本病的发生是由于机体在某些条件下，对于口腔内原有的致病菌（梭形杆菌和螺旋体）的抵抗力降低所致，是一种机遇性感染。在病变部位的涂片中可见大量梭形杆菌和螺旋体，并可侵入牙龈组织。但人工接种该两种微生物并不能引起本病，而且它们广泛地存在于慢性牙龈炎和牙周炎的菌斑中。近年来普遍认为下列因素与本病的发生有关。

（1）原已存在的慢性牙龈炎或牙周炎是急性坏死性溃疡性龈炎发生的重要条件，此点已为流行病学调查所证实。由于某些原因，使原已存在的上述两种微生物大量增加和入侵组织，直接或间接地造成组织的损害和坏死。近来还发现患急性坏死性溃疡性龈炎时，中间普氏菌数目增多，患者血清中对该菌的抗体水平比正常人高 8～10 倍。大量菌斑及牙周组织慢性炎症的存在可能是主要的发病条件。

（2）身心因素与本病有密切关系。本病常发生于考试期的学生及工作繁忙休息不足者，或有精神刺激、情绪紧张者。有人报告患者伴有皮质激素分泌增多，可能通过内分泌和自主神经系统的影响改变了牙龈的血液循环、结缔组织代谢及唾液流量等，导致局部抵抗力降低。

（3）绝大部分急性坏死性溃疡性龈炎患者吸烟，且量大。可能吸烟使小血管收缩，吸烟者的口腔白细胞的趋化和吞噬功能低于非吸烟者。但吸烟与本病不一定是因果关系，可能同为精神紧张的结果。

（4）某些全身性易感因素，如营养不良、消耗性疾病等。临床上观察到患者常有维生素 C 摄入不足或缺乏，动物实验表明维生素 B 和维生素 C 缺乏可加重由梭形杆菌和螺旋体引起的感染。一些消耗性疾病，如癌瘤、血液病、射线病等患者易发生本病。艾滋病毒（HIV）感染和艾滋病患者由于辅助性 T 细胞（$CD4^+$）的急剧减少，使局部抵抗力降低，易发生坏死性龈炎或牙周炎。此种患者对常规牙周治疗反应不佳。

二、病理

本病的组织相为牙龈上皮及结缔组织浅层的非特异性急性坏死性炎症。病变由表及里可分为如下几层。

（1）坏死区上皮坏死，代之以由纤维素、坏死的白细胞和上皮细胞、细菌等构成的“假膜”。在坏死区的深部与生活组织之间可见大量的螺旋体和梭形杆菌。

（2）坏死区下方的结缔组织中血管大量增生、扩张充血，并有大量中性多形核白细胞浸润，此区相当于临床所见坏死区下方的红色窄边。

（3）距坏死区更远处的结缔组织内有慢性炎症细胞浸润，主要为浆细胞和单核细胞。电镜观察表明螺旋体可侵入结缔组织内，约深达 0.25mm 处，主要为大型和中型螺旋体。

三、临床表现

本病起病急，疼痛明显。牙龈重度疼痛往往是患者求医的主要原因，但是在病损初起阶段坏死区少而小，中等疼痛。龈自发出血及轻微接触即出血、腐败性口臭等也是该病的主要症状。重度患者可发生下颌下淋巴结肿大和触痛，唾液增多，下颌下淋巴结肿大，低热等。

1. 临床检查　病损早期可局限于牙间乳头，其后扩延至边缘龈的唇舌侧。最初病损常见于下前牙的龈乳头区，乳头肿胀、圆钝、色红，个别牙间乳头的顶端发生坏死，使牙间乳头中央凹陷如火山口状，上覆灰白色污秽的坏死物。检查时须将表面的坏死假膜去除，才能见到乳头顶端的破坏。轻症者牙间乳头红肿，外形尚完整，易与龈缘炎混淆。若病变迅速扩展至邻近乳头及边缘龈，则龈缘呈虫蚀状，表面覆坏死假膜，易于擦去，暴露下方鲜红触痛的溃疡面，一般不波及附着龈。在坏死区和病变相对未累及的牙龈区常有一窄的红边为界。

2. 细菌学检查　病变区坏死物涂片经瑞氏染色可见大量的梭形杆菌和螺旋体。

急性期如未能及时治疗且患者抵抗力低时，坏死还可波及与牙龈病损相对应处的唇、颊黏膜，成为“坏死性龈口炎（necrotizmg gingivostomatitis）”。若疾病进展迅速不及时治疗还可导致小块或大块牙槽骨坏死，这种状况尤其见于免疫缺陷患者（包括艾滋病患者）。机体抵抗力极度低下者还可并发感染产气荚膜杆菌，使面颊部组织迅速坏死，甚至穿孔，称为“走马牙疳（noma）”，以形容病变发展之快。此时患者有全身中毒症状甚至导致死亡。目前，“走马牙疳”在我国已经基本绝迹。

坏死性溃疡性龈炎若在急性期治疗不彻底或反复发作可转为慢性坏死性龈炎。其主要临床表现为牙间乳头严重破坏，甚至消失，乳头处的龈高度低于龈缘高度，呈反波浪状（reversed architecture），牙间乳头处颊舌侧牙龈分离，甚至可从牙面翻开，其下的牙面上有牙石和软垢，牙龈一般无坏死物。

四、诊断和鉴别诊断

1. 诊断　本病以牙龈的急性坏死为特点，表现为龈乳头“火山口”状破坏（punched - out），并伴有牙龈自发出血、疼痛。次要的诊断要点有腐败性口臭和假膜形成。龈病损与梭形杆菌、中间普氏菌和螺旋体有关。

（1）好发于精神紧张者和吸烟者，青少年多见。

（2）起病较急，病变发展迅速，常在数天至一周时就诊，龈乳头顶端中央和龈缘呈现虫蚀状坏死。

（3）牙龈自发痛、触痛。

（4）牙龈自发出血。

（5）腐败性口臭明显。

（6）其他：唾液黏稠，淋巴结肿大，低热，疲乏等。

（7）坏死区涂片瑞氏染色可见大量的梭形杆菌和螺旋体。

慢性期的诊断主要根据反复发作的牙龈坏死、疼痛和出血，牙龈乳头消失、口臭等，细菌涂片检查无特殊细菌。

2. 鉴别诊断　本病应与下列疾病鉴别。

（1）慢性龈缘炎或牙周炎：该两病均可表现为牙龈的红肿、易出血、口臭等。但一般无疼痛，病程长久，一般无自发性出血，而是在刷牙或进食等时出血，口臭也非腐败性的。牙龈一般无坏死，但在怀疑有轻度急性坏死性溃疡性龈炎可能性时，应仔细检查牙间乳头的邻面顶端部分有无坏死。

（2）疱疹性龈口炎：为病毒感染，多发生于幼儿。起病急，但一般有38℃以上的高热。牙龈充血一般波及全部牙龈而不局限于牙间乳头和边缘龈，还常侵犯口腔黏膜其他部位或唇周皮肤。典型病变为多个小疱，破溃并形成小溃疡，但无坏死。龈缘可有纤维素性渗出膜，但不易擦去。口臭程度轻。有的患者由于全身疾病后抵抗力降低，可同时存在 ANUG 和疱疹性口炎。

（3）急性白血病：白血病本身不会引起急性坏死性溃疡性龈炎，但可由于抵抗力的降低而伴发急性坏死性溃疡性龈炎，两者并存。当检查患者见其龈乳头和边缘龈处有坏死物，同时附着龈又有广泛的炎症和肥大时，应考虑并发有其他隐匿性疾病的可能性。血常规检查有助于诊断。

（4）艾滋病患者由于细胞免疫和体液免疫功能低下，常由各种细菌引起机会性感染，可并发坏死性溃疡性龈炎和坏死性溃疡性牙周炎，后者大多见于艾滋病患者。病损发展较快，并向深部牙周组织发展，破坏牙周膜和牙槽骨，形成坏死性溃疡性牙周炎，甚至可形成死骨。患者易发生白色念珠菌或疱疹病毒的感染，口腔内较典型的病损还包括毛状白斑、卡波济肉瘤等。对发展迅速而广泛、常规治疗反应不佳者，应进行血清学检查以除外 HIV 感染。

五、治疗

1. 急性期　初步洁治，轻轻去除大块牙结石，用3%过氧化氢液擦洗及含漱清除坏死组织。当过氧化氢遇到组织和坏死物中的过氧化氢酶时，能释放出大量的新生态氧，杀灭或抑制厌氧菌。重症者口服甲硝唑或替硝唑等抗厌氧菌药物，甲硝唑每日三次，每次 0.2g，服三天一般可控制病情。若治疗及时得当，病损较快愈合，不留后遗症。

全身还可给予维生素 C 等支持疗法，要充分休息。进行口腔卫生指导也非常重要。更换牙刷，保持口腔清洁，指导患者建立良好的口腔卫生习惯，以防复发。应劝告患者戒烟。

2. 急性期过后的治疗原则　同菌斑性牙龈炎。

（张　宏）

第五节　牙龈瘤

牙龈瘤（epulis）为牙龈上生长的局限性反应性增生物，是较常见的瘤样病损（具有肿瘤样外形，但不具备肿瘤的生物学特性）。肉芽肿性牙龈瘤又称化脓性肉芽肿（pyogenic granuloma）。

一、病因

一般认为由残根、牙石、不良修复体等局部因素引起，与机械性刺激和慢性炎症有关。有人认为其细胞来源于牙周膜或牙龈的结缔组织。

二、组织病理学

牙龈瘤根据病理变化可分为三型：①肉芽肿性：似炎性肉芽组织，有许多新生的毛细血管及成纤维细胞，有许多的炎症细胞浸润，主要是淋巴细胞和浆细胞，纤维成分少，龈黏膜上皮往往呈假上皮瘤样增生；②纤维性：肉芽组织发生纤维化，细胞及血管成分减少，而纤维组织增多。粗大的胶原纤维束间有少量的慢性炎症细胞浸润。纤维束内可有钙化或骨化发生；③血管性：血管多，似血管瘤。血管间的纤维组织可有水肿及黏液性变，并有炎症细胞浸润。

三、临床表现和诊断

牙龈瘤多见于中、青年，病变发展缓慢。多发生于前磨牙区牙间乳头的颊侧，舌、腭侧较少。牙龈瘤好发于龈乳头。通常呈圆形、椭圆形，有时呈分叶状。大小不一，从数毫米至 1～2 厘米。有的有蒂，如息肉状，有的无蒂，基底宽广。血管性和肉芽肿性龈瘤质软、色红；纤维性龈瘤质地较硬而韧，色粉红，一般无痛，肿物表面发生溃疡时可感觉疼痛。长期存在的较大牙龈瘤可压迫牙槽骨使之吸收，X 线片示局部牙周膜增宽。

四、鉴别诊断

（1）牙龈瘤应特别注意与牙龈鳞癌鉴别：这两种病损临床上有时不易区别，尤其当牙龈鳞癌呈结节状生长，或牙龈瘤表面有溃疡时，常易混淆。鳞癌大多表现为菜花状、结节状，或溃疡状。溃疡表面凹凸不平，边缘外翻似肉芽，可有恶臭。牙松动或脱落，或已拔除。X线片表现可见牙槽骨破坏。局部淋巴结肿大。鳞癌好发于后牙区，龈瘤好发于前牙及前磨牙区。

(2) 周缘性巨细胞肉芽肿发生于牙间乳头或龈缘，体积一般较大可覆盖数个牙，表面光滑或呈多叶状，有时松软呈暗红色，但也可呈粉红坚实。确切诊断根据组织学检查，可见牙龈结缔组织内有大量多核巨细胞呈灶性聚集，有散在慢性炎症。

(3) 妊娠瘤在妇女怀孕期间易发生（第四个月到第九个月），分娩后可退缩。

五、治疗

去除刺激因素，如菌斑、牙石和不良修复体，在消除继发的炎症后，手术切除。切口应在瘤体及蒂周围，凿去瘤体相应处的少量牙槽骨，并刮除该处的牙周膜，以免复发。由于其术后易复发的特点，一般主张将患牙拔除。复发率约为15%。

（张　宏）

第六节　牙龈退缩（牙龈萎缩）

长期以来习惯于把牙龈缘位置退向根方而使牙根暴露的情况，称之为牙龈萎缩（gingival atrophy）。近年来普遍认为应称之为“牙龈退缩（gingival recession）”。因为它指的是牙龈缘位置的改变，而非牙龈本身的状态。退缩的牙龈组织可以有炎症，也可以健康而无炎症，只是位置退向根方，并不一定出现牙龈的上皮或结缔组织的萎缩性改变。

一、病因

牙龈退缩的发生率随年龄增大而升高，在儿童约为8%，而50岁之后约为100%。过去认为是一种生理性的增龄变化，但从未得到过证实。老年人中普遍发生的轻度牙龈退缩可能是长期积累的对牙龈的轻度刺激或创伤所致。

常见的引起牙龈退缩的因素有：①不正确的刷牙方法（大幅度横刷法）及使用过硬的牙刷；②患有牙周炎的牙齿，由于牙周袋的形成，上皮附着位置已迁移至根方，但由于袋壁的炎症、肿胀，使龈缘的位置仍较高。经过牙周治疗或患者改善了口腔卫生，使用药物牙膏等情况下，牙周袋壁的炎症消退，即可发生龈缘位置的退缩，牙根直接暴露于口腔中；③牙齿位置异常，如偏向颊或舌侧，则该侧牙槽骨板较薄，甚至缺如，其表面的牙龈极易因食物摩擦等机械性因素而发生退缩；④唇、颊系带附着位置过于靠近龈缘，或唇、颊肌肉的牵拉作用，可对牙龈发生“剥离”作用（ablation），引起退缩；⑤殆创伤及过度或不恰当的正畸力使受力一侧的骨质发生吸收，也可出现牙龈退缩；⑥曾有人报告一些有精神障碍者，常用指甲、小刀等器物自伤牙龈，造成个别牙的牙龈形状奇特而不规则的退缩或缺损，甚至骨质暴露。

二、临床表现

牙龈退缩可发生在个别牙齿或全口牙龈。唇、颊侧多于舌、腭侧。但上颌磨牙的腭根面也较易发生严重的牙龈退缩，可能因牙根倾斜度较大，殆面的重度磨耗使牙冠倾向颊侧，腭根更倾向腭侧，而使腭侧骨质吸收所致。

Stillman曾报告在创伤时可引起牙龈缘中央部位窄的退缩，而其余部分仍完好或略有肥厚，称之为“Stillman龈裂（cleft）”。McCall曾报告创伤可引起龈缘如救生圈状的肥厚，称为“缘突（McCall festoon）”。这种特殊的牙龈形态改变多见于唇颊侧，但它们与殆创伤的关系并未得到科学的证实。

牙龈退缩如不并发炎症，除了造成临床牙冠较长，影响美观外，本身并不构成疾病。但暴露的根面容易发生龋齿；根面上较薄的牙骨质被机械地磨去后，易发生楔状缺损或牙本质敏感，甚至因长期刺激而引起牙髓充血和变性；牙间乳头的退缩使邻间隙增大，易造成食物嵌塞和菌斑堆积；龈裂和肥厚的龈缘也会妨碍菌斑的清除，继发更重的炎症和增生。

三、治疗

已经退缩的牙龈，一般难以再生。少数发生于儿童萌牙期（由于牙位不正）或正畸治疗过程中的个别牙龈退缩，在建立正常良好的殆关系后，可有一定程度的恢复。对已发生的牙龈退缩，主要是寻找其原因并改正之；并存的龈炎，也应积极治疗，以制止退缩的继续加重。前牙个别的牙龈严重退缩，影响美观者，可用手术方法进行侧向龈瓣转移或游离龈片移植术。对于伴发的症状，如牙本质敏感、根面龋、楔状缺损等，也应进行相应的治疗。

（张　宏）

第七节　遗传性龈纤维瘤病

本病又名先天性家族性龈纤维瘤病（congenital familial fibromatosis）或特发性龈纤维瘤病（idiopathic fibromatosis），是一种比较罕见的以全口牙龈广泛性、渐进性增生为特征的良性病变。属于经典的孟德尔单基因遗传性疾病，也可能与某些罕见的综合征和其他疾病相伴随。国外文献报告患病率为1/750 000，国内尚无确切的报告。

一、病因和病理

本病有明显的遗传倾向，通常为常染色体显性遗传，也可有常染色体隐性遗传，但也有非家族性的病例，称为特发性龈纤维瘤病。有关常染色体显性遗传性牙龈纤维瘤病的基因定位与克隆已有研究报告，目前国内外的研究主要定位在2p21－p22区域。

组织学所见为龈上皮增生，表面角化或不全角化，钉突明显。牙龈固有层的结缔组织显著增生，胶原纤维增生明显呈束状、排列紧密，血管相对少见，偶有幼稚的成纤维细胞。纤维束间炎症细胞少。

二、临床表现

一般在恒牙萌出后，牙龈即普遍地逐渐增大，可波及全口牙龈的附着龈直达膜龈联合处。也有少数患儿在乳牙期即发病。唇舌侧牙龈均可发生增生，严重者常覆盖牙面2/3以上，以至影响咀嚼，妨碍恒牙萌出。增生龈表面呈结节状、球状、颗粒状，龈色粉红，质地坚韧，无明显刺激因素。在增生的基础上若有大量菌斑堆积，亦可伴有牙龈的炎症。增生的牙龈组织在牙脱落后可缩小或消退。患者发育和智力无异常。

本病可作为巨颌症、眶距增宽症、多发性毛细血管扩张、多毛综合征等全身性综合征的一个表征，但临床病例大多表现为单纯牙龈增生的非综合征型。

三、诊断与鉴别诊断

（1）发生于萌牙以后，可波及全口牙龈。多见于儿童，但也可见于成人。

（2）龈颜色正常，坚实，表面光滑或结节状，点彩明显（结缔组织中充满粗大的胶原纤维束和大量的成纤维细胞）。

（3）替牙期儿童可有萌牙困难。

（4）可有家族史。

本病应与药物性龈增生、青春期或妊娠期有关的龈增生鉴别。无家族史的龈纤维瘤病需排除上述病变后方可诊断为特发性龈纤维瘤病。增生性龈炎大多发生于前牙部，炎症明显，一般有明显的局部刺激因素，增生程度相对较轻，无长期服药史和家族史。药物性龈增生有长期服药史，主要累及牙间乳头及龈缘，增生程度相对居中。龈纤维瘤病，多毛综合征的特征除牙龈进行性过长外，伴明显的多毛，患者智力减退、颅变形，偶有男子出现女性型乳房。

四、治疗

（1）控制菌斑，消除炎症。

（2）手术切除肥大的牙龈。可采用内斜切口式的翻瓣术兼作牙龈切除，以保留附着龈，并缩短愈合过程。若龈增生过厚过大可先作水平龈切除再采用内斜切口。本病手术后易复发，复发率与口腔卫生的好坏有关。本病为良性增生，复发后仍可手术治疗，故一般不考虑拔牙。一部分患者在青春期后可缓解，故手术最好在青春期后进行。

（张　宏）

第五章

牙髓疾病

牙髓组织是一种特殊分化的、对刺激极易产生反应的疏松结缔组织，位于牙髓腔中，被厚而坚硬的牙本质所包绕。当作用于牙体组织上的生物、物理、化学等刺激通过牙本质小管累及牙髓时，便会产生牙髓疾病。

牙髓疾病包括牙髓炎、牙髓变性和牙髓坏死。此外，许多临床上健康的牙齿都会存在着牙髓的退行性变，这些组织学改变从临床看没有诊断和治疗意义。临床最常见的是牙髓炎，多由牙体疾病继发而来，常表现为剧烈的疼痛，以致坐卧不安，饮食难进，夜不能眠。

牙髓病主要由感染引起，感染多来自近髓或已达牙髓的深龋洞。牙髓局限在四壁坚硬的牙髓腔中，一旦发生炎症便很难康复，常常是经过较长时间的炎症过程后牙髓坏死。牙髓坏死后感染继续深入，通过根尖孔引起根尖周组织的急、慢性炎症，甚至继发颌骨骨髓炎或成为病灶引起身体其他远隔器官的疾病。

第一节　牙髓的解剖生理特点

牙髓的解剖、生理特点与其发病和病理转归有密切关系，熟悉这些基础知识，有助于对牙髓病的诊断以及采取相应合理的治疗措施。

一、牙髓组织学特点

牙髓为疏松结缔组织，和身体其他结缔组织一样，具有较强的修复、再生能力。牙髓也是由细胞、纤维和不定形基质组成。牙髓在组织学上自外向内可以分为四层：①最外一层为成牙本质细胞层，是牙髓特有的高度分化的细胞，它们平铺于牙髓腔内壁，将牙髓组织与前期牙本质分开，每个成牙本质细胞都有一胞质突起伸入牙本质小管中，称为成牙本质细胞突。电子显微镜观察，成牙本质细胞胞质突起伸入到牙本质小管内的深度约达小管的近髓 1/3 ~ 1/2，小管内充满与髓腔内成分相同的组织液。成牙本质细胞是不能再生或进行有丝分裂的细胞，一旦遭受严重刺激发生坏死时就会丧失功能。②在成牙本质细胞层下方，有一个宽约 40μm 的区域，细胞相对稀少，称为无细胞层，也称 Weil 层，其内有毛细血管、无髓鞘神经纤维以及成纤维细胞胞质突起穿越。③无细胞层下方是多细胞层，也称 Holh 层，主要为成纤维细胞和未分化间充质细胞，此层的细胞很少发生分裂，但当成牙本质细胞死亡后，此层中的间充质细胞可以分化为成牙本质样细胞，因此多细胞层又称为牙髓细胞的储库，另外多细胞层内还含有一些淋巴细胞和巨噬细胞。④牙髓的中央区域为固有牙髓，占牙髓的绝大部分，它含有较多的血管和神经。在新萌出的牙齿内，固有牙髓的细胞主要是未分化间质细胞和成纤维细胞。这些细胞外形不规则，有着长的胞质突起。牙髓中胶原纤维稀少，常常分布于血管神经周围。牙髓纤维是许多细纤维丝合成的嗜银纤维束；基质为含黏多糖的不定形物质，细胞和纤维散在分布其中。由于不定形基质具有黏性，牙髓腔内压力不易扩散。牙髓发生炎症时，炎症灶的局部压力常明显增高。

二、牙髓对刺激的反应

在牙齿发育期间，原发性牙本质以较快速度形成，构成了牙本质的主体。牙齿萌出后，成牙本质细胞以缓慢的速度继续形成牙本质，称为继发性牙本质，它很难与原发性牙本质相区别。牙髓和牙本质都起源于外胚间充质，由牙乳头发育而来。从组织发生和解剖生理上看，牙髓和牙本质是一个由成牙本质细胞连接在一起的整体，对于有生活牙髓的牙齿来说，任何外界刺激在影响到牙本质的同时就会对牙髓产生影响。因此，将牙髓和牙本质视为一个功能单位，合称为牙髓牙本质器官或牙髓牙本质复合体。外界刺激最主要影响的是成牙本质细胞层，只要牙体疾患或牙体手术治疗到达牙本质层，刺激便会通过暴露的牙本质小管传入牙髓，产生不同程度的反应。牙本质暴露面离牙髓越近，牙髓的反应越重。发生反应的严重程度和所接受刺激的强度有关。刺激由弱到强引起成牙本质细胞层排列紊乱、成牙本质细胞变性以至坏死，形成牙本质死区。

在外界刺激下，牙髓牙本质复合体会发生相应的组织变化，在局部形成成团的第三期牙本质。第三期牙本质根据其细胞来源的不同又分为两类：当刺激较缓和时，受损的成牙本质细胞层中仍有存活的原发性成牙本质细胞，它们在牙髓牙本质界面能够继续行使功能，所产生的牙本质称为反应性牙本质；如果刺激强度较大，造成局部的成牙本质细胞死亡，此时，牙髓中的间充质细胞可分化为成牙本质细胞样细胞，继而分泌、形成新的牙本质，称为应答性牙本质或刺激性牙本质或修复性牙本质。第三期牙本质与原发性牙本质相比，牙本质小管不规则、矿化程度低、含有更多的有机物，又称为不规则牙本质。第三期牙本质的形成在外界刺激与牙髓组织间增加了屏障，从而降低了牙本质的通透性，从这一角度讲它反映出牙髓牙本质复合体对各种局部刺激的防御，也代表了牙髓牙本质复合体重要的再生功能。以往将上述由外界刺激所导致产生的新牙本质称为“修复性牙本质”，有学者认为这一称谓会误导临床医师认为受损伤的牙髓正在愈合修复。实际上，只要外界刺激致使成牙本质细胞死亡，即已造成了牙髓不可复性的损伤，第三期牙本质中的“修复性牙本质”的形成只不过是作为一种“瘢痕组织”出现的，它的存在仅代表着牙髓曾经历了不可复性的损伤，并不意味有满意的预后。

原发性成牙本质细胞与成牙本质样细胞所形成的牙本质之间的界面非常重要，两者的牙本质小管在此处并不是呈直线相接的，交界处常常有无小管牙本质形成，这一屏障降低了受累牙本质的通透性，也可因牙本质小管并不通过该屏障而完全失去通透性。第三期牙本质形成的速率、厚度及其组成结构受外界刺激的强度、频率和持续时间影响，形成的平均速率是每天 1.5μm，也有每天形成 3.5μm 的情况。有研究报道 50 天可有 70μm 的第三期牙本质产生。另一个主要影响第三期牙本质形成的因素是洞底剩余牙本质厚度（RDT），当 RDT 在 2mm 以上时，牙髓几乎没有任何不良反应；当 RDT 在 1mm 以内时，对牙髓的毒性反应可降低至 90%；当 RDT 在 0.5mm 以内时，对牙髓的毒性反应为 75%；当 RDT 在 0.25mm 以上时，成牙本质细胞存活尚好，可产生大量的反应性牙本质；随着 RDT 的再减少，成牙本质细胞数目下降，反应性牙本质形成减少，牙髓间充质前体细胞分化为成牙本质细胞样细胞所形成的应答性牙本质增多；当 RDT 在 0.008mm 以下时，成牙本质细胞几乎没有存活，如有第三期牙本质产生则其全部是由应答性牙本质构成的。在一些急性损伤或急性龋时，由于未能形成第三期牙本质，当病损到达牙本质深层而牙髓尚未暴露时，细菌及其毒素便可能进入牙髓，造成牙髓的炎症反应。在预备窝洞时，使用器械不当，产生过量的热或压力，也会引起牙髓发生不可逆的炎症反应。

三、牙髓血运

牙髓的血运来自牙槽血管，牙槽动脉分支通过牙槽骨，进入根尖孔，即牙髓动脉。牙髓动脉经根管达髓室，分支为牙髓小动脉；小动脉再向成牙本质细脆层分成细支，即毛细血管；同时，牙髓动脉在根管内沿途向近根管壁处分支成小动脉和毛细血管。毛细血管再汇合为与动脉伴行的小静脉、牙髓静脉。由此可见牙髓的血液循环为通过根尖孔的终支循环，缺乏侧支循环，因而牙髓病变不易康复。

四、牙髓的痛觉生理

牙髓组织中有丰富的神经。有自主神经分布于牙髓血管壁，主管牙髓血管的舒张与收缩；上、下牙牙髓中的感觉神经分别是三叉神经的第二支和第三支的分支。在牙髓中，有髓鞘和无髓鞘神经均可见到，有髓鞘神经成束通过根尖孔，进入牙髓，行至近成牙本质细胞下层处，失去髓鞘，成为单独的纤维，密布于无细胞层。这些失去髓鞘的游离神经末梢即疼痛感受器。牙髓中没有其他神经感受器，因而牙髓接受的任何刺激，传到中枢都是痛觉。

牙髓感觉神经中较细的纤维，如 A－δ 纤维和 C 纤维是传导痛觉的纤维，当其受刺激时，可将冲动传入大脑中枢，经过反射而发出疼痛信号。关于神经冲动的发起，有以下说法：

1. 牙本质神经分布　牙本质小管中有神经纤维，这些纤维与成牙本质细胞胞质突起缠绕成螺旋状，很难分离，如果牙本质受到损伤，刺激便可以直接作用于牙本质小管神经，激发冲动的传入。

2. 流体动力学学说　牙本质小管内、前期牙本质内和成牙本质细胞下层的神经末梢对压力极为敏感，刺激达一定强度时，便可激发冲动的传入。牙本质小管内充满组织液，并与髓腔内的组织液相通，牙本质小管内液体的运动会产生一定的压力；无数的牙本质小管内液体同时运动，所形成的压力便可刺激牙髓神经，激发冲动的传入。牙本质受到损伤时，小管内的液体便会产生运动，所产生的对牙本质神经的压力，可以激发冲动的传入。例如温度的改变使液体受热膨胀或受冷收缩，小管内的液体发生相应的运动。温度还可以使牙体硬组织变形，主要是由于釉质与牙本质膨胀系数的差异；小管内液体与管周牙本质的膨胀系数也不同，在温度改变时，即可以使牙齿组织变形，使小管内液体产生运动。牙本质损伤，小管暴露，其中的液体运动可以加压于牙本质神经，发起冲动。

3. 成牙本质细胞损伤　成牙本质细胞包括其胞质突起受到损伤时可释放出多肽，作为炎症介质刺激邻近的神经纤维，即所谓伤害神经纤维（通常是 C 纤维），激发冲动的传入。另一种说法是成牙本质细胞损伤后，在损伤点的细胞膜处表面的电荷改变，这一改变沿浆膜运动而刺激成牙本质细胞所接触的神经纤维，即疼痛感受器，激发冲动的传入。

神经冲动能否传入中枢，能否引起疼痛，也有一些学说。其中“闸门”控制学说对于解释临床现象较为合理，简述如下：①在脊髓灰质的特定部位有“闸门”装置，这一装置控制着冲动的传入，在闸门开放时，冲动可以通过并传入大脑；闸门关闭时，则冲动不能通过。闸门的开放与关闭取决于冲动传递的速度，较粗的纤维传递速度较快，触觉、压力等的刺激，沿粗纤维传递，而伤害性疼痛刺激则沿细纤维传递。②输出冲动的调节，即较高级的大脑中枢也可以向下传出神经冲动，调节闸门装置。这些冲动可由情绪、心理以及见到过去所感受过的刺激所激起。

脊髓灰质含 10 层物质。第二层为胶状质，它被一些短轴突的小细胞即胶质细胞（简称 SG 细胞）所控制。与胶状质相邻处有较 SG 细胞大的传递细胞（简称 T 细胞）。T 细胞的树状突进入胶状质中，与 SG 细胞联合。T 细胞另外分支到脊髓的白质内，在这里与来自脊髓不同平面的其他 T 细胞的轴突连接起来，聚集而成为脊髓丘脑束，即传递疼痛与温度的通路。

感觉神经纤维可以根据直径、传导速率和功能分为 A、B、C 三大类。其中 A 纤维为有髓鞘纤维，直径大，传导快，又可分为 A－α、A－β、A－γ 和 A－δ 四种纤维。C 纤维为无髓鞘纤维，数量较多。较粗的神经纤维（A－α、A－β、A－γ）经背根进入脊髓，其主支与 T 细胞联合，侧支则进入 SG 细胞，另一分支上行到高级中枢。细的神经纤维（C 及 A－δ）也进入脊髓与 T 细胞联合，分支也进入胶状质终止于 SG 细胞。SG 细胞与输入神经纤维联合，进入 T 细胞库，并能对 T 细胞发起冲动以阻止 T 细胞发起冲动。粗纤维只能激发 SG 细胞，促其输送抑制冲动到 T 细胞，T 细胞受到抑制而不能传递冲动时，疼痛闸门呈关闭状态。来自 A－δ 和 C 纤维的冲动只能抑制 SG 细胞，使 SG 细胞不能对 T 细胞发出抑制冲动，T 细胞不受抑制而闸门开放。当 T 细胞尚未接受来自 SG 细胞的抑制冲动并为 C 或 A－δ 纤维激发时，可以随意输送疼痛反应。A－δ 和 C 纤维抑制 SG 细胞使闸门开放，A－α、A－β、A－γ 纤维则激发 SG 细胞，使闸门关闭。粗纤维输送触觉、压力等冲动，并能在细小纤维输送冲动出现疼痛时使闸门关闭。牙髓的感觉神经纤维属于 A 纤维和 C 纤维，两者的功能在某些方面互有重叠。A 纤维中大约 90% 是 A－δ 纤维，其余为 A－β 纤维。A－β 纤维对刺激的敏感程度略高于 A－δ 纤维。A 纤维的末梢主要位于牙髓牙本质界，感受刺激后产生的疼痛较为尖锐，刺激阈值较低。C 纤维的末梢分布于全部牙髓，产生的疼痛持续而难以忍受，刺激阈值相对较高。

五、牙髓和牙髓腔的增龄变化

由于牙髓组织不断地形成牙本质，故牙髓腔随着年龄的增长而逐渐缩小。由于成牙本质细胞在形成继发性牙本质时逐渐退向髓腔中心，髓角处的成牙本质细胞互相挤压而产生退行性变，甚至坏死，髓角处没有牙本质形成，遗留一细微狭窄的、不含牙髓组织的间隙。例如，严重磨损时，此处常穿通而不易被发现，因为这种细而突出的间隙不含牙髓组织，穿通时无触痛、无血，但可以传播感染到髓腔中。牙髓组织随年龄的增长逐渐发生退行性变。概括而言，牙髓内细胞逐渐减少、变小；纤维逐渐增多、变粗；不定形基质的黏稠度逐渐降低。这种随年龄增长而产生的退行性变化称为增龄变化。退行性变化后的牙髓抗病能力和恢复能力均较差，故老年患者即使牙髓只有轻度病损时，保存活髓的治疗也难以成功。与此相反，萌出不久的牙齿，由于牙根尚未形成，根尖孔呈喇叭口状，牙髓组织血运丰富，修复再生能力强，患牙髓病时行活髓保存治疗是容易成功的。

（张　宏）

第二节　牙髓病的病因学

牙髓疾病，特别是牙髓炎，多由细菌感染引起；此外，一些化学因素和物理因素也会引起牙髓疾病。除非牙体承受极强烈的刺激，一般情况下，只有牙体组织病变达到牙髓或接近牙髓时，才发生牙髓疾病。例如，龋齿病损发展到接近牙髓、覆盖牙髓的牙本质厚度小于0.3mm时，龋洞中的细菌产生的毒素便会刺激牙髓，引起牙髓炎。若覆盖牙本质厚度小于0.2mm，则细菌也可以进入牙髓。一些长期、较弱的刺激，常引起牙髓变性。

一、细菌感染

感染是牙髓病的主要病因，侵入髓腔的细菌及其毒素是牙髓病变的病源刺激物。细菌侵入的途径多数从冠方进入，也可经由根尖孔、侧副根管逆向进入髓腔。此外，感染还可以通过血运到达牙髓中。侵入牙髓的细菌主要来自口腔菌群，以兼性厌氧菌为主，牙髓的感染多为混合感染。细菌进入牙髓后，产生许多破坏牙髓组织的酶及内毒素，造成牙髓代谢紊乱、血管舒缩功能紊乱以及免疫反应等。

现将细菌进入牙髓的可能感染途径列举于下：

（一）从冠方经牙体感染

这是牙髓感染发生最多、最主要的途径。当釉质或牙骨质的完整性被破坏时，细菌可由暴露于口腔中的牙本质小管进入牙髓，或由裸露的牙髓直接侵入，引发牙髓的感染。

1. 深龋　接近牙髓或已到达牙髓的深龋洞，是牙髓最常见的感染途径。

2. 外伤引起的牙折　若折断面已暴露牙髓，或非常接近牙髓时，细菌可直接或通过损伤处的牙本质小管进入牙髓。

3. 楔状缺损　是一种慢性损伤，常常在髓腔侧相应部位形成修复性牙本质，甚至有修复性牙本质堆积在根管口形成牙本质桥，但一般不能严密封闭。因此，楔状缺损引起牙髓感染时，缺损的深度多已接近牙劲部唇（颊）舌径的1/2。

4. 畸形中央尖　发生在前磨牙上的畸形中央尖很易折断，有的在牙齿萌出刚与对颌牙齿接触时即折断；有的由于磨耗，很快中央尖内突出的髓角暴露。不论是折断还是磨耗暴露的畸形中央尖内突出的髓角，都能成为牙髓感染的途径。因此，畸形中央尖导致的牙髓感染多发生在儿童时期，往往是牙根尚未形成的时候。

5. 畸形舌侧沟　多发生在上颌侧切牙，有时也可发生在中切牙。如果内卷的沟底缺乏釉质，而牙本质也很薄时，或沟底继发龋齿，细菌都可能侵入牙髓。

6. 严重的磨损　殆面严重磨损的患牙，往往在髓室顶处形成大量的修复性牙本质，也往往在髓角处形成纤细而突出的、不含牙髓组织的间隙，这种结构容易暴露髓腔成为感染途径，而且不易查出，应当加以注意。

7. 隐裂　牙齿隐裂纹达到牙髓时，便成为牙髓的感染途径。隐裂的微隙中常并发龋坏，易成为牙髓的感染源。隐裂多发生于磨牙，尤以上、下颌第一磨牙多见。

（二）从牙根逆向感染

1. 牙周炎时的深牙周袋　深达根尖或接近根尖的牙周袋，感染可以进入根尖孔或侧支根管侵犯牙髓，引起逆行性牙髓炎。磨牙根分叉处多有来自髓室底的副根管开口，牙周病变波及根分叉时，感染通过这些细小的侧支引起相应部位局限的炎症，常在侧支根管口处形成凝固性坏死并发生钙变。

2. 牙根裂　牙根发生纵裂时，往往在裂缝的相应部位形成窄细而深的牙周袋，这种袋内的感染可以通过根裂缝直接进入牙髓。

（三）血源性感染

菌血症或脓毒血症时，细菌可随血液进入牙髓，引起牙髓感染，此种情况极为少见。此外，牙髓发生非感染性病变，如牙髓变性时，易发生血源性的继发感染。外伤使根尖部的牙髓血管折断、扭转，发生血运障碍而使牙髓坏死时，多发生继发感染，感染是经血源传入的。

二、化学刺激

在治疗龋齿时，使用刺激性强的药物，如酚、硝酸银等窝洞消毒剂，尤其是用于深龋治疗时，常引起对牙髓的刺激，使牙髓发生病变。在用复合树脂充填时，直接在牙本质上进行强酸蚀，也可刺激牙髓而发生病变。近髓深洞用调和较稀的磷酸锌黏固剂垫底，其凝固前释放的游离酸对牙髓有刺激作用。因此，使用消毒剂或充填材料不当都会造成对牙髓的刺激，使牙髓发生不同的病变，如牙髓变性、牙髓炎，甚至牙髓坏死。在日常生活中，过酸的食物，如未成熟的果酸常常引起牙齿感觉过敏。如果牙本质暴露，接触酸、甜食物时也会产生牙齿敏感，这是因为化学刺激引起牙髓充血所表现的症状，为可复性反应。但是，在牙体病损接近牙髓时，这些化学刺激也会引起不可复的牙髓炎症反应。

三、物理因素

较强的温度刺激会引起牙髓反应，无损伤的牙齿接受口腔黏膜能耐受的温度时，一般不会引起牙髓严重的反应。但温度骤然的改变，如饮热茶、热汤后立即进食过冷的食物，便会引起牙髓充血，甚至转化为牙髓炎。临床上，对牙髓的温度刺激主要来自备洞时操作不当，产生过高的热刺激牙髓。持续不断地切割牙齿组织；钻磨时产生的牙齿组织粉末与未清除的唾液混合成糊状，不易散热；使用高速钻时无降温措施；从一点深入使喷水不能达钻针上，都会造成对牙髓的严重损伤。使用气涡轮机备洞时，即使在降温条件下轻轻点磨，当磨至牙本质厚度的近髓 1/3 时便会产生严重的牙髓反应，不过这种反应可以没有临床症状，日后也会产生第三期牙本质。在进行银汞合金充填时，深洞未采用护髓措施，直接将合金充填在牙本质深层，金属便会传导温度刺激牙髓。

电流也会刺激牙髓，如使用电活力测试仪器不当，瞬时电流过大。少数情况下，口腔中存在两种不同的金属修复体，可由唾液作为电解液而产生微电流，尤其是当两种金属较为接近或在咬合时接触，可以引起疼痛，长时间后也可以引起牙髓炎。

此外，压力、创伤等也会造成牙髓的损伤。制备窝洞时，钻磨牙本质或手用器械所施加的压力对牙髓都有不同程度的刺激。用空气吹干窝洞时，可造成牙本质脱水，刺激牙髓。急性外伤，如撞伤或摔伤，可使牙髓组织在根尖孔处部分或全部撕断，引起牙髓炎症或坏死。长期接受较轻的创伤，如咬合创伤，常引起牙髓充血，日久可因血液循环障碍而形成牙髓坏死。

牙髓疾病除上述发病因素外，还有一些牙髓病变原因不明，如牙髓钙化、髓石的形成，虽然多见于用氢氧化钙作护髓剂保存活髓的患牙，但许多髓石都未发现明确的原因。纤维性变也未查出确切的原因，只是在有咬合创伤及牙周病的患牙中多见这种病变。牙内吸收也属原因不明的病变，可能与创伤有关，活髓切断术后的患牙和外科正畸后的患牙也常见有牙内吸收的发生。

（张　宏）

第三节　牙髓病的分类

一、病理学分类

在组织病理学上，一般将牙髓状态分为正常牙髓和病变牙髓两种，生活牙髓在组织学上变异很大，所谓“正常牙髓”和各种不同类型的“病变牙髓”常存在着各种移行阶段和重叠现象。对于病变牙髓一直沿用如下分类：

（1）牙髓充血：①生理性牙髓充血。②病理性牙髓充血。

（2）急性牙髓炎：①急性浆液性牙髓炎。②急性化脓性牙髓炎。

（3）慢性牙髓炎：①慢性闭锁性牙髓炎。②慢性溃疡性牙髓炎。③慢性增生性牙髓炎。

（4）牙髓坏死。

（5）牙髓退变：①空泡性变。②纤维性变。③网状萎缩。④钙化。

（6）牙内吸收。

二、临床分类

在临床工作中，对于不构成临床症状的各种牙髓退行性变无须进行临床上的诊断和处理，对于能够明确判断的牙髓坏死和牙内吸收也无诊断名词的多重性。但对于牙髓炎，临床医师需要对牙髓的病理状态及其恢复能力作出正确的估计，以判断哪些患牙可通过实施一些临床保护措施保留其生活状态，哪些患牙则必须摘除牙髓进行完善的治疗。从临床治疗的角度出发，对牙髓病理状态的推断实际上只对治疗方法的选择提供一个参考。因此，临床上根据牙髓病的临床表现和治疗预后分为：

（1）可复性牙髓炎。

（2）不可复性牙髓炎：①急性牙髓炎，包括慢性牙髓炎急性发作。②慢性牙髓炎，包括残炎。③逆行性牙髓炎。

（3）髓石。

（4）牙内吸收。

（5）牙髓坏死。

（张　宏）

第四节　牙髓病的病理变化

牙髓组织内血运丰富，但血液循环和淋巴循环都只能通过狭小的根尖孔，为终支循环，缺乏侧支循环。因此，牙髓对外界刺激而产生的病理变化往往发展为难以恢复的后果。例如发生牙髓炎时，即使除去刺激，炎症也难以康复。牙髓血管的管壁较身体其他部位者薄，一般牙髓小动脉管壁的厚度相当于身体其他部位毛细血管壁的厚度。在成牙本质细胞层下有大量毛细血管网，对外界刺激反应灵敏，如果牙髓发炎，毛细血管压力增加，血管内渗出的液体也增加，炎症区的压力增大。但由于牙髓的无定形基质有一定的黏稠度，髓腔内由刺激引起的压力增高常局限在病损牙髓的局部而不能分散到整个髓腔内，这样炎症便受到局限而不易扩散。由于增龄变化，老年人牙髓基质的黏稠度减低，相对而言，老年人患牙髓炎时炎症所产生的压力较易扩散，易造成弥散性炎症。但因纤维增多，血运减少，炎症进展速度缓慢；根尖孔缩窄，炎症不易扩散到根尖周区。牙髓炎时，炎症渗出物不断增多，组织压不断增高，牙髓腔缺乏可让性，缺少可供渗出物停留的空间，从而使牙髓腔内微循环的静脉部分发生阻塞，造成局部组织的低氧或无氧，发生组织坏死。坏死组织将释放出更多的破坏性产物，使更多的毛细血管通透性增加，更多的液体从毛细血管渗出，组织压也进一步升高。如果反应较为局限时，除去刺激后局部可能有个别细胞或少数细胞坏死，坏死的细胞处有钙盐沉积从而成为钙化中心，在髓腔内形成大小不等的髓石。炎症牙髓的恢复与血液供给有密切关系，例如发生在磨牙髓室底处副根管的逆行感染，常在其副根管口处形成局灶性牙髓炎，由于对牙髓主要血液循环的影响不大，常常只在炎症的局部发生凝固性坏死，坏死组织随即钙化。由邻面颈部龋引起的牙髓炎，其损伤发生在主根管口附近，冠髓的血液循环将受到影响，即使在炎症早期采取盖髓治疗也难使冠髓恢复。

牙髓的毛细血管对外界反应敏感，在牙体硬组织病变发展到牙本质深层却尚未暴露牙髓时，便可以发生牙髓充血，这时牙髓的血管扩张、血液充盈，血管壁的通透性增加但尚无炎症细胞浸润。这种病理变化是可以恢复的，只要除去刺激便可消除充血引起的变化。

如果血浆渗出增多，牙髓发生水肿，充血便会发展为炎症。由于牙髓接受刺激多为长期缓慢的刺激，牙髓多表现为慢性炎症，但在刺激强度加大或机体抵抗力降低时，慢性炎症便会转化为急性炎症。临床病例多见由慢性牙髓炎转化为急性牙髓炎者，单纯的急性牙髓炎少见；急性牙髓炎在致病毒力减弱或身体抵抗力增强时，或经过不彻底的治疗时，又可以转化为慢性牙髓炎。

急性牙髓炎可分为浆液性和化脓性炎症。急性浆液性牙髓炎的病理变化是血管扩张、充血，血浆由血管壁渗出而形成牙髓组织水肿，并有多形核白细胞渗出，在炎症组织相应部位的成牙本质细胞坏死。由慢性牙髓炎转化为急性牙髓炎时，除主要为多形核白细胞外，仍可见到慢性炎症细胞浸润。牙髓炎症可以局限在冠髓，也可以弥散于全部牙髓。急性化脓性牙髓炎则表现为大量的白细胞浸润，在浸润中心区白细胞坏死、液化，形成脓液充满于脓腔中。可以形成一个或几个小脓腔，特别是由慢性闭锁性牙髓炎转化为急性化脓性牙髓炎时，多呈散在的小脓腔遍布于冠髓和根髓。相应部位的成牙本质细胞坏死。

慢性牙髓炎的病理变化有三型，即慢性闭锁性牙髓炎、慢性溃疡性牙髓炎和慢性增生性牙髓炎。慢性牙髓炎时，除有慢性炎症细胞浸润外，常有局部组织增生或变性。①慢性闭锁性牙髓炎的病理变化为组织中出现大量的淋巴细胞，并有新生的血管增生。有时病变部位的牙髓可以被结缔组织包绕而局限。如果细菌毒力没有增强，外界又无新的感染侵入时，被包绕的病变暂时不会向周围发展而在较长时期内维持这种状态。但是，当身体抵抗力降低或病原毒力增强时，也可以转化为急性牙髓炎。若长期处于慢性状态，牙髓组织也可以发生退行性变或逐渐坏死。慢性闭锁性牙髓炎还可以表现为遍布于牙髓中的许多局灶性坏死。②慢性溃疡性牙髓炎时，由于覆盖牙髓的硬组织受到破坏（多为龋齿引起），使牙髓外露形成溃疡。溃疡表面为坏死组织，其下方牙髓中血管充血，有大量淋巴细胞浸润，再下方则纤维组织增多，还可能出现钙化物沉积，似有使暴露牙髓处的穿髓孔愈合的趋势，但事实上这些不规则的钙化物并不能修复穿髓孔。慢性溃疡性牙髓炎在治疗时拔除的牙髓，肉眼观察呈条索状，近穿孔处的牙髓呈暗红色，深层为瘀血状红色，更深部则为粉红色，而近根尖处则为半透明的白色条索，接近正常牙髓的状态。晚期，患牙的根尖周组织多因炎症产物经过根髓的血管或淋巴管的传导而受染，常有轻微炎症，若在这时拔除的牙髓，则变为糟脆、全部瘀血的状态。③慢性增生性牙髓炎较为少见，一般发生在年轻患者，患牙有较宽广的龋洞，并有较大穿髓孔。其病理变化表现为牙髓组织增生并转化为炎症性肉芽组织，由穿髓孔突出于龋洞中，形成牙髓息肉。其中有大量炎症细胞浸润，并有丰富的血管，但神经纤维很少。息肉表面有上皮细胞覆盖，上皮是由口腔黏膜脱落的上皮细胞附着在肉芽组织表面增生而成。息肉深部的牙髓组织也多转化为炎性肉芽组织，并可合并有牙内吸收。根尖周组织也可有慢性炎症细胞浸润。

逆行性牙髓炎的炎症反应开始于根髓，由于长期经受牙周感染的刺激，并因牙齿松动后继发的咬合创伤，常于发生炎症之前牙髓已有变性。由于炎症开始于根髓，易导致牙髓坏死；但多根牙的冠髓血运仍可来自牙周病变较轻的根尖孔，只形成个别根髓坏死。

残髓炎则为经不彻底的牙髓治疗后在根管中残留的根髓的炎症，残髓组织中有慢性炎症细胞浸润。

慢性、较弱的刺激常引起牙髓变性。例如遭受慢性咬合创伤、磨损、侵蚀等的患牙，牙髓多有退行性变。另外，生理性的增龄变化也可使牙髓发生退行性变，即组织发生营养不良，纤维增多，细胞血管减少，牙髓活力也减退。有的慢性刺激能使牙髓组织中形成一些小的钙化物，或多或少地散在于牙髓组织中，称为髓石，小的髓石可由钙质继续沉积而增大。髓石还可以表现为细小砂粒状，布满于牙髓组织中。钙质在牙髓组织中沉积可以使牙髓腔堵塞、闭锁，但是对X线片上无根管影像的牙齿进行组织学观察，发现其根管不是完全闭锁，而在大量钙质沉积物中有极细小的间隙，其中还有残存的牙髓组织。细胞可能已坏死，并继发感染，引起根尖周炎。若钙质沉积很快，常有牙髓细胞被包埋在钙化物质中，称为骨样牙本质。

牙髓受到某种刺激后还可以发生肉芽性变，即牙髓组织转化为炎性肉芽组织，小血管增生，大量炎症细胞浸润，近髓腔壁处的肉芽组织分化成破牙本质细胞，将髓腔壁吸收为不规则的陷窝状，陷窝内可以发现破牙本质细胞。牙内吸收的机制尚不十分清楚，可能与牙髓的肉芽性变和前期牙本质、成牙本质细胞损伤有关。目前对牙内吸收的解释如下：牙髓组织的某一局部分化出类似破骨细胞的多形核巨细胞，因其持续性吸收牙本质，又称其为“破牙本质细胞”。它在行使吸收牙根的功能时，需与细胞外一种含有精氨酸、氨基乙酸-天冬氨酸序列（RGD）的蛋白位点结合后才能启动吸收。RGD蛋白位于组织矿化面的钙盐晶体上，正常情况下成熟的牙本质和牙骨质中才含有此种蛋白，而未矿化的前期牙本质和成牙本质细胞层均不存在这些蛋白位点。因此，前期牙本质和成牙本质细胞层成为防止内吸收的重要屏障。当这些组织、细胞受到损伤，在炎症存在的情况下，破牙本质细胞活性被激发，结合到暴露的RGD位点，则启动吸收过程。

炎症和退行性变的继续发展，常导致牙髓坏死。一些退行性变的结果有大量纤维增生，而细胞数目和体积明显减少，逐渐失去活力，转化为渐进性坏死。镜下可见大量干化的纤维、小而稀疏的细胞，不存在血管。渐进性坏死在即将失去活力时，有时有继发感染而合并牙髓炎症。一般牙髓坏死后，组织随即分解，在镜下呈无结构状。

（张　宏）

第五节　牙髓疾病的临床诊断思路和方法

临床上许多既没有自觉症状也没有不良反应的牙齿，其牙髓也可能存在着组织病理变化，其中最常见的是牙髓退行性变。这些牙髓的变化并不损害牙齿的功能，没有临床诊断及治疗意义。另外，在临床诊断和治疗时无法采用活体组织检查，即使是治疗过程中切断或拔除的牙髓，由于手术对组织的损伤而难以得到准确的组织学诊断，而且是治疗后才取得的诊断，对指导治疗的意义不大。故牙髓疾病不能利用组织学手段来确诊。目前对牙髓病的诊断仍是临床诊断，虽然与病理学诊断的吻合性尚有差距，但用以指导治疗设计是很有价值的。牙髓病的临床诊断要点是确诊牙髓病的类型和确定患牙。要准确地诊断牙髓病，特别是确定牙髓炎患牙，应当采用三步骤的诊断方法，即分步骤循序渐进地从初步印象到准确判断，排除其他可能性，验证判断的准确性，以求不发生误诊。

第一步骤：了解患者的主诉症状。牙髓炎时的疼痛具有一定特性。通过询问病史可以了解到疼痛的性质、严重程度等，从而判断所发生的疼痛是否可能来自牙髓炎患牙。牙髓炎症的初期，牙髓处于充血状态，温度刺激尤其是冷刺激可以引起极敏感的一过性疼痛，刺激除去后，疼痛很快消失，且疼痛范围局限。这时还未出现自发痛，这种初期的病变一般是可以恢复的。是否出现自发痛也是区别牙髓炎是否可复的标志之一。可复性牙髓炎时只有温度刺激痛，到了不可复性牙髓炎时则不但温度激发痛加重，还存在有自发性痛。不可复性牙髓炎时的自发痛为阵发性发作，交替出现疼痛与间歇；一般多在夜间发作，发作时间与间歇时间的长短不定，每天发作的次数也不定，一般在急性炎症时发作频繁。疼痛不局限在患牙而为放射性痛（牵涉痛），一般放射区域的大小与牙髓病变的范围有关，当牙髓组织内有散在、广泛的病变时，放射痛的区域也广泛。这时，温度刺激将引起持续时间长且呈放射性的剧痛。如果发展到牙髓坏死，患者会感到从温度刺激引起剧痛而转变为对温度刺激没有反应。如果患者诉说的疼痛症状符合以上性质，便可初步判断为牙髓病引起的疼痛并进行第二步骤的检查。

第二步骤：查病因。排查有无可能引起牙髓病的患牙。首先检查疼痛侧牙齿有无引起牙髓感染的途径；检查是否存在近髓或已达牙髓的深龋洞，特别要注意龋病好发而又较隐蔽的牙面，如牙齿邻面颈部、排列紊乱牙齿相邻的牙面、潜掘性龋等。同时要检查其他非龋牙体疾病造成的感染途径（参看病因学），并根据病史询问和检查判断有否接受过有刺激的消毒药物或充填材料，从治疗时间和治疗过程中患者的感受考虑是否接受过有强刺激的治疗操作或检查。如果发现有上述可能发生牙髓病的患牙存在，便可得到进一步的印象，即牙髓病的可能性很大。如果只查到一个明显的可疑牙齿便不再寻找其他可疑牙，也不进行进一步检查就草率地确诊，常导致误诊。即使确实只存在一个可疑牙，也应进行第三步骤以验证判断的准确性。如果存在几个可疑的患牙，或未发现可疑牙，都应进行进一步的检查，结合第三步骤综合分析和判断，以取得准确的诊断。

第三步骤：确定患牙和验证是否患牙髓炎。患急性牙髓炎时，疼痛呈放射性，患者往往感觉疼痛的牙位不是真正的患牙，而且疼痛的部位不是局限的，是包括较宽的区域，一般放射的区域在同一侧，只有前牙有时放射到对侧。放射痛给确诊患牙增加了困难，如不反复验证，易导致误诊。牙髓炎时，牙髓对温度刺激的反应有了改变，即牙髓的感觉更灵敏或变迟钝，故可以利用温度试验来验证是否患牙髓炎，同时确定患牙。因此，第三步骤即可用温度试验来判断。可用冷或热测试牙面，冷测可用小冰棒放在牙面上观察牙齿反应。取直径约为0.5cm、长约5cm的聚乙烯小管，一端加热使管口封闭成为只有一端开口的小管，注水于小管内使其充满，直立放于普通冰箱的冰室内制冷，冻结后即成为小冰棒。用时从冰箱中取出放于手中稍加热，便可慢慢挤出冰棒头使用。也可用小棉球蘸化学挥发剂，如四氟乙烷、氯乙烷或乙醚，放在牙面上测试。热测可将牙胶棒加热后进行测试。牙齿对温度的反应受年龄、病变等的影响，个体差异也大，没有可供参考的指标，故必须以个人的正常牙做对照，从对比中判断反应。最好先测试对照牙，再试可疑牙。选择同名牙为对照牙较好，如果同名牙丧失或有病变，可选用邻牙中与可疑牙萌出时间接近且体积相当的牙齿。一般在牙齿的唇、颊面测试，后牙舌面亦可，因为这些牙面不受磨耗等的影响。测试牙面应是没有病损或充填物的活髓牙牙面。测试对照牙与可疑牙时，两者被测试的条件应尽量一致，例如在相应的牙面、用相同的测试法、用相同的刺激强度等，以便于对比。禁用两个可疑的牙齿互相对比，也不要在无对照的情况下只根据患牙对测试的反应判断患牙状态。试验结果可以有以下几种反应：①正常：出现短暂的轻度感觉反应（如凉、热，刺激传入等），该反应随刺激源的撤除而立即消失，患牙的反应程度和时间与对照牙相同。②敏感：反应速度快，疼痛程度强，持续时间长。一过性敏感，指测试牙对温度刺激（尤其是冷刺激）反应迅速而短暂，有轻度痛觉，一般为可复性牙髓炎的反应；激发痛，指测试时引起较剧烈的疼痛，且持续较长时间，一般为急性牙髓炎；有的急性化脓性牙髓炎，热刺激引起剧痛，冷刺激反而使疼痛缓解。③迟钝：测试后片刻才有反应，或施加强烈刺激时才有微弱的感觉；有时在测试片刻后感觉一阵较为剧烈的疼痛，称为迟缓反应性痛。多发生在慢性牙髓炎或部分牙髓已坏死的病例。④无反应：反复测试，加大刺激强度均无反应者，一般为失去牙髓活力的死髓牙或经过牙髓治疗的无髓牙。温度试验的结果一般都很明确，大多数病例都能确诊。有的病例较难判断时，要结合其他所见，反复检查，综合分析，方能取得正确的结论。

电活力测验只用于反映患牙牙髓活力的有无，不能指示不同的病理状态。在相同的电流输出档位下，测试牙与对照牙的电测值之差大于10时，表示测试牙的牙髓活力与正常有差异。如电测值到达最大时测试牙仍无反应，表示牙髓已无活力。因此，临床上对电测反应的描述仅为正常和无反应。在临床应用时还要注意电测反应的假阳性和假阴性问题。刚萌出的牙齿和新近外伤患牙电测活力常有假阴性现象出现。

有些患牙没有明显的牙体病变，诊断较为困难，可行叩诊，患牙多有较为异常的反应，这时再行温度试验便能确诊。有的病例需要行X线检查，有助于发现邻面龋和潜行龋，可以判断牙根裂、牙根吸收、牙内吸收和髓石等。当上、下颌都存在可疑牙齿，温度试验又难以确定时，可用麻醉法鉴别，即行上颌或下颌的麻醉，如麻醉后疼痛消失，则患牙在被麻醉的一侧。同时有两个牙齿患牙髓炎的情况较为少见，在诊断时必须慎重。有极少数病例诊断十分困难时，可行诊断性治疗，如难以辨别是可复性牙髓炎还是不可复性慢性牙髓炎时，可先采用护髓治疗，从疗效判断所患牙髓病属于前者或后者。不能分辨是三叉神经痛还是髓石引起的痛时，可行牙髓治疗，以治疗效果确诊。

（冯　良）

第六节　牙髓病的临床表现和诊断

一、可复性牙髓炎

可复性牙髓炎是牙髓的早期炎症，这一阶段的病理变化以牙髓充血为主，当病原刺激去除后，充血状态可以逆转。可复性牙髓炎有明确的临床诊断指征，对保存牙齿的活髓有重要意义。

可复性牙髓炎多由深龋引起。其他牙体病损波及牙本质时，或接受过度的温度刺激时，也会引起可复性牙髓炎。此外，咬合创伤使根尖部牙周膜充血、水肿，也可以波及牙髓，引起充血，出现可复性牙髓炎的症状。

（一）临床表现

患牙遇温度刺激时痛，尤对冷刺激敏感，疼痛范围多局限在患牙，一般不放射到较远的区域，刺激除去后症状立即缓解，无自发痛。

（二）诊断

根据临床症状，即没有自发痛或自发痛史，检查时多有深龋洞，且除去龋坏牙本质后也未暴露牙髓；或者存在咬合创伤，有早接触的牙齿；或有创伤史；温度试验时，特别是冷试验时，反应迅速、短暂、敏感、疼痛区域较局限者，可判断为可复性牙髓炎。

二、不可复性牙髓炎

不可复性牙髓炎往往继牙髓充血而来，其病理变化不可能恢复。当刺激较弱，机体抵抗力较强时，牙髓充血多发展为慢性牙髓炎；一旦机体抵抗力低或刺激加重时，则发展为急性牙髓炎。临床常见的急性牙髓炎多由慢性牙髓炎转化而来。另外，由牙周途径感染从根尖孔或侧副根管侵入牙髓导致的牙髓炎症也属不可复性，称为逆行性牙髓炎。

（一）急性牙髓炎

1. 临床表现　急性牙髓炎的患者常常是因为发生剧烈疼痛而就诊的，多半因深龋洞内的感染传到牙髓发生牙髓的急性炎症所致。慢性牙髓炎急性发作的患者在就诊前多曾有过受到温度刺激或化学刺激时引起疼痛的病史，有的也可能有过自发痛史。急性牙髓炎的疼痛性质主要具备下列特点：

（1）自发性痛：在不接受任何刺激时忽然发生疼痛。特别是在夜间，入睡后可因牙痛而醒来，或因痛不能入睡。自发痛可能是因为牙髓炎症灶局部压力增高，压迫牙髓痛觉神经末梢而引起的，也可能是由牙髓神经受炎症产物的刺激引起的。夜间，尤其是平卧时，头部血流增加，髓腔内由炎症引起的压力也增大，因此夜间疼痛较日间重。自发痛的剧烈程度受病变性质、范围等的影响，如化脓性炎症或病变范围较大时，疼痛都较为剧烈。有的急性牙髓炎患者疼痛发作时，颇有痛不欲生的感觉，这时如钻开患牙髓腔会有大量脓血由穿髓孔喷出，并且疼痛立即缓解。当牙髓病出现自发痛时，说明牙髓已有明显的急性或慢性炎症。

（2）阵发性痛：疼痛为阵发性发作，即疼痛发生时有剧烈难以忍受的牙痛，但在一阵疼痛之后，有一段不痛的间隔时期。疼痛发作与间歇的时间长短不定，病损较重者，疼痛发作的时间越长，间歇期越短。当牙髓组织发生严重的化脓性病变时，疼痛非常剧烈，可能为连续不断的疼痛，但仍具有轻重程度的交替间隔，即在一直疼痛的情况下，有阵发加重的现象。

（3）放射痛（牵涉痛）：疼痛部位不只局限在患牙，而是放射到颌面部、头颈部较广的范围。放射区可以包括患牙在内，也可以不包括患牙。有时上颌牙齿发生牙髓炎，而患者感觉是下颌牙痛；前牙患病，也可能感觉后牙痛。这种特性增加了判断患牙的困难，诊断时应加以注意。研究发现支配大鼠上、下颌第一磨牙牙髓神经元在三叉神经节的分布区存在着明显的交叉与重叠现象，并发现大鼠在三叉神经节内有的神经元可主管两个牙齿的感觉。这些事实可能部分地解释了牙髓炎时发生放射痛的机制。对

294 例牙髓炎时的放射痛情况的调查发现，患牙位置与放射痛发生的部位有一定规律性，但也存在着许多重叠现象。不同的牙可有共同的放射区，而不同的放射区又可能来自一个牙齿。全口任何一个牙齿都可以放射到颞部；前牙痛可以放射到后牙，后牙痛也可以放射到前牙。放射痛与患牙疼痛程度有关，牙痛剧烈时，放射区的范围广泛；牙痛减轻时，放射的范围缩小。此外，放射痛是患者的主观感觉，受其主观因素的影响，因此放射痛的部位，只能作为临床诊断时的参考，不能作为临床诊断的依据。大多数患牙放射的部位都牵连另外的牙齿，因此容易造成对患牙的误诊，应当加以注意。除了少数前牙外，一般放射痛不牵连对侧牙颌区域。

（4）温度刺激引起或加重疼痛：牙髓炎时冷、热刺激都可以引起疼痛；若在疼痛发作时接受冷热刺激，则可使疼痛加剧。有些化脓性牙髓炎或部分牙髓坏死的患牙，对热刺激极为敏感，比口腔温度略高的刺激即可引起剧痛，而冷刺激则能缓解疼痛。临床常见有患者自行口含冷水止痛的现象。牙髓炎时疼痛与牙髓腔内压力增高有密切关系，正常牙髓腔内压力约 1.3kPa（10mmHg）。牙髓炎时炎症灶的局部压力增高，若达到 2.0kPa（35mmHg）时，则炎症为不可逆反应。牙髓炎时疼痛阈值降低，正常牙齿能耐受的刺激也可以引起疼痛。热刺激使血管扩张，牙髓内的压力增高，压迫神经引起疼痛。热刺激引起牙本质小管中的液体流动即可以引起疼痛。冷刺激引起疼痛是因为冷使釉质收缩，釉质与牙本质膨胀系数的不同，产生不相应的体积改变的效应，激发痛觉神经产生疼痛。当牙髓化脓或部分坏死时，则牙髓周缘的疼痛感受器已不存活，因而冷刺激不引起疼痛，并能使牙髓深部的血管收缩，牙髓内压力降低而缓解疼痛。

2. 诊断　急性牙髓炎时，常常具有典型的疼痛症状，诊断并不困难。但由于存在放射痛，增加了确诊患牙的难度。应仔细分析，反复验证，避免误诊。若按牙髓炎临床诊断的三步骤进行，较易取得确切的诊断。①问诊：问疼痛性质，是否符合自发痛、阵发性发作、放射痛和温度刺激引起疼痛的规律。②查病源：检查疼痛一侧是否存在有深龋洞及其他能感染牙髓的途径；查是否有接受过有刺激性充填材料的患牙；结合病史查是否有接受过不合理治疗的患牙。③温度试验：对可疑牙进行温度试验（应与对照牙相比），急性牙髓炎的患牙在接受温度试验时常反应疼痛。一些患牙，牙髓炎症处于晚期时，以热测试检查更易获得阳性结果，多表现为迟缓反应性疼痛。

（二）慢性牙髓炎

慢性牙髓炎是临床上最常见的一型，多由深龋导致牙髓的慢性炎症，临床症状不典型，有些病例可没有自发性痛。慢性牙髓炎也可由牙髓的急性炎症得到引流转化而来。反之，慢性牙髓炎患者机体抵抗力减低或局部引流不畅时，牙髓又会转化为急性牙髓炎，即慢性牙髓炎急性发作。

慢性牙髓炎依据病理变化可分为慢性闭锁性牙髓炎、慢性溃疡性牙髓炎和慢性增生性牙髓炎，临床上还有一种特殊的表现，即残髓炎。

1. 慢性闭锁性牙髓炎

（1）临床表现：慢性闭锁性牙髓炎为牙髓病中最常见的一型。主要表现为患牙遇温度刺激时疼痛，此种激发痛有放射到患侧头部、颌面部较广区域的特性，且在刺激除去后疼痛仍持续一段时间。可有自发痛，但不明显，发作也不频繁；一般多为每天下午或夜间有一次或几次自发性钝痛，持续时间在 30 分钟左右，呈放射痛。有的病例缺乏明确的自发痛史，但多有长期的冷热痛史。

（2）诊断：对于龋齿引起的慢性闭锁性牙髓炎，应在除去龋坏组织的过程中注意龋洞的各种表现。当清除洞内的食物残渣及已崩解的龋坏组织后，应仔细查看有无露髓孔。若证实没有露髓孔，则进一步用挖匙除去软化牙本质，若术中见已穿髓，则不论腐质去净与否，都应诊断为慢性闭锁性牙髓炎。若腐质除净仍未露髓，但有自发痛史；或在除腐质过程中，患者感觉不敏感，近髓处的牙本质颜色较深，叩诊有不适感，都应怀疑为慢性牙髓炎。此时结合温度试验结果，最好用热测试，如患牙反应有持续时间较长的疼痛，且有放射特性，则可诊断为慢性闭锁性牙髓炎。有少数病例没有自发痛和自发痛史，除净腐质后又未见露髓者较难判断牙髓的状态，如果洞底极敏感，在除腐质时患者感觉疼痛，近髓处透出牙髓的粉红色者，多为可复性牙髓炎；如果洞底在近髓处也不敏感时，应仔细鉴别是慢性牙髓炎还是可复性牙髓炎，慢性牙髓炎多有轻微叩痛。如果很难判断时，可行诊断性治疗，即先按可复性牙髓炎治疗方案行间接盖髓术，观察结果，若症状消失，活力反应正常，则可除外慢性闭锁性牙髓炎。

2. 慢性溃疡性牙髓炎　慢性溃疡性牙髓炎时髓腔开放，多发生在龋洞较宽大，且腐质容易在咀嚼时崩解者；急性牙髓炎行开髓处理后未继续做进一步治疗者，可转化为慢性溃疡性牙髓炎。

（1）临床表现：一般没有自发性疼痛，但可能有自发痛史。主要症状是患牙遇温度刺激时痛，刺激除去后疼痛仍持续一段时间；进食酸、甜食物或食物落入龋洞中，均能引起疼痛。激发痛有放射性特征。若露髓孔小或牙髓溃疡面的坏死组织增多时，也可以出现自发性钝痛。慢性溃疡性牙髓炎的晚期，根髓也有炎症或变性，有咬合不适感。牙齿外伤折断露髓后，若未经牙髓治疗，也可形成慢性溃疡性牙髓炎，这种情况食物不易附着于溃疡处，只是温度刺激时才引起疼痛。

（2）诊断：慢性溃疡性牙髓炎的诊断较为容易，可根据患牙遇温度刺激时痛，检查时有暴露的穿髓孔，但暴露的牙髓没有增生而诊断。要注意检查那些细微的穿髓孔，特别是细小的髓角。若熟悉髓腔形态并注意检查，则不难发现。慢性溃疡性牙髓炎可划分为早期和晚期，早期者穿髓孔处的牙髓极敏感，为鲜红色，叩诊无不适反应。晚期，穿髓孔处无血，但探入深部有探痛，有时出血，叩诊有轻微痛。

3. 慢性增生性牙髓炎　慢性增生性牙髓炎多发生在青少年患者，龋损发展快并有大的穿髓孔时。牙髓组织局部增生，突出在穿髓孔外，充满于龋洞中形成牙髓息肉。慢性增生性牙髓炎在临床较为少见。

（1）临床表现：慢性增生性牙髓炎多无明显疼痛症状，患者多因牙髓息肉而就诊。龋洞内充满息肉，进食时易出血或有轻微疼痛，有时对较强的温度刺激反应为钝痛。牙髓息肉为由穿髓孔处突出到龋洞内的炎性肉芽组织，息肉大小不一，有的只有小米粒大，大的可充满龋洞甚至突出洞口。龋洞有宽敞的开口，多只剩下釉质壁。患者长期不用患侧咀嚼，因而患侧多有失用性牙石堆积，伴有龈缘红肿。牙髓息肉很少含有神经，对探诊不敏感，但易出血，因为息肉是含有许多血管的炎性肉芽组织。息肉表面光滑，因有上皮覆盖。

（2）诊断：慢性增生性牙髓炎主要根据有较大龋洞且洞内有增生的牙髓息肉而作出诊断。检查息肉时要仔细查明息肉的来源，若为从穿髓孔处突出者，并与邻面的牙龈乳头无联系，则排除牙龈息肉；还要查清髓室底是否有破坏，若有破坏，则要鉴别息肉与髓底穿通处的牙周膜相连还是与根管口处的根髓相连。若息肉与牙髓组织相连，则诊断为慢性增生性牙髓炎。必要时可借助 X 线检查查看髓底是否有破坏，以鉴别息肉来源；X 线检查的意义还在于检查髓腔、根管的形态，辨别是否伴有牙内吸收。

4. 残髓炎　经过牙髓治疗的患牙，在根管系统内的残留牙髓发生炎症，称为残髓炎。残髓炎可发生于任何牙髓治疗方法的术后，最常见于干髓术后，治疗后近期或远期均可发生，有的病例在术后数月出现，有的也可以在术后数年发生。此外，活髓切断术失败、牙髓塑化治疗时对所留残髓塑化不全、牙髓塑化治疗时或根管治疗时遗漏个别根管未拔牙髓也未处理根管者，均可继发残髓炎。残髓炎一般发生在后牙，尤以磨牙多见，残留牙髓多在根管较深处。

（1）临床表现：残髓炎的临床表现为牙痛，主要是咬合痛和冷热刺激痛，有不典型的自发性痛。冷热刺激时痛的时间较长，刺激除去片刻后才能缓解，并呈放射特性。有时有较剧烈的自发痛，夜间痛，发作较频繁的阵发性痛。

（2）诊断：残髓炎的诊断依据是：①有牙髓治疗史；②符合上述临床表现的疼痛症状；③叩诊轻微痛；④强热测验有反应或引起迟缓反应性痛；⑤在前 4 条的基础上除去原治疗时的充填物，探入根管时疼痛。残髓炎时冠髓已被除去，而且只残留有部分根髓，因此行温度试验时必须有强刺激才能测出，观察反应时要稍候片刻，因残髓的反应迟缓。

（三）逆行性牙髓炎

逆行性牙髓炎为牙髓感染通过根尖孔引起，牙髓炎症首先开始于根髓。在牙根的根尖 1/3 处往往存在许多侧支根管，所以在牙周病变尚未完全破坏到牙根尖时，感染也可以通过这些侧支根管引起逆行性牙髓炎。在磨牙髓室底处也有副根管，牙周组织破坏到根分叉处，感染也会从这些侧支传入牙髓。这种逆行感染的牙髓炎症往往较为局限，可在局部形成凝固性坏死，若上述的牙髓炎症极为局限，尚未影响牙髓从主根管来的主要血运，且未出现明显的临床症状，可以不加诊断和处理。当根髓的炎症波及大部分或全部牙髓时，则会出现急、慢性牙髓炎的症状。

1. 临床表现　逆行性牙髓炎时，患牙有深牙周袋，松动，牙周溢脓，多无龋洞，遇温度刺激时疼痛，刺激除去片刻后，疼痛才逐渐缓解，疼痛有放射特性。有时有自发性痛，处于急性炎症状态时自发性、阵发性痛发作频繁，可达相当剧烈的程度。患牙多有咬合痛，夜间痛明显。

2. 诊断　逆行性牙髓炎的诊断依据是：①有自发痛或自发痛史；②疼痛为阵发性发作，并有放射痛；③检查时见患牙牙龈红肿，有深达根尖或接近根尖的牙周袋；④温度试验引起疼痛。有的多根牙，牙周袋最深的一个牙根的根髓可能坏死，这种情况行温度试验时，可能在深牙周袋一侧的牙面感觉迟钝或反应微弱，而测试另一牙面时则反应疼痛。

三、牙髓钙化

牙髓最常见的病理变化是牙髓变性，种类很多，但引起临床症状需要治疗的不多。与临床关系较为密切的是牙髓钙化，主要是由于牙髓血液循环障碍，营养不良，细胞变性成为钙化中心，钙盐在其周围层层沉积，致使牙髓组织中形成微小或大块的钙盐沉积物，又称为髓石。髓石的大小、数目不定，有的游离于牙髓组织中，有的附着在髓腔壁，有的却呈无数细砂粒状布满髓腔，后者又称为弥漫性钙变。髓石普遍存在于牙髓腔中，但大多数不出现症状，也没有危害，不需要处理。

1. 临床表现　某些含髓石的牙齿，在某种刺激的情况下发生疼痛，症状颇似三叉神经痛。常常为剧烈的阵发性、放射性痛，放射区域与三叉神经分布区域一致；有时表现为偏头痛。疼痛与温度刺激的关系不明显。夜间、日间均可发作，但夜间痛较重。有的病例疼痛与运动有关，常常在患者跑跳时，有随运动节奏的起伏跳痛。

2. 诊断　对有疼痛症状的髓石的诊断依据是：①符合髓石疼痛的临床表现；②温度试验与对照牙相似；③电活力试验明显迟钝或敏感；④X 线片示髓腔内有阻射的圆球状钙化物；尤其是在近根管口处出现较大的钙化物影像时，更易引起疼痛。临床确诊为髓石引起的疼痛十分困难，有时不得不行诊断性治疗，即进行牙髓治疗后观察效果，疼痛缓解者可确诊为髓石痛。如症状未缓解，则为三叉神经痛。

四、牙内吸收

牙内吸收（internal resorption of dentine）临床上多发生于乳牙，恒牙偶有发生。恒牙内吸收多见于活髓切断术后的牙齿、受过外伤的牙齿、再植牙、做过髓腔预备或牙体预备的牙齿以及用外科正畸术矫正牙列时手术范围内的牙齿，长时期处于慢性咬合创伤的患牙也有发生内吸收者，慢性增生性牙髓炎常合并根管内吸收。

1. 临床表现　牙内吸收可能缺乏自觉症状。有症状者表现为自发性、阵发性、放射性痛，温度刺激引起疼痛。髓室壁发生内吸收时，室壁逐渐变薄，变为炎症性肉芽组织的牙髓充满于增大的髓腔中，以至牙髓的颜色透过髓腔壁而使牙冠变为粉红色。若内吸收发生在根管壁，则牙冠的颜色没有改变，但有可能造成病理性根折。

2. 诊断　牙内吸收的主要诊断依据为：①上述临床表现；②温度试验引起疼痛；③X 线片示髓腔有对称性不规则的扩大，也可见内吸收的阴影穿通根管壁与牙周膜间隙相通。

3. 治疗　牙内吸收首选根管治疗术，术中应注意彻底除去牙髓组织，以避免其继续吸收髓腔壁，可在机械方法去除牙髓预备根管后，用 5.25% 次氯酸钠浸泡髓腔，再用热牙胶垂直加压技术充填根管，可达到较满意的严密封闭根管的效果。如果髓腔壁吸收过多甚至有穿通时，易发生病理性根折，应当拔除患牙。

五、牙髓坏死

牙髓炎若未得到治疗，其终结是牙髓坏死。牙髓变性也可导致牙髓坏死。有外伤史或正畸治疗史的牙齿常发生牙髓组织退行性变，纤维增多交织成网，细胞变少、变小，发展为渐进性坏死。有的渐进性坏死的牙髓继发感染，合并炎症，产生疼痛。

1. 临床表现　牙髓坏死一般没有自觉症状。由于牙髓坏死多继发于牙髓炎而来，故多有急、慢性牙髓炎病史或有外伤史。牙冠变为灰色或黑色。经常能见到深达牙髓的龋洞，并且探入髓腔时没有感觉。牙髓渐进性坏死合并感染时，患牙可有自发痛、阵发性痛、放射痛。无牙体疾病的患牙可表现为牙体颜色灰黄，光泽变暗。

2. 诊断　牙冠变色，探针由露髓的龋洞探入髓腔时无感觉，温度及电活力测验无反应。无牙体疾病的患牙常可追问出外伤史或牙齿治疗史。

（冯　良）

第七节　牙髓病的治疗原则

牙髓病的治疗原则是根据牙髓组织病变是否可恢复正常而制定。如果患牙能够通过适当的处置，临床症状消除，牙髓组织得以保存并继续行使其营养、防御、修复、再生等功能，则保存活髓是首选的原则，具有重要的意义，也是最为理想的治疗结果。但是成人的牙髓炎患牙保存活髓治疗的适应证极为狭窄，由于牙髓解剖、生理方面的特点，牙髓一旦罹患炎症很难恢复正常，病理变化持续发展并最终走向组织坏死，患牙的临床症状也长期存在，经保守治疗不能恢复正常。此时则不能保存活髓，应通过将病变牙髓摘除以保存患牙，达到维护咀嚼器官的完整性且保持其行使良好的功能的目的。临床治疗时，在上述原则的指导下所应采取的措施如下：

1. 保存活髓　去除病源，护髓安抚。

2. 保存患牙　①缓解急症：摘除牙髓，引流止痛；②控制感染：消除感染源，杜绝再感染。

3. 修复牙体缺损　恢复患牙的形态和功能。

一、保存活髓

牙髓炎时，最理想的治疗是使炎症消除，牙髓恢复健康状态，这样就可将具有生活状态牙髓的患牙保存下来。然而，牙髓和牙髓腔的增龄变化对炎症的转归和预后有较大的影响，年轻恒牙在牙髓处于炎症的早期阶段时，若及时采取保存活髓的治疗措施较容易保存活髓。但随着患者年龄的增长，髓腔、根尖孔逐渐缩小，牙髓活力也逐渐减退，老年人的牙髓还多有退行性变，这时即使是在炎症早期，保存活髓也极为困难。

在临床上，成年恒牙牙髓病中唯有可复性牙髓炎可行保存活髓的治疗，通过除去病因、隔绝刺激、保护牙髓，牙髓的充血性病变可自行恢复。如深龋引起的可复性牙髓炎，可在除去龋坏牙本质后采用间接盖髓术。对于外伤造成牙体折断近髓者，可先行氢氧化钙制剂护髓，玻璃离子水门汀覆盖折断面，待症状消失后再行修复治疗。对𬌗创伤引起的可复性牙髓炎可进行调𬌗处理。

二、保存患牙

在不能保存健康生活牙髓时，应当尽力保存患牙。对于牙髓炎，在不能消除炎症时应采取控制感染并防止感染进一步扩散到根尖周组织的措施，以使患牙能够无害地保存下来。而牙髓感染坏死后，牙髓腔即成为自身防御功能所不能达到的无效腔。对于这种感染根管的治疗原则，首先是彻底消除来自根管的感染源，除去对机体的威胁；同时严密地封闭根管无效腔，杜绝再感染的条件，给血运丰富、再生力极强的根尖周组织提供一个充分发挥其免疫功能的有利环境，防止根尖周病的发生。

（一）不可复性牙髓炎（包括急性牙髓炎、慢性牙髓炎、逆行性牙髓炎）的治疗原则

（1）摘除炎症牙髓，消除疼痛症状。

（2）有条件者一次完成根管治疗。

（3）无法当天完成根管治疗时，可于摘除牙髓的髓腔中放置消毒药物，尽快约诊完成根管治疗。

（4）在摘除牙髓和实施根管治疗时，应采用橡皮障隔离患牙，防止感染进入髓腔深部。

（5）逆行性牙髓炎患牙，应首先根据牙槽骨破坏的程度评估患牙可否保留，如能予以保留，则需在根管治疗的同时行牙周系统治疗。

（二）牙髓钙化的治疗原则

（1）牙髓钙化多与牙髓炎症伴发，导致髓腔闭锁，根管狭窄、阻塞，给根管治疗造成困难，临床可采用显微超声技术完成治疗。

（2）如临床上确诊患牙因髓石引起疼痛，则需去除髓石，摘除牙髓并完成根管治疗。

（三）牙内吸收的治疗原则

首选根管治疗术，术中应注意彻底除去肉芽性牙髓以免其继续吸收髓腔壁，可在机械方法摘除牙髓后，用5.25%次氯酸钠浸泡髓腔，再用热牙胶垂直加压技术充填根管，可达到严密封闭根管的效果。若髓腔壁吸收过多甚至有穿孔时，易发生病理性根折，可采用生物水泥（如MTA）或生物陶瓷（如iRoot）等生物活性材料试行修补损伤的根管壁。若破坏严重，应当拔除患牙。

（四）牙髓坏死的治疗原则

牙髓坏死时根管深部已呈感染状态，治疗方法首选根管治疗，治疗中更要强调对感染的防控。

（冯　良）

第六章

牙周疾病

牙周炎和牙龈炎一样，都是由牙菌斑生物膜引起的牙周组织慢性炎症。牙龈炎的病变局限于牙龈软组织，而牙周炎则是炎症波及深部的支持组织（牙槽骨、牙周膜和牙骨质），造成支持组织的破坏。若治疗不及时，病变加重，可导致牙松动、脱落（或拔除），影响咀嚼功能和美观。牙周炎患者的炎症和组织破坏经过规范的治疗可以控制和停止，软硬组织恢复为健康状态，甚至有少量组织修复，但牙龈和牙槽骨的高度不可能完全恢复到正常水平，它与牙龈炎的治疗后可逆性是不同的。已有资料证明，长期存在牙龈炎症的牙齿，其日后丧失的概率为牙龈无炎症者的64倍。可以明确地说，牙龈炎是牙周炎的危险因素和前驱。然而，并非所有牙龈炎患者都会进展为牙周炎，其转变的机制尚不完全明了，可能与牙菌斑中微生物的种类、毒性以及数量等有关，更与个体对微生物反应的差异有关，牙周组织的局部条件以及全身、环境因素都可能参与其中。

第一节　牙周炎的流行情况和趋势

牙周炎是人类最古老、最普遍的疾病之一，世界各地出土的古人颅骨上均可见到牙槽骨破坏。牙周炎在儿童少见，35岁以后患病率明显增高。性别无明显差异。某些类型的牙周炎有种族倾向，如侵袭性牙周炎在非洲裔人群中较多发。可以说，牙周炎是不同地域、种族、性别、年龄均可发生的疾病。

2005年全国口腔健康流行病学调查的结果表明我国是牙周病的高发国家，牙龈炎和牙周炎的检出率高于龋患率。

国内外的研究表明牙周炎是成人拔牙的首位原因（约为40%），因牙周炎拔牙的高峰年龄为50～60岁。我国已进入老龄化社会，牙周炎的患病率和严重程度将日益增加，防治需求日益迫切。调查还显示我国居民的刷牙率虽有提高，但口腔卫生情况仍较差，刷牙效果不理想，公众对牙周病的知晓率较低，这也是导致我国牙周病患病率较高的重要原因之一。提高公众的牙周保健意识和提供积极规范的牙周治疗是口腔医务工作者的重要任务。

近30～40年来，以西方发达国家为主的流行病学调查资料表明，随着口腔公共卫生和医疗服务的普及和改善，居民的牙周健康率明显提升，牙龈炎和轻度牙周炎患病率下降，然而重度牙周炎的患病率未明显下降，仍保持在10%～15%。我国2005年全国流调结果表明有深牙周袋者为4.9%（中年人组）～10.1%（老年人组）。说明重度牙周炎集中发生在少数人身上，具有个体特异性，也提示可能有一些复杂的因素影响着重度牙周炎的发生。

发达国家的大量经验表明，绝大多数牙周病是可防、可治、可控的。据文献报道，由于口腔保健的进步，瑞典从1973—2003年的30年间，20～80岁的居民中牙周健康者从8%增加到44%；挪威在1973—2003年间，35岁人群中无牙槽骨吸收者从46%增加到76%。这也是我国口腔医务工作者的努力目标。

（冯　良）

第二节　牙周炎的病因学

牙周炎是人体一种特殊的慢性感染性疾病，这是由牙周组织的结构和组织学特点所决定的。牙冠暴露于半开放、有菌的口腔环境中，唾液中的微生物容易附着于牙齿表面，形成菌斑生物膜。牙龈附着于牙颈部，起着封闭和屏障作用，防止外界的生物学、物理学或化学的刺激直接损害上皮下方的软硬组织。牙根则是通过牙周支持组织直立在牙槽骨内，支持组织内的血管、神经、淋巴组织等与机体有着密切的联系，对于菌斑中的微生物及其产物具有广泛、复杂的防御和反应能力。机体的防御体系若能抗衡致病因素，则不发病或仅有轻度的牙龈炎；若致病菌的毒力过于强大，机体的保护作用不够或免疫系统过激的反应，引起广泛的炎症反应，则可能造成牙周组织的破坏，引发牙周炎。

牙周炎是一种慢性、多因素的感染性疾病，龈下菌斑生物膜是必不可少的致病因素，还有一些能促进菌斑滞留的局部促进因素。除此之外，宿主反应在发病中也起极其重要的作用。能促进牙周炎发病的全身性和环境因素称为易感（易患）因素，包括遗传、内分泌、白细胞数目和功能、某些全身疾病（如糖尿病等）、吸烟等。

一、牙菌斑

光滑坚硬的牙齿为细菌提供了一个稳定而不脱落的附着表面，加上有些部位不易清洁，使菌斑生物膜得以积聚，最初形成龈上菌斑。堆积日久的菌斑会引起牙龈炎症，使龈沟加深、龈沟液增多，菌斑也逐渐向龈下延伸发展。龈下环境的氧分压低，有利于厌氧菌及螺旋体等的繁殖生长，加上有丰富的龈沟液提供营养，又不易受刷牙等机械性干扰。因此，龈下菌斑得以发展成为对牙周组织有较大毒力的生物膜。本节主要介绍龈下菌斑。

（一）龈下菌斑的结构

龈下菌斑可分为附着菌斑和非附着菌斑两部分。前者附着于牙根和龈下牙石表面，与龈上菌斑相延续，其细菌成分及结构均与龈上菌斑相似。其中一些细菌能产酸和其他致龋物质，导致根面龋，也可矿化后形成龈下牙石。非附着菌斑是位于附着菌斑表面的、松散而无一定排列结构的细菌群，其中主要为革兰阴性细菌、大量螺旋体和有活动能力的细菌。非附着菌斑与袋上皮和接近结合上皮处的牙根面接触，有些细菌能进入上皮内和（或）上皮下的结缔组织。在一些发展迅速的牙周炎，非附着菌斑明显增厚，其中革兰阴性厌氧菌和螺旋体增多，这些微生物的毒性较大，使炎症和破坏加剧进行。

近年来认为牙菌斑是一种生物膜，其中的细菌相互黏附成无氧的小团块，包裹在由自身分泌的基质内。基质中有液体通道，起输送氧气、营养和代谢物的作用。菌斑生物膜的这种结构不利于宿主的防御成分，如白细胞、抗体、补体等接近并消灭微生物，使细菌得到自我保护。因此须用机械方法清除菌斑。关于牙周致病菌虽然还了解得不够，但这方面的研究受到极大重视。因为这对不同类型牙周炎的诊断和鉴别、疾病活动期的判断、了解病因及机制、预防和控制疾病等均有很重要的意义。

（二）菌斑微生物的特异性

在 20 世纪 70 年代以前，人们一直认为在牙周健康者与牙周病患者之间、患病的不同个体之间及同一个体的不同牙位之间，其菌斑成分是相似的；导致牙周疾病的原因主要是细菌数量增多，或机体抵抗力降低，此为非特异菌斑学说。然而此观点却不能解释为何有的个体长期存在大量菌斑和牙龈炎症，却不发展为牙周炎；而另一些人则菌斑量少、炎症较轻，但牙槽骨吸收却很严重。20 世纪 70 年代初期，厌氧微生物培养技术的发展，使菌斑中的厌氧菌得以被分离检测出来，由此了解到龈下菌斑和龈上菌斑的成分有很大不同。目前估计口腔和牙菌斑中的微生物已达 700 多种，但其中还有约 1/2 不能被培养分离出来，在深牙周袋中革兰阴性厌氧菌达 70% 以上。不同个体之间，甚至同一人的不同牙位，菌斑微生物的成分有很大差别。1976 年，Loesche 正式提出特异菌斑学说。该假说认为牙周疾病可能是一组病因和临床进程各异而症候相似的疾病，菌斑中大多数细菌不会致病，只是某些特殊细菌数目增多或占优势时，才导致牙周病发生。迄今为止的牙周微生物学研究报告，虽然结果不尽一致，但总的规律支持此学说，即健康牙位的菌斑成分与牙周疾病处大不相同，各类牙周疾病的优势菌群也各不相同。

1. 健康牙龈　牙周健康者的龈沟很浅，其龈上和龈下菌斑的内容大致相似。主要为革兰阳性球菌和杆菌，也有少数革兰阴性菌，很少出现螺旋体和能自主运动的细菌（能动菌），正常龈沟内螺旋体不超过2%～3%。经常地清除龈上菌斑可抑制陈旧的、致病力强的“成熟”菌斑，也有利于防止龈下菌斑的形成。

2. 慢性龈缘炎　龈上菌斑的厚度和细菌数目均大大超过正常部位，且以革兰阴性杆菌为主。在长期的龈炎患者中，革兰阴性菌，如牙龈卟啉单胞菌（Pg）、中间普氏菌（Pi）、具核梭杆菌（Fn）和螺旋体（Td）的比例明显增高，螺旋体可达25%～45%。

3. 慢性牙周炎　牙周袋形成后，龈下菌斑的成分变得更复杂。患处的龈上菌斑与慢性牙龈炎时的龈上菌斑无大区别，但其深牙周袋中的菌斑中厌氧菌可达70%～90%。如牙龈卟啉单胞菌、福赛坦菌、中间普氏菌、具核梭杆菌等，螺旋体占龈下微生物的40%～50%。袋内非附着性菌斑不同于附着性菌斑，没有细胞外基质，与软组织袋壁有较多接触。随着牙周袋的加深，菌斑的营养环境亦发生了变化。唾液中的成分难以渗透，菌斑的主要营养来源于牙周组织和血液。

4. 侵袭性牙周炎　龈下菌斑中，虽然革兰阴性厌氧菌亦占65%左右，但菌斑总量一般较慢性牙周炎少，且主要为非附着菌斑。欧美学者报告本型牙周炎的主要致病菌为伴放线聚集杆菌（Aa），但我国和日本的该型患者中此菌的检出率很低，且多为低毒性株，而牙龈卟啉单胞菌、中间普氏菌、螺旋体等为优势菌。

1999年，Socransky等对取自160名牙周炎患者和25名牙周健康者的共13 261份龈下菌斑样本进行DNA鉴定，并分析它们与牙周病的关系。结果将菌斑微生物归类为六个“复合体”，其中牙龈卟啉单胞菌、福赛坦菌、齿垢密螺旋体被归入红色复合体，它们与牙周炎关系最密切；橙色复合体包括具核梭杆菌、中间普氏菌、变黑普氏菌等，它们的毒性略次于红色复合体，但却是支持红色复合体存在的重要成员。其中红色复合体与牙周临床参数，特别与牙周袋深度和探诊出血紧密相关，橙色复合体与牙周袋深度也相关，红色与橙色复合体之间有密切联系，在牙周病的诊断方面富有意义。改变红色复合体，会影响其他复合体，改变橙色复合体也会阻止红色复合体的定植。这些毒性较大的微生物在众多的口腔菌群中只占6～12种，也并非每个患者都能检出。牙周炎的形成和发展，可能是几种微生物在不同阶段相互影响和相互作用的结果，而且更强调微生物、微环境、局部因素、宿主间的相互作用。

（三）细菌入侵牙周组织

在重症牙周炎患牙的牙周袋壁上皮和结缔组织内，甚至牙槽骨表面均可见到有细菌入侵，包括螺旋体、产黑色素普氏菌群、伴放线聚集杆菌等。这些微生物多具有抵御白细胞吞噬的能力，因而能越过机体防御线而进入牙龈组织。这些微生物会成为牙周治疗后微生物再定植的来源。因此，有人主张在治疗侵袭性牙周炎时，除了消除龈下菌斑及牙石外，还应全身使用抗生素或用手术方法彻底消除入侵到牙周组织内的微生物，才能防止细菌重新定植牙面而使病变复发—

二、殆创伤

殆创伤的字面含义是指由于不正常的咬合力造成咀嚼系统某些部位的病理性损害或适应性变化。过大的咬合力可造成牙周组织病变、牙体硬组织磨损或折裂、牙根吸收、牙髓病变、颞下颌关节功能紊乱及咀嚼肌群痉挛疼痛等。

（一）牙周组织对过大咬合力的反应

正常的咬合功能刺激对于保持牙周组织的正常代谢和结构状态是必需的，牙周组织也对咬合力有一定的适应调整能力，这种适应能力因人而异，也因力的大小、方向、频度及持续时间等而异，其中以力的作用方向最为重要。当牙周组织受到与牙齿长轴一致的力时，占牙周膜主纤维束中最大数量的斜纤维处于张力状态，可将力传递到牙槽骨壁，促使新骨形成；而根尖区的牙周膜纤维则处于受压状态，可导致骨吸收。牙周组织对水平方向（侧方）或扭转力的耐受性较差，易造成损伤。持续的压力或频繁地受压力均对牙周组织损伤较大。

当𬌗力超过牙周组织的适应能力时，即发生牙周组织的损伤，称为𬌗创伤。可能导致𬌗创伤的咬合关系称为创伤性𬌗。𬌗创伤不是临床诊断名词，而是指组织学所见到的损伤性变化，与咬合力的大小以及咬合关系不一定完全相关。

𬌗创伤可分为原发性和继发性。前者指异常的力作用于正常的牙周组织，如过高的修复体、基牙受力不当、牙齿倾斜、正畸加力过大等；继发性创伤是指正常或过大的力作用于病变的牙周支持组织，或虽经治疗但支持组织已减弱的牙齿，这种原来可以耐受的正常强度的𬌗力对患牙来说已成为超负荷，因而导致继发性𬌗创伤。在临床上，牙周炎患者常常并存原发性和继发性𬌗创伤，难以区分，也无必要严格区分。

（二）𬌗创伤与牙周炎的关系

20 世纪早期的一些简单的动物实验或尸体解剖研究使人们认为咬合创伤是牙周病的病因。1950 - 1960 年代对于牙槽骨的角形吸收和骨下袋的形成有不同的观点。Glickman 认为咬合创伤会改变炎症的扩延途径，造成牙槽骨的垂直（角形）吸收。而 Waerhaug 则从尸体标本上观察到，垂直性骨吸收也可发生于无𬌗创伤的牙齿邻面，而且骨吸收程度与龈下菌斑的范围一致。他认为垂直性和水平性骨吸收都是由菌斑引起的炎症所致，只是垂直吸收发生在牙槽间隔较宽处，在菌斑多而炎症重的一侧骨吸收多，而另一侧的炎症较轻，骨吸收较少，因此形成了垂直性骨吸收。

20 世纪 70 年代，Lindhe 等和 Polson 等分别用猎犬和猴进行了一系列实验，他们共同一致的结果是：对牙周组织正常的动物牙施以多方向的摇晃力，可出现牙槽嵴的垂直吸收、牙周膜楔形增宽和牙齿松动，但均不会形成牙龈炎或牙周袋，不发生附着丧失。另外，先给动物造成人工牙周炎，再对其治疗，形成健康但支持组织高度已降低的实验牙，然后加摇晃力，这些牙的组织学反应也与正常牙相同，也不造成进一步的附着丧失。然而，对于已有牙周炎而未经治疗的动物，炎症持续存在的情况下，𬌗创伤会否加重牙周破坏和附着丧失，则有着不同的结果。Lindhe 等对已患有人工牙周炎的猎犬施加过大的咬合力后，牙周组织的破坏明显地重于不加咬合创伤的牙周炎对照牙。而 Polson 等用猴的人工牙周炎施以过大力则未出现牙周破坏加重。这可能与各自所用动物不同以及加力方式和持续时间不同有关。后来 Polson 等又报告，对牙周炎和𬌗创伤并存的动物，如果只消除创伤而不治疗炎症，则牙周破坏继续发展，组织不能修复；只有当炎症和𬌗创伤均消除后，牙槽骨才能有适当的修复，牙齿动度也减轻。

归纳起来，目前关于𬌗创伤对牙周组织作用的认识如下：

（1）单纯的𬌗创伤不会引起牙龈的炎症或形成牙周袋，仅使受压侧的牙槽骨吸收，牙周膜间隙增宽．牙松动。当过大的力消除后，或该牙因受力而移位，不再承受过大𬌗力时，牙槽骨可以修复，牙周膜宽度恢复正常，或虽仍较宽，但病变静止，此为适应性改变。正畸过程中牙周组织的改变就属于此。

（2）关于𬌗创伤与牙周炎进展的关系虽然尚缺乏确切的结论，但有部分临床研究表明咬合干扰可能是使牙周破坏加重的因素之一，在炎症控制后进行适当调𬌗，能提高疗效。这方面尚须更多随机对照的大样本临床研究加以验证。

三、全身易感因素

（一）遗传

尽管牙周炎的发生是细菌、毒素因子和机体间的防御功能的平衡被打破所致，但是近年来越来越多的研究表明，与遗传有关的宿主易感性可能是侵袭性牙周炎和（或）重度牙周炎发病的重要决定因素之一。其能影响和改变宿主对微生物的反应，并决定疾病的进展速度和严重程度及对治疗的反应。流行病学研究显示牙周炎尤其是侵袭性牙周炎（aggressive periodontitis，AgP）具有明显的人种聚集性和家族聚集性。国内外的研究报告，侵袭性牙周炎具有多种遗传方式：①常染色体显性遗传；②常染色体隐性遗传；③X 染色体连锁隐性遗传等特征。单纯遗传因素不会引起牙周疾病，但某些遗传因素可增加宿主对牙周病的易感性。遗传因素对牙周炎易感性的影响已得到国内外学者的广泛认同，其科学依据来自以下四个方面：①Michalowicz 等对慢性牙周炎（chronic periodontitis，CP）的双生子研究：同卵双生同胞对的各项临床指标都比异卵双生同胞对更为相似，人群中 CP 这一疾病的表型差异约有 50% 是由遗传造成的；②早发性牙周炎患者的家族聚集性：一些特定染色体的特异基因位点的单核苷酸多态性与牙周炎的易感性增加有关，目前已识别出一些相关基因；③牙周炎与特异性遗传疾病的关系：一些研究定位了与牙周炎有关的综合征的遗传缺陷，如掌跖角化 - 牙周破坏综合征、Chediak - Higashi 综合征等，在这些综合征里，牙周炎的症状很早就表现出来；④动物实验的研究：最近对一些动物模型（特别是鼠的动物模型）的研究表明，遗传因素调节宿主对微生物感染的免疫反应。尽管国内外的许多研究已证实一些与调控炎症介质、免疫炎症反应和骨代谢有关的基因与牙周炎有关，然而大量的研究表明，无论侵袭性牙周炎还是慢性牙周炎均不是单基因疾病，其发病可能是多个基因相互关联、多因素（如微生物、吸烟、精神压力等其他因素）协同作用所致。

（二）白细胞异常

中性多形核白细胞是宿主对抗感染的最主要的一线防御机制。由于先天或后天原因使白细胞的数目减少或功能异常，均可使患者处于牙周炎易感状态。如有的青少年牙周炎（现称侵袭性牙周炎）患者有先天性（有的是家族性的）中性多形核白细胞功能低下，主要由于其中性多形核白细胞表面对趋化物的受体数目减少及一种具有信号传递功能的表面糖蛋白 GP110 减少所致。但多数侵袭性牙周炎患者并不能检出白细胞功能异常。近来还有人报告青少年牙周炎（局限性）患者的中性多形核白细胞能吞噬伴放线聚集杆菌，却不能杀死该菌，而对其他细菌则能杀死，这可能解释为何这种患者通常不伴其他全身疾病。另一些疾病，如白细胞黏附缺陷、糖尿病、Down 综合征、掌跖角化一牙周破坏综合征等均存在中性多形核白细胞趋化缺陷，这些患者常伴有严重的牙周炎症和破坏。

（三）吸烟

1946 年，有学者发现急性坏死性龈炎的发生与吸烟量有关。20 世纪 80 年代以来，由于一些大规模且严格设计的临床研究的发表，使人们逐渐认识到吸烟是影响牙周病的发生和严重程度的重要危险因素之一。对吸烟者与不吸烟者的比较研究表明：吸烟者的牙石多、牙槽骨吸收重、深牙周袋多、附着丧失重，而炎症程度则与非吸烟者相似或甚至较轻。吸烟者对常规牙周治疗和牙周手术疗效也较差。烟草中含有 2 000 多种对牙周组织有害的物质，其中最主要的是尼古丁及其分解产物可替宁。前者在高浓度时，可损害中性多形核白细胞的吞噬功能；尼古丁还使牙周组织中的成纤维细胞不易贴附根面，导致其形成胶原的能力下降。有不少报告表明，吸烟者的口腔内和血流中的中性多形核白细胞趋化和吞噬功能均降低，他们唾液中 sIgA 和血清中抗牙龈卟啉单胞菌及抗具核梭杆菌的 IgG 均减少。吸烟导致牙周病的机制可能有下列方面：①使局部小血管收缩，影响血运；②降低中性粒细胞的趋化和吞噬功能；③降低牙龈局部的氧张力，有害物质进入龈沟液，有利于龈下厌氧致病菌的生存；④吸烟者的口腔卫生一般较差，牙面的烟垢、牙石有碍菌斑控制；⑤抑制成纤维细胞生长，还可能抑制成骨细胞。吸烟时的温度上升及局部有害物质可能使牙龈上皮角化增厚。

（四）精神压力

大量的人类和动物研究表明，精神紧张及不幸事件能引起一系列神经内分泌和免疫系统的改变，波及多种器官和组织。处于严重紧张状态下的动物可出现牙槽骨疏松、牙周膜变性、上皮附着向根方迁移、伤口愈合延迟等。最明显的例子是急性坏死溃疡性龈炎的患者多为处于紧张压力下的年轻人，如考试、战争、工作疲劳等。有研究发现，精神压力中以经济拮据与牙周炎的附着丧失和骨吸收的关系最明显，然而个体对这种压力的应对能力更为重要。有人报告这种患者血液中皮质类固醇水平增高，它可抑制免疫系统功能，使患者易感牙周病。此外，在精神压力下，机体的行为、生活方式也可改变，如吸烟增多、忽视口腔卫生、酗酒等也会对牙周病产生影响。

（五）其他全身疾病

一些长期重度消耗性疾病，如结核、慢性肾炎等可引起牙周组织的严重退行性变。牙周膜主纤维束消失，变为疏松结缔组织或有水样变性；牙槽骨广泛吸收，牙周组织新生障碍。这种退行性变的牙周组织在局部出现细菌等致病因素时，病变和破坏将会迅速发展。

骨质疏松：雌激素对骨质有保护作用，妇女绝经期后由于雌激素水平的下降，易使骨量减少、骨的脆性增加，虽不引起明显症状，但易发生骨折或骨的畸形。有学者报告，正常人下颌骨密度与脊柱和腕骨的骨量相关，骨质疏松者的下颌骨密度也低。然而，对于牙槽骨部位的骨密度与脊柱骨密度的比较尚缺乏可靠的手段，而且现有的关于骨质疏松与牙周炎关系的研究结果也缺乏一致性，两者的关系尚有待进一步研究。

（六）增龄的影响

随着年龄增大，牙周组织中的细胞和血管成分减少，牙槽骨和结缔组织内基质形成减少，骨质疏松，代谢率降低，修复和愈合能力下降，但牙根面却不断有新的牙骨质沉积。老年人经常出现牙龈退缩，牙槽嵴高度也有降低，这在过去被认为是生理现象，但近年的研究发现有些口腔卫生良好的老者并无牙龈退缩。目前认为增龄变化对牙周疾病的发生和进展有一定影响，但这主要不是由于老年人抵抗力的降低，而是反映了致病因素和疾病破坏过程随年代增加的积累作用。很多研究表明，在牙周病的发生中，机体本身的易感性比年龄因素更为重要些。

根据上述各种局部和全身因素的论述，可以归纳如下：菌斑及其毒性产物是牙周疾病的始动因子，它引起牙周组织的炎症和破坏。当菌斑量较少、细菌毒力不强时，机体的防御功能可与之抗衡而不发生疾病，或轻度疾病长期存在而不发展；当细菌量增多或出现某些毒力强的致病菌时，或存在一些有利于细菌堆积的条件（如牙石、不良修复体等），则此种平衡被打破；又如出现某些全身因素而降低或改变牙周组织的防御功能时，也使牙周疾病易于发生或加重。总之，微生物是引发牙周病所必不可少的，但单有菌斑尚不足以致病。宿主的免疫反应参与调节和决定发病与否、疾病的类型和程度等，决定个体对牙周病的易感性。人类应该充分利用这些知识和手段来预防牙周疾病，治疗已经发生的牙周病，并防止其复发。

（冯　良）

第三节　牙周炎的临床病理学

一、牙周袋形成及牙龈的炎症

牙周袋是病理性加深的龈沟，是牙周炎最重要的临床和病理学表征之一。患牙龈炎时牙龈因炎症肿胀或增生，使龈缘的位置向牙冠方向变动，从而使龈沟加深，但龈沟底仍位于釉牙骨质界处，也就是说未发生结缔组织的附着丧失，此为龈袋或假性牙周袋。当炎症向根方扩展，使牙龈结缔组织中的胶原纤维破坏，结合上皮向根方增生迁徙，大量白细胞通过结合上皮进入龈沟，使上皮与牙面分离，形成牙周袋，此时的袋底位于釉牙骨质界根方的牙根面上，造成了牙周附着丧失，这是真性牙周袋。临床上的牙周袋大多是龈缘移向冠方和袋底移向根方并存的。

（一）牙周袋的组织病理学

1. 软组织壁　牙周袋壁的软组织有明显的炎症，袋内上皮显著增生和变性，其中有大量白细胞浸润。由于上皮细胞的变性和坏死，袋内壁溃疡，使下方炎症严重的结缔组织暴露。结缔组织中有炎症细胞密集浸润，以浆细胞（约 80%）和淋巴细胞为主，多形核白细胞散布其间。血管增多、扩张及充血。有的病例可见细菌侵入上皮细胞间隙，或深入结缔组织中。

牙周袋的软组织壁处于组织破坏和修复的动态变化中。在炎症性渗出和组织破坏的同时，存在着血管形成、胶原纤维新生等企图修复组织的现象，但由于局部刺激继续存在，组织无法彻底愈合。

炎症渗出与组织修复之间的强弱关系决定着牙周袋壁表面的颜色、致密度和表面结构。若炎症渗出占优势，则袋壁表面呈暗红或鲜红色，松软脆弱，表面光亮；若修复过程占优势，则袋壁坚韧且呈粉红色，有点彩呈现。但是临床上不应只观察牙周袋的外表，因为牙周袋最严重的病变发生于内壁。有的牙周袋内壁有炎症和溃疡，而其表面侧则有胶原纤维包围，使牙龈外观似乎正常。这时，进行牙周袋探诊以观察探诊后有无出血，对了解袋内壁的炎症状况很有帮助。

2. 牙周袋的内容物　牙周袋内主要是细菌及其产物（酶、内毒素及其他有害产物）、脱落的上皮细胞、食物残渣及尚有活力或已变性坏死的白细胞，后者即为脓液。牙周袋内的龈沟液量增多，其中含有多种具有防御功能的物质，如抗体、补体等，也含有组织分解和炎症的产物。将牙周袋的内容物及牙垢的过滤液注入动物皮下，能引起感染和脓肿，证明其含有毒性。牙周袋溢脓是牙周炎的常见症状，但脓的有无或多少与牙周袋的深度及支持组织破坏程度无直接关系。

3. 根面壁　根面壁是指暴露于牙周袋内的牙根面。未经治疗的牙周袋内的根面一般都有龈下牙石沉积，其表面永远有菌斑，可以使感染持续，使牙周治疗复杂化。在牙石下方的牙骨质可发生结构方面的改变。由于菌斑内细菌产酸，导致牙骨质脱矿、软化，还可发生根面龋。当牙龈退缩，牙根暴露于口腔时，唾液中的无机成分可使牙根面发生再矿化。牙骨质中也可渗入有害物质，如内毒素等，它会妨碍牙周组织重新附着，因此在治疗时除了刮除龈下牙石及其表面的菌斑外，还须除去受内毒素污染和变软的牙骨质表层。

（二）牙周袋的临床表现

1. 探诊深度和附着丧失的关系　用牙周探针沿着牙面探入牙周袋，测量从龈缘到袋底的距离，以确定牙周袋的深度，并了解袋的范围。通常以≤3mm 作为正常龈沟的深度。若探诊深度超过 3mm，则应根据袋底所在位置来判断其为真性或假性牙周袋。若已能探到釉牙骨质界，且袋底在牙根面上，则为真性牙周袋；若釉牙骨质界尚未暴露，则为假性袋。有时，牙周袋的形成可同时存在牙龈的退缩，此时即便探诊深度不大，但龈缘的位置已不在牙冠上，而在牙根上，说明已有附着丧失。因而不能单凭探诊所得的牙周袋深度来判断疾病的严重程度，而是应看袋底在根面上的位置，即牙周附着丧失的程度。

2. 牙周袋的类型

（1）根据袋底与相邻组织的关系：真性牙周袋可分为骨上袋和骨下袋。

1）假性牙周袋：因龈缘向冠方延伸而使龈沟加深，其下方的结缔组织并无破坏，龈袋底仍位于釉牙骨质界处，亦称龈袋。

2）骨上袋：为真性牙周袋，其袋底位于釉牙骨质界的根方，且位于牙槽骨嵴的冠方，牙槽骨呈水平型吸收。

3）骨下袋：为真性牙周袋，其袋底位于牙槽骨嵴的根方，而袋壁位于牙根面和牙槽骨之间。牙槽骨吸收类型为垂直型吸收（亦称角形吸收）。

（2）牙周袋：按其累及牙面的情况分为三类。

1）单面袋：只涉及一个牙面的牙周袋。

2）复合袋：涉及两个以上牙面的牙周袋，例如波及颊面和近中面。

3）复杂袋：是一种螺旋形袋，起源于一个根面，但扭曲回旋涉及一个以上的牙面，或涉及多根牙的根分叉区，临床检查中应避免遗漏复合袋及复杂袋。

二、牙槽骨吸收

牙槽骨吸收是牙周炎的另一个主要病理变化。由于牙槽骨的吸收和牙周膜纤维破坏，使牙齿失去支持而逐渐松动，最终脱落或拔除。牙槽骨是人体骨骼系统中代谢和改建最活跃的部分。在生理情况下，骨的吸收与新生是平衡的，故牙槽骨高度保持稳定。当骨吸收增加或骨新生减少，或两者并存时，即发生骨丧失。

（一）引起牙槽骨吸收的因素

牙周炎时的牙槽骨吸收主要是由局部因素即慢性炎症和咬合创伤所引起，全身因素的作用尚不明确。

1. 炎症 是引起牙槽骨吸收的最主要因素。当牙龈的慢性炎症向深部组织扩延达到牙槽骨附近时，骨表面和骨髓腔内有大量炎症细胞渗出、血管增生并分化出破骨细胞，发生陷窝状骨吸收，此即标志着从牙龈炎已发展为牙周炎。骨吸收使骨髓腔增大或使骨小梁吸收变细，随后牙槽骨高度降低。

有研究表明，牙槽骨的吸收与牙周袋底的炎症范围有一定的关系，菌斑性炎症引起邻近骨吸收的“作用半径”为1.5～2.5mm，也就是说从袋底的炎症区到骨吸收表面的距离大致为2mm左右。当两牙之间的牙槽骨间隔宽度大于2.5mm时，只在靠近有炎症牙的一侧有牙槽骨吸收，而靠近无炎症的邻牙一侧无骨吸收，就会形成所谓的角形吸收（骨下袋）；如果邻面牙槽间隔太窄（小于菌斑性炎症的作用半径），即使只有一侧牙齿有炎症，也会使嵴顶全部吸收而形成水平型破坏。由此可以理解角形吸收多发生于后牙的邻面，较少见于前牙区，因为前牙区的骨间隔一般较窄。牙槽骨破坏的速度因人、因牙而异，例如侵袭性牙周炎的破坏速度较快，又如当细菌入侵牙周袋壁时或伴有其他局部因素时，骨吸收加重加快。

在距炎症中心较远处，可有骨的修复性再生。在被吸收的骨小梁的另一侧，也可见到代偿性的新骨沉积。骨吸收和修复性再生常在不同时期、不同部位出现。后者是牙周炎治疗后再生性修复的生物学基础。

2. 咬合创伤 在牙周炎时，常并存原发性或继发性咬合创伤。受压侧发生牙槽骨吸收，牙周膜间隙增宽，骨硬板消失，牙动度增加。当过大压力消除后，被吸收的部分可以修复。一般因咬合创伤引起的多为牙槽骨垂直吸收，形成骨下袋，但在牙槽间隔较宽时也可单纯因炎症而发生垂直吸收。

（二）牙槽骨破坏的形式

1. 水平型吸收 这是最常见的骨吸收方式。牙槽间隔、唇颊侧或舌侧的嵴顶边缘呈水平吸收，而使牙槽嵴高度降低，通常形成骨上袋。同一牙齿的不同面，牙槽骨破坏的程度不一定相等。

2. 垂直型吸收 牙槽骨发生垂直型或斜行的吸收，与牙根面之间形成角形的骨缺损。牙槽嵴顶的高度降低不多，而靠近牙根周围的骨吸收较多。垂直骨吸收多形成骨下袋（骨内袋），即牙周袋底位于骨嵴的根方。

骨下袋根据骨质破坏后剩余的骨壁数目，可分为下列几种：

（1）一壁骨袋：骨质破坏严重，仅存一侧骨壁，这种袋常见于牙槽间隔区，因颊、舌侧骨壁均被破坏而仅有邻牙一侧的骨壁残留。若一壁骨袋发生在颊、舌侧，则为仅剩颊或舌侧的一个骨壁。

（2）二壁骨袋：骨下袋仅剩留两个骨壁。最多见于邻面骨间隔严重破坏，仅剩颊、舌两个骨壁。此外亦可有颊－邻骨壁或舌－邻骨壁。

（3）三壁骨袋：袋的一个侧壁是牙根面，其他三个壁都是骨质，即邻、颊、舌侧均有骨壁存在。三壁骨袋的治疗效果最佳，能获得较多的骨质修复。这种三壁骨袋还常见于最后一个磨牙的远中区，由于该处牙槽骨宽而厚，较易形成三壁骨袋。

（4）四壁骨袋：牙根四周均为角形骨吸收，貌似具有颊、舌、近中、远中四面骨壁，但骨壁与牙根之间已无正常的组织相连，实质上相当于4面皆是一壁袋，治疗效果很差。

（5）混合壁袋：牙周手术中常可见在同一骨下袋的各个骨壁高度不同，骨下袋的近根尖部分骨壁数目多于近冠端的骨壁数。例如：颊侧骨板吸收较多，在冠端仅剩舌、邻两个骨壁，而在根方可能尚为颊、舌、邻的三壁袋，此为混合壁袋。

3. 凹坑状骨吸收 牙槽间隔的骨嵴顶中央吸收较多，而颊舌侧骨吸收较少，形成弹坑状或火山口状的骨缺损。它的形成是因为龈谷区菌斑易于堆积，又易受局部刺激而发生牙周破坏；此外，由于邻面接触关系不佳，造成食物嵌塞，也是引起凹坑状骨吸收的原因之一。有人报道，凹坑状骨吸收在下颌牙占62%，后牙区的凹坑状骨吸收约为前牙区的2倍。

4. 其他形式的骨变化 由于各部位牙槽骨吸附不均匀，使原来整齐而呈薄刃状的骨缘成为参差不齐。正常情况下，邻面的骨间隔较高，而颊舌侧骨嵴较低，呈波浪形。当邻面骨破坏多而下凹，而颊舌面骨嵴未吸收，使骨缘呈现反波浪形的缺损。

由于外生骨疣或扶壁性骨增生、适应性修复等而使唇、颊面的骨质过度增生，使牙槽嵴顶呈“唇”

形或骨架状增厚。这些虽是骨组织对破坏的代偿性修复的表现，但常造成不利于菌斑控制的形态改变。

（三）牙槽骨吸收的临床表现

牙槽骨吸收的方式和程度可以用 X 线片来显示，但 X 线片主要显示牙齿近远中的骨质破坏情况，颊、舌侧骨板因与牙齿及其他组织重叠而显示不清晰。牙周炎最初表现为牙槽嵴顶的硬骨板消失，或嵴顶模糊呈虫蚀状，以后才发生牙槽骨高度降低。正常情况下，牙槽嵴顶到釉牙骨质界的距离约为 1 ~ 2mm，若超过 2mm 则可视为有牙槽骨吸收。骨吸收的程度一般按吸收区占牙根长度的比例来描述，如骨吸收为根长的 1/3、1/2、2/3 等。邻面的角形吸收在 X 线片上很容易发现，但在 X 线片上难以确定是几壁骨袋，只有在手术翻开牙龈后才能确定。凹坑状吸收也难以在 X 线片上显示。应该指出，良好的 X 线片投照条件及正确的投照角度是提供正确的临床诊断的保证。用长焦距球管的平行投照，可减少失真程度。用锥形束断层（CBCT）则可获得三维立体的牙槽骨形态，但后者不宜作为常规使用。

三、牙松动及病理性移位

（一）牙松动度

正常的牙有一定范围的动度，主要是水平向的，也有极微小的轴向动度，但临床不易观察到。生理性的动度随人而异，也随不同的时间而异。晨起时动度最大，日间动度较小。牙周炎的病程进展缓慢，早期牙齿并不松动，直到牙槽骨破坏到一定程度时牙齿才松动。临床医师易将没有严重骨吸收的牙齿松动与创伤等同起来。实际上，牙齿松动既可以反映检查当时存在着过度的功能，也可反映过去曾有的创伤经过组织改建已适应，后者可称为自限性松动。此时除牙松动和 X 线片显示牙周膜间隙增宽外，硬骨板是完整、连续的，甚至可以比正常增厚。此种情况应与进行性松动区别，后者是指创伤继续存在，松动度逐渐加重，硬骨板消失或模糊。

影响牙齿松动的因素如下：①支持骨减少；②咬合创伤及不正常的咬合习惯，如夜间磨牙、不自觉地咬紧牙；③牙周膜的急性炎症；④牙周手术后，松动度有暂时性增加；⑤妊娠期、月经期及应用激素类避孕药者；⑥局部解剖因素，如牙根短小、接触点丧失等。

（二）病理性移位

牙齿在牙弓中的正常位置是由许多因素相互平衡着的，例如：①健康的牙周支持组织及其正常的高度；②施于牙齿的力，包括咬合力及来自唇、舌、颊的力相互平衡；③牙的形态及牙尖的倾斜度；④完整的牙列；⑤生理的近中移位倾向；⑥接触点的形状、位置和接触关系。其中任何一种或数种因素的改变，都可能导致病理性移位。然而，牙周炎的患牙由于支持组织的破坏和丧失，是造成牙病理性移位的最常见原因。当牙槽骨高度降低后，易发生继发性咬合创伤，原来健康的牙周组织可以耐受的咬合力对患牙已成为过大的咬合力，使患牙发生移位。

病理性移位好发于前牙，也可发生于后牙。一般向受力方向移位，也可同时发生牙扭转。侵袭性牙周炎患者早期即可发生上、下颌前牙向唇侧移位，出现较大的牙间隙。缺失的牙若不及时修复，常造成邻牙向空隙倾斜或移位。这种移位并非都因牙周炎引起的，但牙周炎患牙更易发生，而且此种移位常易导致或加重牙周炎。

四、病程进展及活动期

旧概念认为牙周炎的破坏过程是缓慢地、直线进行性加重的。20 世纪后期，学者们提出牙周病的自然进程及活动性的概念。Loe 等对没有口腔保健的农场工人纵向观察 15 年，发现 80% 个体有缓慢加重的附着丧失，8% 为快速加重，11% 则停留在龈炎而不进展。国内外其他一些纵向研究结果也表明，在少数人的少数牙位发生新的附着丧失，牙周炎的发生和进展具有个体特异性和部位特异性。Socransky 等于 1984 年提出了牙周炎的进展可能有静止期和活动期，后者呈短期爆发性地发生在部分人的部分牙位，随后又进入静止期，在静止期甚至可以有部分修复。

目前尚缺乏理想的判断活动期的客观指标，一般以定期（每隔 1 ~ 3 个月）测量附着丧失程度来监测，若在两次测量的间隔期发现附着丧失加重≥2mm，则认为有活动性破坏发生。学者们正通过微生物学、免疫学、生化学和放射影像学等手段来寻找灵敏、准确可靠的标志物，以早期发现或预测活动期。

（冯　良）

第四节　牙周炎的检查

对牙周炎患者的问诊和全面检查是作出准确诊断和制订正确治疗方案的基础。牙周炎常累及多个牙的软硬组织，需要用多项指标来作出诊断，而且每个牙的病情也不尽相同。在诊断为牙周炎后，还应确定其所患牙周炎的类型、总体及各个患牙的组织破坏程度、目前是否处于疾病的活动期等，还应通过问诊和检查发现有关的危险因素。在此基础上制订出完善的治疗计划和判断预后，然后将病情和治疗方案告知患者，在患者充分知情和配合下，医患共同完成治疗计划。

一、收集病史

根据患者的主诉，进一步了解其牙周病发展过程及既往历史（有无出血、急性肿痛、功能障碍，接受过何种牙周治疗及效果等），口腔卫生习惯（刷牙习惯、用何辅助工具等），口腔其他主要疾病及治疗史（正畸、龋齿、修复体等），失牙原因等。还应了解全身健康情况（如异常的出血倾向、高血压、心脏病、糖尿病、肝炎等传染性疾病），既往及目前用药情况，有无吸烟、夜磨牙等不良习惯，牙周病的家族史，等等。

（一）检查菌斑、牙石以及局部促进因素

目前常用的菌斑指数均为检测龈上菌斑，着重观察龈缘附近及邻面的菌斑量，对龈下菌斑的量，尚缺乏有效的客观指标。

1. 菌斑指数（PLI）　由 Silness 和 Loe 提出。

0 = 在近龈缘处牙面无菌斑。

1 = 肉眼看不到龈缘区有菌斑，只有用探针尖的侧面划过牙面时才能发现。

2 = 在龈缘区或邻面看到中等量的菌斑。

3 = 在龈缘区及邻近牙面有大量软垢。

2. Quigley - Hein 菌斑指数　经 Turesky 等改良。

0 = 牙面无菌斑。

1 = 在龈缘附近的牙面有斑点状散在的菌斑。

2 = 牙颈部的菌斑呈薄而连续的带状，但不超过 1mm 宽。

3 = 牙颈部菌斑超过 1mm 但未超过牙冠的 1/3。

4 = 菌斑覆盖牙面超过 1/3，但未超过 2/3。

5 = 菌斑覆盖牙面超过 2/3。

本指数较适用于临床试验中观察某一疗法对菌斑量的影响。为了显示菌斑，可用 2% 碱性品红溶液涂布于牙面，等待数秒钟后嘱患者漱口，牙面留有菌斑处染为红色。

日常临床还可用有菌斑覆盖的牙面占全口牙面的百分数来反映口腔卫生状况，一般以有菌斑的牙面占总牙面≤15% ~20% 为合宜。

同时还应检查有无其他加重菌斑、牙石堆积的局部因素，如不良修复体、食物嵌塞、解剖异常等。

（二）牙龈的色形质

擦干牙龈，观察全口牙龈的颜色、外形有无肿胀或退缩、质地松软或坚韧、表面有无点彩、是否易出血或有自动出血、有无脓肿、附着龈的宽度、龈缘的位置（有无退缩或增生）等。临床常以牙龈指数或出血指数来客观地表示牙龈炎症的程度。

1. 牙龈指数（GI） 由 Loe 和 Silness 提出。

0 = 正常牙龈。

1 = 牙龈轻度水肿和颜色改变，探诊后不出血。

2 = 中度炎症，牙龈发红、水肿，探诊后出血。

3 = 重度炎症，牙龈明显发红、水肿，有溃疡或自动出血倾向。

2. 出血指数（BI）

0 = 正常牙龈。

1 = 牙龈轻度水肿，探诊不出血。

2 = 牙龈有炎症，探诊后点状出血。

3 = 牙龈有炎症，探诊后有线状出血。

4 = 牙龈炎症明显，探诊后流血溢出龈沟（袋）。

5 = 牙龈炎症明显，有自动出血倾向。

本指数的优点是较为客观，而且能够反映牙周袋内壁实际炎症的情况，因为有少数牙周袋（尤其是经过初步治疗后）表面炎症不明显，实际袋内壁和深部的炎症并未消除，此时探诊后出血可提示需要进一步治疗。探诊时探针一般不直插入袋底，而是轻触袋内壁。

有的学者以患者有探诊后出血的位点占全口牙位的百分比，来反映该患者的牙龈炎症程度（bleeding on probing，BOP%），以不超过 10% 为轻度。

（三）牙周袋探诊

应包括袋的位置、深度、类型及内容物等，应使用钝头、带刻度的牙周探针。探诊的力量为20 ~ 25g，不可过大，以免穿透结合上皮。

为了探明不同牙面、不同形态的牙周袋（如复杂袋、窄而深的袋等），应将牙周探针沿着牙体长轴对各个牙面探查。以颊侧为例，探针插入颊侧远中袋内后，以提插滑行的方式向颊面中央和颊面近中移动，以探明同一牙齿上不同深度的牙周袋。

牙周探针应与牙长轴平行，探针尖端贴紧牙根面向袋底方向深入，并提插移动。在探邻面时，应将探针紧靠接触区，并保持与牙长轴平行。当邻面的龈谷区有骨吸收形成凹坑状骨袋时，应将探针紧靠接触点并向邻面中央略倾斜，以探得邻面袋的最深处。

牙周袋探诊除了测得深度外，还应观察有无探诊后出血、龈下石的多少等。有时还需探查牙周附着水平，即从牙周袋底到釉牙骨质界的距离，这对了解牙周组织的破坏程度比较可靠。先用牙周探针探得牙周袋深度，然后将探针沿牙根面退出，同时用探针尖端“寻找”釉牙骨质界，到达釉牙骨质界时，得到一个由釉牙骨质界到龈缘的毫米数。将袋深度减去由釉牙骨质界到龈缘的距离，即为该部位附着丧失的程度。若两个读数相减为零，说明无附着丧失。若牙龈退缩使龈缘位于釉牙骨质界的根方，则应将两个读数相加，得出附着丧失的程度。

全口牙周袋探诊深度及附着水平的探测比较费时，根据条件及需要，可对每个牙只记录一个最严重的部位，也可记录每个牙齿的 4 个部位（颊面的近中、中央和远中，舌面中央），或 6 个部位（颊面和舌面各记录近中、中央及远中）。

（四）根分叉病变的检查

用牙周探针探查多根牙的分叉区有无深袋及分叉区骨质的破坏。在发现有根分叉病变时；可用牙科尖探针以水平方向探入分叉区，以确定病损的严重程度。还应注意根分叉的大小、根柱的长短、是否有釉突等，这些都关系到预后及疗效。X 线片在根分叉病变的诊断中有一定参考价值，但因影像重叠及投照角度的影响，通常实际病变要比 X 线片的表现更为严重。

（五）牙松动度

将牙科镊的喙部并拢后，放在后牙殆面窝沟内，向颊舌方向或近远中方向轻摇牙冠，观察牙冠水平位移的方向和幅度。前牙可用镊子夹住切缘并摇动牙冠。

临床上确定松动度的标准为：

1 度：略大于生理性动度，颊舌向动度相加小于 1mm。

2 度：颊舌向或近远中动度 1～2mm。

3 度：颊舌向及近远中向动度大于 2mm，并伴有垂直向松动。

（六）𬌗关系及𬌗功能

包括上下颌闭合状态下的牙齿关系以及下颌运动时的状况。

1. 𬌗关系检查　观察牙列是否完整。当上下牙弓相对时，覆𬌗覆盖关系是否正常，有无深覆𬌗或反𬌗、对刃𬌗、锁𬌗等；上下前牙的中线是否一致；有无排列拥挤；𬌗关系的类型；牙齿有无过度的不均匀磨耗等。

2. 检查与咬合有关的颌位是否正常　嘱患者放松地端坐，做吞咽动作使下颌位于最后退位。此时上下牙微分开，再轻轻闭口，当上下牙任何一处刚有轻微接触时即停止闭口，此时即为肌位（MCP）。再嘱其将上下牙全部咬紧达到牙尖交错位（ICP），简称牙位。观察由肌位至牙位的过程中，牙齿有无滑动，下颌有无偏移。若无滑动或偏移，表示牙位与肌位一致；若由轻咬至重咬过程中牙有滑动或下颌偏移，则表示牙位与肌位不一致，不稳定。正常此滑动距离应≤1mm。

3. 检查有无𬌗干扰　正常的咬合关系应在下颌水平运动中平滑无阻；前伸𬌗前牙接触时，后牙应无接触；工作侧后牙接触时，非工作侧后牙应无接触。如果非工作侧有接触，或前伸时后牙有接触，则形成𬌗干扰。

嘱患者下颌前伸至上下切牙的切缘相对，若前牙并非均匀接触而是有个别高点，则为前伸𬌗的前牙早接触；若后牙有接触，则为前伸𬌗干扰。可用薄型的脱色纸或蜡片来检查早接触点，也可用牙线或用血管镊夹住玻璃纸条放在后牙区，若前伸时后牙能咬住牙线或玻璃纸，说明后牙有𬌗干扰。

嘱患者下颌向一侧运动，先检查工作侧牙齿是否有均匀接触，有无高点（工作侧早接触）；再用牙线或玻璃纸条检查非工作侧有无𬌗干扰。

为了更准确地获得咬合状况，可使用电子感应的仪器来记录咬合力大小和分布等，但尚未在临床上普及应用。

（七）X 线检查

X 线片对于了解牙周骨组织破坏的情况具有重要的参考价值，但它在很大程度上受 X 线片投照质量的影响，故应结合临床检查进行判断。𬌗翼片对于发现早期的牙槽骨吸收有较好的效果，用长焦距牙科 X 线机拍摄的牙片，由于 X 线与牙长轴垂直，使牙槽骨及牙根的影像比较接近实际，可减少因投照角度所造成的失真。曲面体层片的牙槽骨影像较模糊欠准确，一般不宜用于牙周炎患者牙槽骨的准确判断。

在分析牙周炎的 X 线片时，应注意以下各点：①牙冠、牙根的形态，牙根有无吸收或牙骨质增生；②牙槽嵴顶的高度及形态；③牙槽骨的吸收方式；④硬骨板有无增厚、连续性中断或消失；⑤骨小梁的排列和密度；⑥牙周膜间隙的宽度（正常为 0.15～0.38mm）；⑦根分叉部有无病变；⑧根面牙石附着情况；⑨其他牙体、根尖周疾病及修复体的情况等。

（八）特殊检查

上述各项是牙周病的常规检查内容，对于确诊牙周炎以及确定患病的严重程度十分有用，但对于牙周炎的分型以及活动期的确定则尚感不足。近年来有不少新发展的检查方法，能在一定程度上辅助常规检查的不足，尤其是在临床研究方面。

1. 微生物学检查　用厌氧培养法来分离和鉴定龈下菌群对了解患处致病菌的种类和量、判断疗效及监测活动期和复发，有重要意义。但其方法复杂、费时，且目前对哪些菌能引起牙周炎尚不够明确，还有大量的微生物尚不能用培养法分离。临床可用暗视野显微镜或相差显微镜观察龈下菌斑涂片中螺旋体和能动菌的百分比，若超过 15% 则提示有较重的感染，球菌的百分比越高，则越接近健康。也可用 2% 刚果红负染色法，计数螺旋体和球菌的百分比。其他如用 DNA 探针、单克隆抗体、聚合酶链反应

(PCR)和细菌酶等来快速检测某些致病菌，也是十分有前景的方法。

2. 恒压电子探针　牙周探诊深度与牙周组织炎症程度及胶原纤维破坏的程度有关，也受探诊力量大小、探针直径等因素的影响。同一部位在不同时间，甚至同一时间由不同医师探诊所得结果的重复性较差（经常在1mm左右）。因此，国外研制了能固定探诊压力（一般为20～25g）的电子探针，与计算机相连，能自动记录探诊深度和釉牙骨质界。这些使牙周探诊的误差能明显减少。但探针放置的位置及角度仍会影响结果，因此在一些严格设计的纵向临床试验中还须采用固定的参照物，如特制的树脂垫等。

3. 血清、龈沟液和唾液中的生化成分　牙周炎是复杂的疾病，在其发生、发展和愈合过程中，微生物和宿主之间的“交战”是错综复杂的，包括微生物的毒性成分和产物、机体的防御机制——局部或全身的免疫炎症反应、组织破坏过程的产物等，例如多种来自于细菌或机体的酶、炎症介质、细菌毒素以及遗传基因等都可以在血清、龈沟液或唾液中存在。人们通过研究希望能发现一些与牙周炎病程有关的标志物，以帮助监测病情或预测活动期、判断预后和疗效等。目前这些还属于研究探索阶段。

4. 放射学诊断　对于治疗前和治疗后不同时期所拍摄的X线片，可采用数字减影技术进行骨密度和骨量的精细比较，它要求采用前后拍摄条件一致、重复性好的标准投照方法，然后用计算机软件进行精确的测量。锥形束CT可以三维分析牙体和牙槽骨的形态，有助制订治疗计划。但应考虑放射剂量和价格，严格按适应证选用。

（冯　良）

第五节　慢性牙周炎

牙周炎在临床上可表现为不同类型（发病年龄、疾病进展速度和转归、危险因素等），慢性牙周炎是其中最常见的类型，约占牙周炎患者的95%，多由长期存在的慢性牙龈炎向深部牙周组织扩展而引起。35岁以后患病率明显增高，性别无明显差异。本病在20世纪初期曾被称为不洁性脓漏、牙槽脓漏等，1989年以后称为成人牙周炎（与其相对的为早发性牙周炎）。1999年国际牙周病分类研讨会将其更名为慢性牙周炎，理由是此类牙周炎虽最常见于成年人，但也可发生于儿童和青少年，不应以年龄划界，而且由于本病的进程缓慢，通常难以确定真正的发病年龄。大部分慢性牙周炎呈缓慢加重，但也可出现间歇性的活动期。此时牙周组织的破坏加速，随后又可转入静止期。大部分慢性牙周炎患者根本不出现爆发性的活动期。

一、临床表现

1. 菌斑牙石的堆积　慢性牙周炎是在牙龈炎的基础上缓慢、隐匿地发展而来的，一般都有较明显的菌斑牙石堆积，口腔卫生较差，尤其在一些牙列拥挤、不良修复体、牙齿解剖异常、邻面不易清洁处等，菌斑滞留而炎症明显。临床主要的症状为刷牙或进食时出血，或口内有异味，但因早期无明显不适，通常不引起患者的重视。及至形成深牙周袋后，出现牙松动、咀嚼无力或疼痛，甚至发生急性牙周脓肿等，才去就诊，此时多已为晚期。

2. 牙周袋形成和附着丧失　与牙周袋相应处的牙龈呈现不同程度的慢性炎症，颜色暗红或鲜红、质地松软、点彩消失、边缘圆钝且不与牙面贴附。有些病程缓慢的患者牙龈表面炎症不明显，但探诊后袋内有出血，也可有脓，说明袋内壁有溃疡和炎症。牙周袋探诊深度（PD）超过3mm，且有附着丧失（AL），从袋内可探到釉牙骨质界，若有牙龈退缩则釉牙骨质界已暴露在口腔。

本病一般侵犯全口多数牙齿，也有少数患者仅发生于一组牙（如前牙）或少数牙。发病有一定的牙位特异性，磨牙和下前牙以及牙的邻接面由于菌斑牙石易堆积，为好发区。

3. 慢性牙周炎　根据附着丧失和骨吸收的范围（患牙数）可分为局限型和广泛型。全口牙中有附着丧失和骨吸收的位点（site）数占总位点数≤30%者为局限型；若>30%的位点受累，则为广泛型。也可根据牙周组织的炎症和破坏程度来分为轻度、中度和重度。

轻度：牙龈有炎症和探诊出血，牙周袋探诊深度≤4mm，附着丧失1~2mm，X线片显示牙槽骨吸收不超过根长的1/3。可有或无轻度口臭。

中度：牙龈有炎症和探诊出血，也可有脓。牙周袋深度≤6mm，附着丧失3~4mm，X线片显示牙槽骨水平型或角型吸收超过根长的1/3，但不超过根长的1/2。牙齿可能有轻度松动，多根牙的根分叉区可能有轻度病变。

重度：炎症较明显或发生牙周脓肿。牙周袋>6mm，附着丧失≥5mm，牙槽骨吸收超过根长的1/2，多根牙有根分叉病变，牙多有松动。

慢性牙周炎患者除有上述特征外，晚期常可出现其他伴发症状，如：①牙松动、移位和龈乳头退缩，造成食物嵌塞；②牙周支持组织减少，造成继发性殆创伤；③牙龈退缩使牙根暴露，对温度敏感，并容易发生根面龋，在前牙还会影响美观；④深牙周袋内脓液引流不畅时，或身体抵抗力降低时，可发生急性牙周脓肿；⑤深牙周袋接近根尖时，可引起逆行性牙髓炎；⑥牙周袋溢脓和牙间隙内食物嵌塞，可引起口臭。

二、诊断要点

（1）多为35岁以上的成年人，也可偶见于儿童或青少年。

（2）有明显的菌斑、牙石及局部刺激因素，且与牙周组织的炎症和破坏程度比较一致。

（3）根据累及的牙位数，可分为局限性（<30%位点）和广泛型（>30%）；根据牙周附着丧失的程度，可分为轻度（AL1~2mm）、中度（AL3~4mm）和重度（AL≥5mm）。

（4）患病率和病情随年龄增大而加重，病情一般缓慢进展而加重，也可间有快速进展的活动期。

（5）全身一般健康，也可有某些危险因素，如吸烟、精神压力、骨质疏松等。

中度以上的慢性牙周炎诊断并不困难，但早期牙周炎与牙龈炎的区别不甚明显，须通过仔细检查而及时诊断，以免贻误正确的治疗。

对慢性牙周炎患者，还应通过仔细的病史询问和必要的检查，寻找相关的局部和全身易感因素，如全身疾病、吸烟等；根据病情和危险因素制订针对性的治疗计划和判断预后，并告知患者，以取得治疗期间患者的认真配合。

三、治疗原则

慢性牙周炎早期治疗的效果较好，能使炎症控制，病变停止进展，牙槽骨也可有少量修复。只要患者能认真清除菌斑，并定期复查，则疗效能长期保持。治疗应以消除菌斑、牙石等局部刺激因素为主，辅以手术等方法。由于口腔内各个牙的患病程度和病因刺激物的多少不一致，必须针对每个患牙的具体情况，制订全面的治疗计划。

（一）局部治疗

1. 控制菌斑　菌斑是牙周炎的主要病源刺激物，而且清除之后还会不断在牙面堆积。因此必须向患者进行细致的讲解和指导，使其充分理解每天坚持不懈地通过有效刷牙和使用其他工具认真清除菌斑的重要性，并帮助其掌握正确方法。此种指导应贯穿于治疗的全过程，每次就诊时均应检查患者菌斑控制的程度，并告知患者和作记录。有菌斑的牙面应占全部牙面的15%~20%以下才算合格。

2. 彻底清除龈上牙石　进行龈下清创术通过洁治术清除龈上牙石和菌斑，通过龈下刮治清除龈下牙石和菌斑，同时还将暴露在牙周袋内的含有内毒素和变软的病变牙骨质刮除，此过程称为龈下清创术。其目的除了清除龈下牙石外，主要是使微生物数量大大减少，并搅乱菌斑生物膜的结构，改变龈下的微环境，使细菌不易重新附着。牙龈结缔组织有可能重新附着于根面，形成新附着。

经过彻底的洁治和龈下清创术后，临床上可见牙龈的炎症和肿胀消退，出血和溢脓停止，牙周袋变浅、变紧。袋变浅是由于牙龈退缩以及袋壁胶原纤维的新生，使牙龈变得致密，探针不再穿透结合上皮进入结缔组织内；也可能有新的结缔组织附着于根面。洁治和龈下清创术是牙周炎的基础治疗，它的彻底与否和整体治疗效果密切相关，任何其他治疗手段只应在此基础上实施。在龈下清创术6~8周后复查时，如果还有个别深牙周袋和炎症，还可以选择再次清创或进行手术。

3. 牙周手术　上述治疗后，若仍有较深的牙周袋并出血，或根面牙石不易彻底清除，炎症不能控制，则可进行牙周翻瓣手术。其优点是可以在直视下彻底刮除根面的牙石及不健康的肉芽组织，必要时还可修整牙槽骨的外形或截除患根、矫正软组织的外形等。对于牙周基础治疗后遗留的一些病理状态如根分叉病变、牙龈退缩等，也可通过手术进行治疗和纠正。手术后牙周袋变浅、炎症消退、骨质吸收停止、甚至可有少量骨修复。理想的手术效果是形成牙周支持组织的重新附着，即牙周膜的结缔组织细胞在根面沉积于新的牙骨质，并形成新的牙周膜纤维束将牙根与牙槽骨连接。这就是牙周组织的再生性手术，是目前临床和理论研究的热点，临床取得一定的成果，但效果有待进一步提高。

4. 松动牙固定术　有些重症患牙的松动严重，影响功能，或患牙动度持续加重，需要用各种材料和方法制成牙周夹板，将患牙与其相邻的稳固牙齿连接在一起，分散和减少患牙承受的咬合力，以改善咀嚼功能并有利于牙周组织的修复，有些病例在固定数月后，X 线片可见牙槽骨硬骨板变得致密。

夹板的设计除了要有效地固定松牙外，一定要有利于患者的菌斑控制操作，在前牙区还要注意美观。如果患者有缺失牙齿需要修复，而基牙或邻近的患牙因松动而需要固定，可用设计合理、制作良好的可摘式或固定式修复体来固定松动牙。有些病理性移位的松牙还可先用正畸方法将患牙复位排齐后再用夹板固定。

5. 调𬌗　如果 X 线片显示牙槽骨角形缺损或牙周膜增宽，就要对该牙做有无𬌗干扰的检查，例如有无扪诊时震颤，有无正中𬌗、前伸𬌗和侧方𬌗时的早接触，用蜡片法或咬合纸法查明早接触点的部位及大小等。有些个别牙的咬合干扰是可以用选磨的方法来纠正的，但对一些全口、复杂的咬合创伤则不宜用选磨法。选磨法是不可逆的治疗方法，磨除的牙体组织不能再恢复，因此必须慎重。

6. 拔除不能保留的患牙　严重而无法挽救的患牙应该及早拔除，以免影响治疗和增加再感染的机会。拔牙创的愈合可使原来的牙周破坏停止而出现修复性改变，这一转机对邻牙的治疗有着良好的影响。

7. 坚持维护期治疗　慢性牙周炎经过正规治疗后，一般能取得较好的效果。但是，由于菌斑的不断形成，炎症很容易复发。加上牙周炎本身受机体条件和环境因素的影响，可有不确定的活动周期，需要定期监测病情。患者自我菌斑控制的好坏也是至关重要，而且需要定时监测并清除重新沉积的牙石。因此，牙周炎长期疗效的保持取决于是否能定期复查和进行必要的后续治疗。复查间隔时间的确定须根据患者的病情以及菌斑控制的好坏来定，每次复查均应对患者进行必要的口腔卫生指导和预防性洁治。若有病情未被控制或加重的牙位，则应进行相应的进一步治疗。总之，牙周炎的治疗绝非一劳永逸的，维护期治疗是保持长期疗效的关键。

（二）全身治疗

慢性牙周炎除非出现急性症状，一般不需采用抗生素。对一些重症病例或对常规治疗反应不佳者可辅以抗生素。例如，口服甲硝唑 0.2g，每天 3 ~4 次，共服一周，也可与阿莫西林同用。有些患者有慢性系统性疾病，如糖尿病、心血管疾患等，应与内科医师配合，积极治疗和控制全身疾病，此类患者在进行复杂的牙周治疗前可适当给以抗生素，以防感染等并发症。成功的牙周治疗对糖尿病的控制也有积极意义。老年患者一般有全身疾病并服用药物（如抗凝剂、降糖药等），在治疗计划中应予重视。

大多数慢性牙周炎患者经过恰当的治疗后，病情可得到控制，但也有少数患者疗效很差。1978 年，Hirschfeld 等报告，对 600 名牙周炎患者追踪观察平均 22 年后，83% 患者疗效良好、13% 病情加重、4% 则明显恶化。过去把后两类患者称为难治性牙周炎或顽固性牙周炎。这些患者可能有特殊的致病菌，或牙体和牙周病变的形态妨碍了彻底地清除病源刺激物。有人报告此类患者常为重度吸烟者。需要针对个体的特异危险因素制订相应的治疗方案。自 1980 年代以后，牙周治疗的手段有了明显的进步，牙周炎的远期疗效也有了明显的提高。

（冯　良）

第六节 侵袭性牙周炎

侵袭性牙周炎（aggressive periodontitis，AgP）是一组在临床表现和实验室检查（包括化验和微生物学检查）均与慢性牙周炎有区别的、相对少见的牙周炎。其主要特点是发生在较年轻者（青春期前后或30岁以下者），且牙周支持组织破坏迅速而严重。在20世纪初曾称该病为牙周变性，认为是由于组织变性在先，炎症是继发的。但此说缺乏科学的证据。20世纪60年代，根据患者多为青少年，故命名为青少年牙周炎。1989年的分类又将青少年牙周炎与快速进展性牙周炎和青春前期牙周炎合称为早发性牙周炎。实际上这类牙周炎虽多发于青少年，但也可见于成年人；病情发展较迅猛，但也可转为间断性的静止期，而且临床上对发病时间和进展速度也不易准确判断。因此，在1999年的国际研讨会上，学者们建议不以年龄为限，而强调病势的严重，故更名为侵袭性牙周炎。

一、侵袭性牙周炎的危险因素

对侵袭性牙周炎的病因尚未完全明了，大量的病因证据主要来源于过去对青少年牙周炎的研究结果。现在认为可能某些特定微生物的感染及机体防御能力的缺陷，是引起侵袭性牙周炎的主要两个因素。

（一）微生物

国外大量的研究表明伴放线菌聚集杆菌（Aa，旧称伴放线放线杆菌）是侵袭性牙周炎的主要致病菌，其主要依据如下：

（1）从局限性青少年牙周炎患牙的龈下菌斑中可分离出Aa，阳性率高达90%～100%，而慢性牙周炎或健康人则检出率和比例明显得低。牙周治疗可使龈下菌斑中的Aa明显减少或消失，当病变复发时，该菌又复出现。

（2）伴放线聚集杆菌产生多种对牙周组织有毒性和破坏作用的毒性产物，例如白细胞毒素，能损伤乃至杀死中性粒细胞和单核细胞，并引起动物的实验性牙周炎。Aa还能入侵牙周组织，造成更严重的破坏。

（3）患者的血清和龈沟液中有明显升高的抗Aa抗体，牙龈局部和龈沟液内也产生大量的特异抗体甚至高于血清水平，说明牙龈局部也可发生对该菌的免疫反应。多种细胞还可被Aa产生的内毒素激活而产生大量的细胞因子，引发炎症反应。

关于Aa的研究结果主要来自西方国家，尤其是非洲裔患者。而中国和日本等亚洲国家的研究则未能证实Aa为优势菌，或是所检出的Aa为低毒性株。国内学者主要分离出牙龈卟啉单胞菌、福赛坦菌、中间普氏菌、具核梭杆菌等。这可能是由于重症侵袭性牙周炎患者的深牙周袋微生态环境发生了改变，使一些专性厌氧菌成为优势菌，而Aa作为微需氧菌，不再占主导；也有可能确实存在着种族和地区的差异。

近年来有些学者报告，从牙周袋内分离出的病毒、真菌甚至原生动物，可能与本病有关。

（二）全身背景

1. 白细胞功能缺陷　曾有研究报告本病患者有周缘血中的中性粒细胞和（或）单核细胞的趋化功能降低，吞噬功能也有障碍，而此种功能缺陷并不导致全身其他部位的感染性疾病。此缺陷可能带有家族性。国内的研究并未发现侵袭性牙周炎有白细胞功能障碍。

2. 遗传背景　本病有种族易感性的差异，如有人报告15～19岁的英国学生中，局限性青少年牙周炎的总患病率为0.1%，其中白种人为0.02%、非洲裔人为0.8%、亚裔人为0.2%。而且本病有家族聚集现象，同一家庭中可有数代人患病，或患者的同胞中有患本病者，说明可能有遗传背景。有关本病基因特点的研究方兴未艾，现被认为是多基因的复杂疾病。

3. 牙骨质和牙根发育异常　Gottlieb曾提出本病的原因是牙骨质的形成受到抑制，妨碍了牙周膜纤维附着于牙体。此后有少量报道，发现局限性青少年牙周炎患者的牙根尖而细，牙骨质发育不良，甚至无牙骨质，不仅已暴露于牙周袋内的牙根如此，在其根方尚未发生病变处的牙骨质也有发育不良。说明这种缺陷不是疾病的结果，而是发育中的问题。国内有报告侵袭性牙周炎患者出现单根牙牙根形态异常的概率高于牙周健康者和慢性牙周炎患者，有牙根形态异常的牙，其牙槽骨吸收重于形态正常者。

（三）环境和行为因素

吸烟的量和持续时间是影响年轻人牙周破坏范围的重要因素之一。吸烟的广泛型侵袭性牙周炎患者比不吸烟的广泛型侵袭性牙周炎患者患牙数目多、附着丧失量也多。吸烟对局限型患者的影响相对较小。口腔卫生的好坏也对疾病有影响。

总之，现代的观点认为牙周炎不是由单一种细菌引起的，而是多种微生物共同和相互作用；高毒性的致病菌是必需的致病因子，而高易感性宿主的防御功能低下和（或）过度的炎症反应所导致牙周组织的破坏是发病的重要因素；吸烟、遗传基因等调节因素也可能起一定的促进作用。

二、组织病理学改变

光学显微镜下，侵袭性牙周炎的组织学变化与慢性牙周炎无明显区别，均为以浆细胞为主的慢性炎症细胞浸润。电镜观察到在袋壁上皮、牙龈结缔组织甚至牙槽骨的表面可有细菌入侵，主要为革兰阴性菌及螺旋体。近年还有学者报告，中性粒细胞和单核细胞对细菌的过度反应，密集的白细胞浸润及过量的细胞因子和炎症介质表达，可能导致严重的牙周炎症和破坏。

三、临床表现

根据患牙的分布可将侵袭性牙周炎分为局限型（LAgP）和广泛型（GAgP）。局限型大致相当于过去的局限型青少年牙周炎；广泛型相当于过去的弥漫型青少年牙周炎和快速进展性牙周炎。局限型侵袭性牙周炎和广泛型侵袭性牙周炎的临床特征有相同之处，也各有其不同处。在我国，典型的局限型侵袭性牙周炎较为少见，一方面可能由于患者就诊较晚，病变已蔓延至全口多个牙；另一方面可能由于种族背景差异。

（一）局限型侵袭性牙周炎

1. 年龄与性别　本病患者一般年龄在 30 岁以下，发病可始于青春期前后（有文献报告 11 ~ 13 岁），也可发生于乳牙列。因早期症状不明显，患者就诊时常已 20 岁左右。患者女性多于男性，但也有人报告年幼者以女性为多，稍长后性别无差异。

2. 快速进展的牙周组织破坏　快速的牙周附着丧失和骨吸收是 AgP 的主要特点。严格来说，“快速”的确定应依据在两个时间点所获得的临床记录或 X 线片来比较和判断，然而此种资料不易获得。临床上常根据“严重的牙周破坏发生在较年轻的患者”来作出“快速进展”的判断。有人估计本型患者的牙周破坏速度比慢性牙周炎快 3 ~ 4 倍，患者常在 20 岁左右即已需拔牙或有患牙自行脱落。一部分患者的牙周破坏可自限或转入静止期。

3. 菌斑牙石的量　牙周组织的破坏程度与局部刺激物的量不成比例是本病一个突出的表现。患者的菌斑、牙石量很少，牙龈表面的炎症看似轻微，但却已有深牙周袋和骨质破坏；牙周袋内有牙石和菌斑，也有探诊后出血；晚期还可发生牙周脓肿。

4. 好发牙位　1999 年新分类法规定，局限型侵袭性牙周炎的特征是“局限于第一恒磨牙或切牙的邻面有附着丧失，至少波及两个恒牙，其中一个为第一磨牙。其他患牙（非第一磨牙和切牙）不超过两个”。换言之，典型病例的病变局限于第一恒磨牙和上下切牙，多为左右对称。X 线片可见第一磨牙的近远中均有垂直型骨吸收，形成典型的“弧形吸收”，在切牙区多为水平型骨吸收。但早期的患者不一定波及所有的切牙和第一磨牙。

5. 早期出现牙齿松动和移位　在表面炎症不明显的情况下，患牙已可出现松动、咀嚼无力。切牙可向唇侧远中移位，呈扇形散开排列，出现牙间隙，多见于上、下前牙。后牙可出现不同程度的食物嵌塞。

6. 家族聚集性　家族中常有多代、多人患本病，说明有一定的遗传背景。但也有一些学者认为是由于牙周致病菌在家族中的传播所致。临床上并非每位 LAgP 患者均有家族史。

7. 全身健康情况　侵袭性牙周炎患者一般全身健康，无明显的系统性疾病，但部分患者可能有中性粒细胞及（或）单核细胞的功能缺陷。多数患者对常规治疗如刮治和全身药物治疗有明显的疗效，但也有少数患者经积极治疗仍效果不佳，病情迅速加重直至牙齿丧失。

（二）广泛型侵袭性牙周炎

顾名思义，广泛型侵袭性牙周炎（GAgP）患者受累的患牙数较多，1999 年分类法规定其特征为“广泛的邻面附着丧失，侵犯第一磨牙和切牙以外的牙数在三颗以上”，实际上本型通常累及全口大多数牙。主要发生于 30 岁以下的年轻人，但也可见于 35 岁以上者。性别无明显差异。全口牙龈有明显的炎症，呈鲜红色，并可伴有龈缘区肉芽性增殖，易出血，可有溢脓。多数患者有大量的菌斑和牙石，有些患者曾接受过不彻底的治疗（如只做龈上洁治或单纯服用抗生素）也可表现为龈上牙石不多、牙龈红肿不明显等，但龈下牙石较多，且探诊后出血明显，或有溢脓。X 线片显示全口多数牙有牙槽骨破坏，范围超过切牙和第一磨牙。有一些广泛型侵袭性牙周炎患者显示在切牙和第一磨牙区的骨质吸收较其他牙为重，且呈现弧形吸收的方式，有人认为可能该患者是由局限型发展而来。

患者一般对常规治疗如龈下清创术和全身药物治疗有很好的疗效，但也有少数患者经基础治疗后效果不佳，需要接受药物或手术等综合治疗。也有文献报告一些病例在重度病变的基础上可有间歇的静止期。

广泛型和局限型侵袭性牙周炎究竟是两个独立的类型，抑或广泛型侵袭性牙周炎是局限型发展和加重的结果，尚不肯定。有一些研究结果支持两者为同一疾病不同阶段的观点。例如：①局限型以年幼的围青春期者较多，而广泛型多为 30 岁左右的年轻人，患牙数目增多；②局限型患者血清中的抗 Aa 特异抗体 IgG 水平明显地高于广泛型患者，起保护作用的 IgG2 亚类水平也高于广泛型。可能机体对致病菌挑战（challenge）所产生的免疫反应使感染局限，而广泛型患者的抗体反应较弱，使感染得以扩散；③有些广泛型侵袭性牙周炎患者的第一磨牙和切牙病情较其他患牙重，且有典型的“弧形吸收”影像，提示这些患者可能由局限型病变发展而来。然而，1999 年分类法提出的“对病原菌的血清抗体反应较弱是广泛型 AgP 的特异性表现”一说，在国内的数项研究中并未得到证实。国内近期的研究显示，切牙，磨牙型 AgP 患者的抗 Aa 血清 c 型抗体滴度与非切牙一磨牙型 AgP 患者无显著性差异，这可能与 Aa 不是国人的主要致病菌有关。近来有学者提出局限型和广泛型可能是同一疾病的不同表型，或者说不同类型的 AgP 具有共同的临床表征。

四、诊断要点

患者初起时无明显症状，待就诊时多已为晚期。因此应注重本病的早期发现和早期诊断。如果一名青春期前后的年轻患者，菌斑、牙石等刺激物不多，炎症不明显，但出现有少数牙松动、移位或邻面深袋伴有附着丧失，局部刺激因子与病变程度不一致，则应引起重视。重点检查切牙及第一磨牙的邻面，并拍摄 X 线片，殆翼片有助于发现早期病变。早期诊断及治疗对保留患牙和控制病情极为重要。对于侵袭性牙周炎患者的亲属进行牙周检查，也有助于早期发现其他病例。

临床上常以年龄（35 岁以下）和全口大多数牙的重度牙周破坏，作为诊断侵袭性牙周炎的标准，也就是说牙周破坏程度与年龄不相称。但必须明确的是，并非所有年轻患者的重度牙周炎均可诊断为侵袭性牙周炎，应先排除一些明显的局部和全身因素。如：①是否有严重的错殆导致咬合创伤，加速了牙周炎的病程；②是否曾接受过不正规的正畸治疗，或在正畸治疗前未认真治疗已存在的牙周病；③有无食物嵌塞、邻面龋、牙髓及根尖周病、不良修复体等局部促进因素加重了菌斑堆积，造成牙龈的炎症和快速的附着丧失；④有无伴随的全身疾病，如未经控制的糖尿病、白细胞黏附缺陷、HIV 感染等。上述①～③的存在可以加速慢性牙周炎的牙槽骨吸收和附着丧失。如有④则应列入伴有全身疾病的牙周炎中，其治疗也不仅限于口腔科。如有条件检测患者周缘血中的中性粒细胞和单核细胞的趋化及吞噬功能、血清 IgG2 水平，或行微生物学检测，则有助于诊断。有时阳性家族史也有助于诊断本病（表6－1）。

表6－1　侵袭性牙周炎的诊断要点

1. 年龄一般在35岁以下，但也可见于年龄稍大者
2. 无明显的全身疾病
3. 年轻人严重的骨吸收和附着丧失
4. 牙周组织破坏程度与菌斑及局部刺激量不一致
5. 家族聚集性

注：慢性牙周炎与侵袭性牙周炎的鉴别主要应排除后者（AgP）。

广泛型侵袭性牙周炎与重度慢性牙周炎虽然被定义为不同类型的疾病，但由于对侵袭性牙周炎的病因尚不完全明确，缺乏严格的鉴别标志，临床上对一些个体患者难以做到严格准确的鉴别，一般尽量严格控制侵袭性牙周炎的诊断。

五、治疗原则

（一）早期治疗，控制感染，控制危险因素

本病常导致患者早年失牙，因此特别强调早期、彻底的治疗，主要是彻底消除感染。同慢性牙周炎一样，洁治、刮治和龈下清创等基础治疗是必不可少的，且尽量在短时间内完成。多数患者对此有较好的疗效，但因为伴放线聚集杆菌及牙龈卟啉单胞菌等可入侵牙周袋壁，机械刮治不易彻底消除入侵的细菌，有的患者还需用药物或翻瓣手术清除组织内的微生物。还应尽量减轻和消除各种危险因素，例如戒烟、缓解精神压力等。有效地清除菌斑生物膜，并提高患者在自我控制菌斑和危险因素方面的依从性，是取得良好疗效的关键。

（二）抗生素的应用

Slots 等曾报告，本病单纯用刮治术不能消除进入到牙龈中的伴放线聚集杆菌，残存的微生物容易重新在牙根面定植，使病变复发。因此主张全身服用抗生素作为辅助疗法。文献报道在龈下刮治后口服甲硝唑（0.2g/每天3次，共7天）和羟氨苄青霉素（阿莫西林0.5g/每天3次，共7天），可辅助提高疗效，两者合用效果优于单一用药。在根面平整后的深牙周袋内放置缓释的抗菌制剂，也有良好疗效。文献报道，可减少龈下菌斑的重新定植，减少病变的复发。但如果单独用药而不做龈下刮治，则药物不能充分达到菌斑内部起到杀灭微生物的作用，病因未除，病情仍易复发。因为只有通过刮治过程把龈下菌斑生物膜的结构搅乱并大量清除之，此时药物才容易发挥进一步清除菌斑的作用。因此，无论局部或全身应用抗生素都只能是辅助作用，绝不能替代基础治疗，而且应在刮治后同时应用。

（三）调整机体防御功能

宿主对细菌感染的防御反应在侵袭性牙周炎的发病和发展方面起重要的作用。近年来人们试图通过调节宿主的免疫和炎症反应过程来减轻或治疗牙周炎。例如小剂量的多西环素可抑制胶原酶，非甾体类抗炎药（NSAID）可抑制花生四烯酸产生前列腺素，阻断和抑制骨吸收，这些均有良好的前景。祖国医学强调全身调理，国内有些学者报告用六味地黄丸为基础的固齿丸（膏），在牙周基础治疗后服用数月，可提高疗效和明显减少复发率。服药后，患者的白细胞趋化和吞噬功能以及免疫功能也有所改善。此外，吸烟是牙周炎的危险因素，应劝患者戒烟。还应努力发现和调整其他全身因素及宿主防御反应方面的缺陷。

（四）多种手段的综合治疗

重症牙周炎会造成失牙、牙松动移位、咀嚼功能降低、影响美观等，因此，治疗不仅限于控制感染，还应动用正畸、修复、种植、牙髓治疗等多种手段尽量恢复患牙的功能和美观。在炎症和组织破坏控制后，可用正畸方法将移位的牙复位排齐，但正畸过程中务必加强菌斑控制和牙周病情的监控，加力也宜轻缓。牙体或牙列的修复也要注意应有利于菌斑控制。

（五）定期维护，防止复发

一般认为侵袭性牙周炎病情“凶险”、进展较快，若治疗不及时或不当，会导致早年失牙的严重后果。因此，在治疗对策上应“从早、从快、求彻底”。广泛型侵袭性牙周炎治疗后较易复发（国外报告复发率约为1/4），疗效能否长期保持取决于患者自我控制菌斑和定期复查的依从性，也就是说定期的病情监测和必要的后续治疗是保持长期疗效的关键。根据每位患者菌斑和炎症的控制情况，制定个体化的复查间隔期。基础治疗刚结束时为每1~2个月一次，6个月后若病情稳定可逐渐延长间隔。复查时若发现有炎症复发或病情加重的牙位，应重新全面评估局部和全身的危险因素和促进因子，并制定相应的治疗措施，如必要的再刮治、手术或用药等。

总之，牙周炎是一组临床表现为慢性炎症和支持组织破坏的疾病，它们都是感染性疾病，具有个体特异性，有些人长期带菌却不发病，而另一些人却发生牙龈炎或牙周炎。牙周感染与身体其他部位的慢性感染有相同之处，但又有其独特之处，主要是由牙体、牙周组织的特点所决定。龈牙结合部直接暴露在充满各种微生物的口腔环境中，细菌生物膜长期不断地定植于表面坚硬且不脱落（non - shedding）的牙面上，又有丰富的来自唾液和龈沟液的营养；牙根及牙周膜、牙槽骨则是包埋在结缔组织内，与全身各系统及组织有密切的联系，宿主的防御系统能达到牙周组织的大部分，但又受到一定的限制。这些都决定着牙周炎的慢性、不易彻底控制、容易复发、与全身情况有双向影响等特点。

牙周炎是多因素疾病，决定着发病与否和病情程度的因素有微生物的种类、毒性和数量，宿主对微生物的应战能力，环境因素（如吸烟、精神压力等），某些全身疾病和状况的影响（如内分泌、遗传因素）等。有证据表明牙周炎也是一个多因素疾病，不是由单个因素所决定的。

牙周炎在临床上表现为多类型（CP、AgP等）。治疗主要是除去菌斑及其他促进因子，但对不同类型、不同阶段的牙周炎及其并发病变，需要使用多种手段（非手术、手术、药物、正畸、修复等）的综合治疗。

牙周炎的治疗并非一劳永逸的，而需要终生维护和必要的重复治疗。最幸运和重要的一点是：牙周炎和牙龈炎都是可以预防的疾病，通过公众自我保护和定期就诊意识的加强、防治条件的改善及口腔医务工作者不懈的努力，牙周病是可以被消灭和控制的。

（冯　良）

第七节　反映全身疾病的牙周炎

在1989年制定的牙周炎分类法中，有一项“伴有全身疾病的牙周炎”。它是指一组伴有全身性疾病的、有严重而迅速破坏的牙周炎。1999年的分类法基本保留了此范畴，而将名称改为“反映全身疾病的牙周炎”。这个改动似乎更强调了它所涵盖的是一组以牙周炎作为其突出表征之一的全身疾病，而不仅仅是“相伴”或某些全身因素（如内分泌、药物等）对牙周炎的影响。

属于本范畴的牙周炎主要有两大类，即血液疾病（白细胞数量和功能的异常、白血病等）和某些遗传性疾病。本章重点介绍一些相对较常见而重要的全身疾病在牙周组织的表现。

一、掌跖角化 - 牙周破坏综合征

本病又名Papillon - Lefevre综合征，由这两人在1924年首次报告本病。其特点是手掌和足跖部的皮肤过度角化、牙周组织严重破坏，故由此得名。有的病例还伴有硬脑膜的钙化。患者全身一般健康，智力正常。本病罕见，患病率为（1~4）/100万。

（一）病因

（1）本症的菌斑成分与慢性牙周炎的菌斑较类似，而不像侵袭性牙周炎。在牙周袋近根尖区域有大量的螺旋体，在牙骨质上也黏附有螺旋体。有人报告，患者血清中有抗伴放线聚集杆菌的抗体，袋内可分离出该菌。

(2) 本病为遗传性疾病，属于常染色体隐性遗传。父母不患该症，但可能为血缘婚姻（约占23%），双亲必须均携带常染色体基因才使其子女患本病。患者的同胞中也可有患本病者，男女患病机会均等。有人报告本病患者的中性粒细胞趋化功能异常。

（二）病理

与慢性牙周炎无明显区别。牙周袋壁有明显的慢性炎症，主要为浆细胞浸润，袋壁上皮内几乎见不到中性粒细胞。破骨活动明显，成骨活动很少。患牙根部的牙骨质非常薄，有时仅在根尖区存在较厚的有细胞牙骨质。X 线片见牙根细而尖，表明牙骨质发育不良。

（三）临床表现

皮损及牙周病变常在 4 岁前共同出现，有人报告，可早在出生后 11 个月。皮损包括手掌、足底、膝部及肘部局限的过度角化，鳞屑，皲裂，有多汗和臭汗。约 1/4 患者有身体他处的感染。牙周病损在乳牙萌出不久即可发生，深牙周袋炎症严重，溢脓、口臭、骨质迅速吸收，在 5 ~6 岁时乳牙即相继脱落，创口愈合正常。待恒牙萌出后又发生牙周破坏，常在 10 多岁时自行脱落或拔除。有的患者第三磨牙也会在萌出后数年内脱落，有的则报告第三磨牙不受侵犯。

（四）治疗原则

对于本病，常规的牙周治疗效果不佳，患牙的病情常持续加重，直至全口牙拔除。有人报告，对幼儿可将其全部乳牙拔除，当恒切牙和第一恒磨牙萌出时，再口服 10 ~14 天抗生素，可防止恒牙发生牙周破坏。若患儿就诊时已有恒牙萌出或受累，则将严重患牙拔除，重复多疗程口服抗生素；同时进行彻底的局部牙周治疗，每 2 周复查和洁治一次，保持良好的口腔卫生。在此情况下，有些患儿新萌出的恒牙可免于罹病。这种治疗原则的出发点是基于本病是伴放线菌聚集杆菌或某些致病微生物的感染，而且致病菌在牙齿刚萌出后即附着于该牙面。在关键时期（如恒牙萌出前）拔除一切患牙，造成不利于致病菌生存的环境，以防止新病变的发生。这种治疗原则取得了一定效果，但病例尚少，仍须长期观察，并辅以微生物学研究。患者的牙周炎控制或拔牙后，皮损仍不能痊愈，但可略减轻。

二、Down 综合征

本病又名先天愚型，或染色体 21 - 三体综合征。

（一）病因

为一种由染色体异常所引起的先天性疾病。一型是典型的染色体第 21 对三体病，有 47 个染色体；另一型为只有 23 对染色体，第 21 对移到其他染色体上。本病可有家族性。患者的龈下菌斑微生物与一般牙周炎患者并无明显区别。牙周病情的快速恶化可能与中性粒细胞的趋化功能低下有关，也有报告白细胞的吞噬功能和细胞内杀菌作用也降低。

（二）临床表现

患者有发育迟缓和智力低下。约 50% 患者有先天性心脏病，约 15% 患儿于 1 岁前夭折。面部扁平、眶距增宽、鼻梁低宽、颈部短粗，常有上颌发育不足、萌牙较迟、错𬌗畸形、牙间隙较大、系带附着位置过高等。几乎 100% 的患者均有严重的牙周炎，且其牙周破坏程度远超过菌斑、牙石等局部刺激物的量。本病患者的牙周破坏程度重于其他非先天愚型的弱智者。全口牙齿均有深牙周袋及炎症，下颌前牙较重，有时可有牙龈退缩。病情迅速加重，有时可伴坏死性龈炎。乳牙和恒牙均可受累。

（三）治疗原则

对本病的治疗无特殊。彻底的常规牙周治疗和认真控制菌斑，可减缓牙周破坏。但由于患儿智力低下，常难以坚持治疗。

三、糖尿病

1999 年的牙周病分类研讨会上，专家们认为糖尿病可以影响牙周组织对细菌的反应性。他们把

“伴糖尿病的牙龈炎”列入“受全身因素影响的菌斑性牙龈病”中，然而在“反映全身疾病的牙周炎”中却未列入糖尿病。

（一）病因

糖尿病是与多种遗传因素有关的内分泌异常。由于胰岛素的生成不足、功能不足或细胞表面缺乏胰岛素受体等机制，患者产生胰岛素抵抗，引起血糖水平升高，糖耐量降低。糖尿病与牙周病在我国的患病率都较高，两者都是多基因疾病，都有一定程度的免疫调节异常。对于两者之间的关系，是人们长期研究的课题。

（二）临床表现

在口腔科临床上看到的大多为Ⅱ型糖尿病患者，他们的糖尿病主要影响牙周炎的发病和严重程度。尤其是血糖控制不良的患者，其牙周组织的炎症较重，龈缘红肿呈肉芽状增生，易出血和发生牙周脓肿。牙槽骨破坏迅速，导致深袋形成和牙松动，牙周治疗后也较易复发。血糖控制后，伴发的牙周病变会有所好转，但牙周炎不会消失。有学者提出将牙周炎列为糖尿病的第六并发症（其他并发症为肾病变、神经系统病变、视网膜病变、大血管病变、创口愈合缓慢）。

（三）治疗原则

糖尿病患者中牙周炎的发生率和程度均高于非糖尿病患者群，尤其是那些糖代谢控制不佳者，他们对常规牙周治疗的反应也欠佳。血糖控制极差的患者（空腹血糖 >11.4mmol/L）牙科治疗后感染概率增大，建议仅做对症急诊处理（脓肿切开引流，全身辅助抗生素应用，口腔卫生指导，局部用药，袋内放置，冲洗，漱口剂），并建议到内分泌科就诊，待血糖控制后再开始牙周常规治疗。

血糖控制良好的糖尿病患者，其对基础治疗的疗效与无糖尿病的、牙周破坏程度相似的患者无明显差别。近年来国内外均报告，彻底有效的牙周治疗不仅使牙周病变减轻，还可使糖尿病患者血液中的糖化血红蛋白（HbA1c）和 TNF-α 平显著降低，胰岛素的用量可减少，龈沟液中的弹力蛋白酶水平下降。这从另一方面支持牙周炎与糖尿病的密切关系。但也有学者报告，除牙周基础治疗外，还需全身或局部应用抗生素，才能使糖化血红蛋白下降。一般而言，对糖尿病患者的牙周治疗宜采取多次、短时、非手术治疗为主的基本原则；在初期以应急处理为主，待血糖水平控制较为稳定或内科治疗保障条件下再开始复杂治疗。

四、艾滋病

1987 年，Winkler 等首先报告 AIDS 患者的牙周炎，患者在 3～4 个月内牙周附着丧失可达 90%。目前认为与 HIV 有关的牙周病损主要有两种。

（一）临床表现与诊断

1. 线形牙龈红斑　在牙龈缘处有明显的、鲜红的、宽 2～3mm 的红边，在附着龈上可呈瘀斑状，极易出血，此阶段一般无牙槽骨吸收。现认为该病变是由于白色念珠菌感染所致，对常规治疗反应不佳。对线形牙龈红斑的发生率报告不一，它有较高的诊断意义，可能为坏死性溃疡性牙周炎的前驱。但此种病损也可偶见于非 HIV 感染者，需仔细鉴别。

2. 坏死性溃疡性牙周病　1999 年的分类认为尚不能肯定坏死性溃疡性牙龈炎（NUG）和坏死性溃疡性牙周炎（NUP）是否是两个不同的疾病，因此主张将两者统称为坏死性溃疡性牙周病。

（二）鉴别诊断

AIDS 患者所发生的坏死溃疡性牙龈炎（NUG）临床表现与非 HIV 感染者十分相似，但病情较重，病势较凶，需结合其他检查来鉴别。坏死性溃疡性牙周炎（NUP）则可由于患者抵抗力极度低下而从坏死性溃疡性牙龈炎迅速发展而成，也可能是在原有的慢性牙周炎基础上，坏死性溃疡性牙龈炎加速和加重了病变。在 HIV 感染者中坏死性溃疡性牙周炎的发生率在 4%～10%。坏死性溃疡性牙周炎患者的骨吸收和附着丧失特别严重，有时甚至有死骨形成，但牙龈指数和菌斑指数并不一定相应增高。换言之，在局部因素和炎症并不太重，而牙周破坏迅速，且有坏死性龈病损的特征时，应引起警惕，注意寻找其全身背景。有人报告，坏死性溃疡性牙周炎与机体免疫功能的极度降低有关，T辅助细胞（$CD4^+$）的计数与附着丧失程度呈负相关。正常人的$CD4^+$计数为600～1 000/mm^3，而AIDS合并坏死性溃疡性牙周炎的患者则明显降低，可低至100/mm^3以下，此种患者的短期死亡率较高。严重者还可发展为坏死性溃疡性口炎。

AIDS在口腔黏膜的表现还有毛状白斑、白色念珠菌感染、复发性口腔溃疡等，晚期可发生Kaposi肉瘤，其中约有1/2可发生在牙龈上，必要时可作病理检查以证实。

如上所述，线形牙龈红斑、坏死性溃疡性牙龈炎、坏死性溃疡性牙周炎、白色念珠菌感染等均可发生于正常的无HIV感染者，或其他免疫功能低下者。因此不能仅凭上述临床表征就作出艾滋病的诊断。口腔科医师的责任是提高必要的警惕，对可疑的病例进行恰当和必要的化验检查，必要时转诊。

（三）治疗原则

坏死性牙龈炎和坏死性牙周炎患者均可按常规的牙周治疗，如局部清除牙石和菌斑，全身给以抗生素，首选为甲硝唑200mg，每天3～4次，共服5～7天，它比较不容易引起继发的真菌感染；还需使用0.12%～0.2%的氯己定含漱液，它对细菌、真菌和病毒均有杀灭作用。治疗后疼痛常可在24～36小时内消失。线形牙龈红斑（LGE）对常规牙周治疗的反应较差，难以消失，常需全身使用抗生素。

（冯　良）

第八节　牙周脓肿

牙周脓肿是发生于牙周袋壁的急性局限性化脓性炎症，并非独立的疾病，而是牙周炎发展到中、晚期出现深牙周袋后的一个常见的伴发症状，可以发生于任何一型牙周炎。

一、发病因素

在下列情况下，易发生急性牙周脓肿：

（1）深牙周袋内壁的化脓性炎症向深部结缔组织扩展，而脓液不得向袋内排出时，即形成袋壁软组织内的脓肿。

（2）迂回曲折的、涉及多个牙面的深牙周袋，特别是累及根分叉区时，该处脓液及渗出物排出受阻。

（3）洁治或龈下刮治时，操作不当，感染或牙石碎片被推入牙周深部组织，或损伤牙龈组织。

（4）深牙周袋的刮治术不彻底，袋口虽然紧缩，但袋底处的炎症仍然存在，并得不到引流。

（5）牙根纵裂、牙髓治疗时根管或髓室底侧穿等牙体疾患，有时也可引起牙周脓肿。

（6）机体抵抗力下降或有严重的全身疾患，如糖尿病患者。

二、病理

镜下可见牙周脓肿形成于牙周袋壁。上皮水肿并有白细胞移出。结缔组织中有局限的生活或坏死的中性粒细胞浸润。坏死的白细胞释放各种酶，使周围的细胞和组织坏死、溶解，形成脓液，位于脓肿中心，周围有急性炎症反应。在脓肿组织内的细菌主要为革兰阴性球菌、梭杆菌和螺旋体等。

三、临床表现

急性牙周脓肿发病突然，在患牙的唇颊侧或舌腭侧牙龈形成椭圆形或半球状的肿胀突起。牙龈发红、水肿，表面光亮。脓肿的早期，炎症浸润广泛，使组织张力较大，疼痛较剧烈，可有搏动性疼痛。因牙周膜水肿而使患牙有“浮起感”，叩痛，松动明显。

脓肿的后期，脓液局限，脓肿表面较软，扪诊可有波动感，疼痛稍减轻，此时轻压牙龈可有脓液从袋内流出，或脓肿自行从表面破溃，肿胀消退。急性牙周脓肿患者一般无明显的全身症状，可有局部淋巴结肿大，或白细胞轻度增多。

脓肿可以发生在单个牙齿，磨牙的根分叉处较为多见，也可同时发生于多个牙齿，或此起彼伏。此种多发性牙周脓肿的患者十分痛苦，也常伴有较明显的全身不适。牙周脓肿由于位置较浅（与根尖脓肿和牙槽脓肿相比），多数能自行破溃引流，但在有全身疾病背景者，或存在其他不利因素时，也可有炎症范围扩散。

牙周脓肿一般为急性过程，并且可自行破溃排脓和消退，但急性期过后若未及时治疗，或反复急性发作，可成为慢性牙周脓肿。一般无明显症状，可见牙龈表面有窦道开口，开口处可以平坦，须仔细检查；也可呈肉芽组织增生的开口，压时有少许脓液流出。叩痛不明显，有时可有咬合不适感。

四、诊断与鉴别诊断

牙周脓肿的诊断应结合病史、临床表现和X片表现，主要应与牙龈脓肿及牙槽脓肿鉴别：

1. 牙周脓肿与龈脓肿的鉴别诊断　龈脓肿仅局限于龈乳头，呈局限性肿胀，探诊为龈袋，有时可探及刺入牙龈的异物，X线片示无牙槽骨吸收和破坏，仅需局部排脓引流，治疗效果较好。牙周脓肿是牙周支持组织的局限性化脓性炎症，有较深的牙周袋，X线片可显示牙槽骨吸收，在慢性牙周脓肿，还可见到牙周和根尖周围弥散的骨质破坏。

2. 牙周脓肿与牙槽脓肿的鉴别　二者的感染来源和炎症扩散途径不同，因此临床上表现的区别如下（表6－2）。

表6－2　牙周脓肿与牙槽脓肿的鉴别

症状与体征	牙周脓肿	牙槽脓肿
感染来源	深牙周袋	牙髓炎或根尖周炎
牙周袋	有	一般无
牙体情况	一般无龋	有龋齿或非龋疾病，或修复体
牙髓活力	有	无
脓肿部位	局限于牙周袋壁，较近龈缘	范围较弥散，中心位于龈颊沟附近
疼痛程度	相对较轻	较重
牙松动度	松动明显，消肿后仍松动	松动可轻，可重。治愈后可恢复稳固
叩痛	相对较轻	很重
X线相	牙槽骨嵴有破坏，可有骨下袋	根尖周围可有骨质破坏，也可无
病程	相对较短，一般3～4天可自溃	相对较长。脓液从根尖周围向黏膜排出需5～6天

表6－2所列只是一般情况下的鉴别原则，有时二者容易混淆。如牙周－牙髓联合病变时，根尖周围的炎症可向牙龈沟内排脓；长期存在的深牙周袋中的感染可逆行性引起牙髓坏死；牙周炎症兼有𬌗创伤时，既可形成窄而深的牙周袋，又可影响根尖孔区的血运而致牙髓坏死；有的牙周脓肿可以范围较大，波及龈颊移行沟处，或因脓肿张力较大，探诊时疼痛严重，使牙周袋不易被发现和探入，易被误诊为牙槽脓肿；有些慢性牙槽脓肿形成的瘘口位于靠近龈缘处，易误诊为牙周脓肿。总之，二者的鉴别诊断应依靠仔细地询问病史，对牙体、牙髓和牙周组织的检查以及X线片的综合分析。

五、治疗原则

急性牙周脓肿的治疗原则是消炎止痛、防止感染扩散以及使脓液引流。

（王凤娟）

第九节　白血病龈病损

白血病（leukemia）是造血系统的恶性肿瘤，各型白血病均可出现口腔表征，其中以急性非淋巴细胞白血病（或称急性髓样白血病）最常见。牙龈是最易侵犯的组织之一，不少病例是以牙龈肿胀和牙龈出血为首发症状，因此早期诊断往往是由口腔科医师所作出，应引起高度重视。

一、病因和病理

白血病的确切病因虽然至今不明，但许多因素被认为和白血病的发病有关，病毒可能是主要的因素。此外，尚有遗传因素、放射线、化学毒物或药物等因素。以往的研究已证实，C 型 RNA 肿瘤病毒或称反转录病毒是哺乳类动物，如小鼠、猫、牛、绵羊和灵长类动物自发性白血病的病因。这种病毒能通过内生的反转录酶按照 RNA 顺序合成 DNA 的复制品，即前病毒，当其插入宿主的染色体 DNA 中后可诱发恶变；遗传因素和某些白血病发病有关，白血病患者中有白血病家族史者占 8.1%，而对照组仅 0.5%。近亲结婚人群急性淋巴细胞白血病的发生率是普通人群的 30 倍；电离辐射有致白血病作用，其作用与放射剂量大小及辐射部位有关，一次较大剂量或多次小剂量均有致白血病作用；全身和放射野较大的照射，特别是骨髓受到照射，可导致骨髓抑制和免疫抑制，照射后数月仍可观察到染色体的断裂和重组。放射线能导致双股 DNA 可逆性断裂，从而使细胞内致瘤病毒复制和排出；在化学因素中，苯的致白血病作用较明确，且以急性粒细胞白血病和红白血病为主，烷化剂和细胞毒药物可致继发性白血病也较肯定。

白血病本身不会引起牙龈炎，而是由于白血病患者的末梢血中存在大量不成熟的无功能的白细胞，这些白细胞在牙龈组织内大量浸润积聚，使牙龈肿大，并非结缔组织本身的增生。患者由于全身衰弱和局部牙龈的肿胀、出血，使菌斑大量堆积，更加重了继发的炎症。引起牙龈过长的大多为急性或亚急性白血病，单核细胞性白血病较多见，慢性白血病一般无明显的牙周表现。

组织学所见为牙龈上皮和结缔组织内充满密集的、不成熟的白细胞，偶见正常中性白细胞、淋巴细胞和浆细胞。结缔组织高度水肿变性，胶原纤维被幼稚白细胞所代替。血管腔内可见白血病细胞形成栓塞，并常见坏死和假膜。细胞性质取决于白血病的类型。

二、临床表现

急性白血病患者多数存在口腔症状。患者常因牙龈肿胀，出血不止而首先到口腔科就诊。白血病的主要表现有以下几种。

（1）大多为儿童及青年患者。起病较急，表现为乏力，不同程度发热，热型不定，有贫血及显著的口腔和皮下、黏膜自发出血现象。

（2）口腔表现多为牙龈明显肿大，波及牙间乳头、边缘龈和附着龈，外形不规则呈结节状，颜色暗红或苍白（为病变白细胞大量浸润所致，并非牙龈结缔组织本身的增生）。

（3）有的牙龈发生坏死、溃疡，有自发痛、口臭、牙齿松动。

（4）牙龈和黏膜自发性出血，且不易止住。

（5）由于牙龈肿胀、出血，口内自洁作用差，使菌斑大量堆积，加重牙龈炎症。

（6）还可表现为牙齿松动、口臭、局部淋巴结肿大等，并有低热、乏力、贫血等全身症状。

三、诊断和鉴别诊断

1. 诊断　根据上述典型的临床表现，及时作血细胞分析及血涂片检查，发现白细胞数目异常（多数病例显著增高，个别病例减少）及形态的异常（如血涂片检查见大量幼稚细胞），便可作出初步诊断。骨髓检查可明确诊断。对于可疑患者还应注意其他部位，如皮肤、黏膜是否存在出血和瘀斑等。

2. 鉴别诊断　表现为牙龈肿大的龈病损应注意与牙龈的炎症性增生、药物性龈增生和龈纤维瘤病鉴别；以牙龈出血为主要表现的龈病损应与菌斑性龈炎和血液系统其他疾病鉴别。

四、治疗

（1）及时转诊至内科确诊，并与血液科医师密切配合治疗。

（2）切忌牙龈手术和活体组织检查。

（3）牙龈出血以保守治疗为主，压迫止血。局部可用止血药，如用含有肾上腺素的小棉球压迫止血，牙周塞治剂、云南白药等都可暂时止血。

（4）在全身情况允许时可进行简单的洁治术以减轻牙龈炎症，但应避免组织创伤。给含漱药，如0.12%氯己定、2%～4%碳酸氢钠液、1%～3%过氧化氢液及1%次氯酸钠液，并指导含漱。

（5）伴有脓肿时，在脓肿初期禁忌切开，待脓液形成时，尽可能不切开引流，以避免病情复杂化（感染扩散、出血不止、伤口不愈）。为减轻症状，可局部穿刺、抽吸脓液（仅脓液多时切开）手术时，避免过度挤压，切口过大。

（6）口腔卫生指导，加强口腔护理应指导患者使用软毛牙刷、正确地刷牙和使用牙线等，保持口腔清洁，减轻牙龈的炎症。每日2次使用0.12%～0.2%氯己定溶液漱口有助于减少菌斑，消除炎症。

（王凤娟）

第十节　翻瓣术

翻瓣术是用手术方法切开并翻起牙龈的黏膜骨膜瓣，切除袋内壁，在直视下刮净龈下牙石和肉芽组织，必要时可修整牙槽骨，然后将牙龈瓣复位、缝合，达到消除牙周袋，或使牙周袋变浅的目的。近年来的研究表明，只要能坚持菌斑控制和定期复查、复治，即使保留4mm左右的牙周袋，也可长期保持牙龈健康。因此，不应过分强调消灭牙周袋，而是使牙周袋减少深度，以利保持健康的牙龈。

一、适应证

应在基础治疗结束后6～12周时复查，确定是否需要手术。

（1）深牙周袋或复杂性牙周袋，经基础治疗后牙周袋仍≥5mm，且探诊出血者。

（2）牙周袋底超过膜龈联合界，不宜做牙周袋切除者。

（3）需修整骨缺损或行植骨术（或骨代用品）、种植体者。

（4）根分叉病变需直视下平整根面，并暴露根分叉，或需截除某一患根者。

二、手术步骤

1. 常规消毒，铺孔巾　传导阻滞麻醉或局部浸润麻醉。并在手术区每个牙间乳头作浸润麻醉，使乳头发白，可减少术中出血并加强麻醉效果。

2. 切口设计　翻瓣术的切口应根据手术目的以及需要暴露牙面及骨面的程度，最终将瓣复位的水平等因素来设计。

（1）水平切口：是指沿龈缘附近所做的近远中方向的切口，一般须包括术区患牙，并向近中和远中延伸，包括1～2个健康牙齿。目前多采用内斜切口。其优点是：①将袋内壁的上皮和炎症组织切除；②保留了牙周袋表面的附着龈；③使龈瓣边缘薄而易贴附牙面和骨面，愈合后牙龈外形良好。内斜切口共分三个步骤：

1）第一切口：也称内斜切口。一般在距龈缘1～2mm处进刀，使用11号或15号刀片。刀片与牙面呈10°角，刀尖指向根方，从术区的一端唇面开始，刀片以提插方式逐个牙移动，每次插入均达到牙槽嵴顶或其附近，并注意随时循牙龈的扇贝状外形改变刀片的方向，尤其在邻面处，应注意沿牙间乳头外形切，而不得将乳头切除。

2）第二切口：又称沟内切口。将刀片从袋底切入，直达牙槽嵴顶附近。目的是将欲切除的袋壁组织（包括炎症肉芽组织、结合上皮及其下方的部分纤维结缔组织）与牙面分离。

3）第三切口：亦称牙间切口。在第二切口之后，可用钝剥离器或匙形刮治器插入第一切口处，将龈瓣略从骨面分离，以暴露第一切口的最根方。然后将刀片与牙面垂直，水平地切断已被分离的袋壁组织，除沿颊、舌面外，重点应伸入邻间隙，从颊舌方向将欲切除的牙间乳头从牙面断离。

上述3个切口中，第一切口是关键切口。该切口与龈缘的距离需视手术目的而定（图6－1）。如做改良 Widman 翻瓣术，或根向复位瓣术，需尽量保留牙龈外侧的附着龈，故第一切口应距龈缘较近，甚至从龈嵴处切入；而在附着龈较宽的后牙，为了消除牙周袋，则可从距龈缘较远处切入。在牙龈肥厚增生的部位，也可用内斜切口与牙龈切除术合并，以保存部分附着龈。

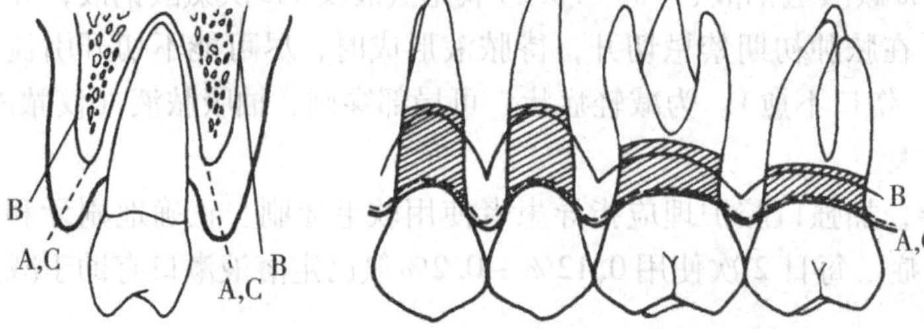

图6－1　内斜切口的不同水平

A. 改良 Widman 翻瓣术；B. 嵴顶原位复位瓣；C. 根向复位瓣

（2）纵向切口：为了更好地暴露牙根和骨面，可在水平切口的近中端或两端做纵切口。一般在舌腭侧避免做纵切口。在唇（颊）面纵切口应位于比较健康的邻牙轴角处，一般将龈乳头包括在龈瓣内，以利术后缝合。纵切口禁忌位于牙间乳头中央或在唇颊面中央处（图6－2）。改良 Widman 翻瓣术因不暴露牙槽骨一般不需做纵切口，必要时可将水平切口延长1～2个牙，即可将牙根充分暴露。若需行骨成形术或根向复位瓣，则须做纵切口，且应长达膜龈联合的根方接近移行沟处。在近、远中侧均作纵切口时，应注意使龈瓣的基底部略大于龈缘处，略呈梯形，以利龈瓣的血运，这点在单个牙的翻瓣术时尤应注意。

（3）保留龈乳头切口：在牙间乳头的近远中径较宽的前牙区或需做植骨术的后牙区，可将整个牙龈乳头保持在某一侧的龈瓣上，而不是被分为颊、舌两部分。其优点是减少术后牙间乳头的退缩，有利美观，而且对邻面植骨处覆盖较严密，避免植入物脱落或感染。切口方法为将每个术区患牙均做环行的沟内切口，不切透牙龈乳头，一般将完整保留的牙间乳头连在唇（颊）侧瓣上。此时在腭侧距龈乳头顶端至少5mm处做一弧形切口，贯通其两侧邻牙的轴角，并用尖柳叶刀从弧形切口处伸入并指向唇面，切透该龈乳头基底部的1/2～2/3，然后即可将该乳头从腭侧分离开，而通过该牙间隙被翻到唇（颊）侧，并随唇侧龈瓣被翻起。

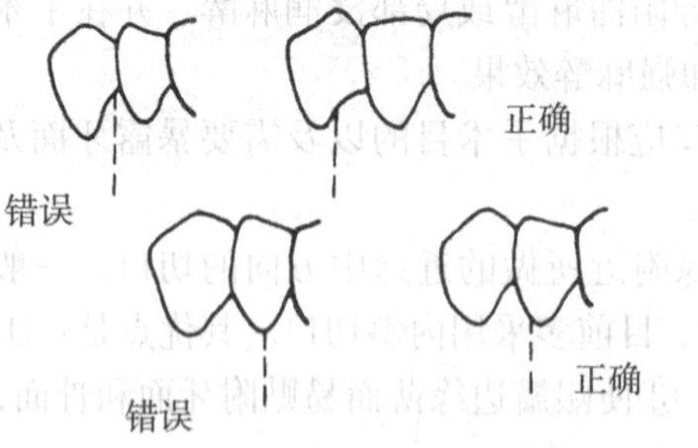

图6－2　纵向切口的位置

3. 翻起龈瓣　大多数情况下，翻起的是黏膜骨膜瓣，也称为全厚瓣，可用钝的分离器沿牙槽骨将骨膜连同龈瓣一同翻起，暴露病变区。

在一些膜龈手术时，以及牙槽骨板很薄或有“开窗”时，为了保护牙槽嵴免于因暴露而吸收，可做半厚瓣，即龈瓣只包括表面上皮及下方的一部分结缔组织，深部的结缔组织连同其下的骨膜仍覆盖于牙槽骨上。半厚瓣是在做完第一切口后，再用锐利的11号或15号刀片将龈瓣锐分离。此法需要一定的技巧，并只适用于牙龈较厚处。

4. 刮除领圈组织及肉芽　用宽的镰形洁治器刮除已被分离的领圈状袋内壁及肉芽组织，此时出血即可明显减少，术野清晰。

5. 根面预备　在去除肉芽组织之后，应仔细地平整根面。在直视下刮净牙根表面的牙石及含有内毒素的牙骨质，使根面光滑平整。注意根分叉区的牙石要刮净。在去除根面及根分叉部位的牙石时，多用手工器械，也可使用超声器械，以提高效率，但手机及工作头必须消毒灭菌。

6. 修整软组织瓣并复位　清除和修剪龈瓣内面尤其是龈乳头内侧残留的肉芽组织和上皮，并观察龈瓣外形是否恰当，能否覆盖骨面。修剪完毕后，用生理盐水冲洗创口，仔细检查无残留牙石及肉芽组织后，将龈瓣复位，用湿纱布在表面轻压2～3分钟，由根方压向冠方，挤压出多余的血液及空气，使瓣与骨面、牙面紧贴，其间仅有一薄层血块。根据手术的不同目的，龈瓣可复位于不同的水平。

（1）原位复位：是指将龈瓣按其实际高度复位到根面上。这又有两种情况。改良 Widman 翻瓣术尽量保存牙龈组织，故原位复位后，瓣的龈缘位于牙颈附近的根面上，而且基本上能将邻面的牙槽间隔覆盖（图6－3）。如果在做内斜切口时已切除一部分袋壁牙龈，则原位复位后，龈缘将位于牙槽嵴顶处刚能将其覆盖，这样愈合后牙周袋较浅，但牙根暴露较多（图6－3）。

（2）根向复位：其优点是保留牙周袋外侧壁的角化龈，在将其向根方复位后即成为附着龈。全厚瓣的根向复位适用于后牙有根分叉病变者，可使根分叉充分暴露，有利于患者自我清除菌斑；半厚瓣的根向复位可将瓣的龈缘放在牙槽嵴的根方，无龈瓣覆盖处将由肉芽组织修复，并有角化上皮覆盖。待创口愈合后，可使附着龈增宽而又避免或减少牙槽嵴的吸收（图6－3）。

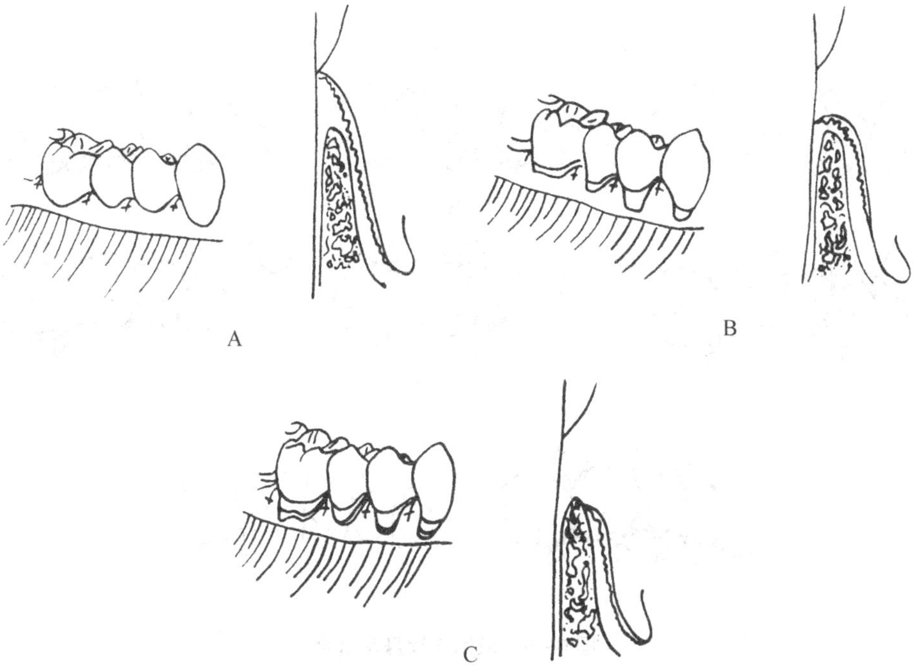

图6－3　龈瓣复位的不同水平

A. 龈瓣原位复位常用于改良 Widman 翻瓣术；B. 将龈瓣根向复位于牙槽嵴顶，骨质不暴露；C. 根向复位瓣位于骨嵴顶的根方。限用于半厚瓣，以免骨质直接暴露

7. 缝合　龈瓣的缝合有多种方法，除普通的龈乳头间断缝合外，较常用的是悬吊缝合法。其优点是利用牙齿来悬吊固定龈瓣，而不单纯靠颊舌侧的拉拢缝合。尤其适用于颊舌侧龈瓣高度不一致时，使龈瓣按所放置的水平紧密地贴合于牙与骨面，不易发生翘曲或过大张力。常用的悬吊缝合方法如下：

（1）单个牙的双乳头悬吊缝合：利用手术牙来固定其近中和远中两个龈乳头，可用于单侧翻瓣或双侧翻瓣时。图6－4为单侧翻瓣时的双乳头悬吊缝合法。

（2）连续悬吊缝合：手术区有多个牙齿，且颊舌两侧的龈瓣复位高度不一致（如颊侧做根向复位瓣），或颊侧做翻瓣术，舌腭侧做牙周袋切除时，仅需缝合颊侧龈瓣，此时可用连续悬吊缝合法，将颊、舌侧瓣分别悬吊于各自的水平。图6－5为单侧连续悬吊缝合，图6－6则为双侧连续悬吊缝合。应在龈瓣两端的牙齿上环绕一周，以加强悬吊作用而避免拉扯颊舌侧的龈瓣。

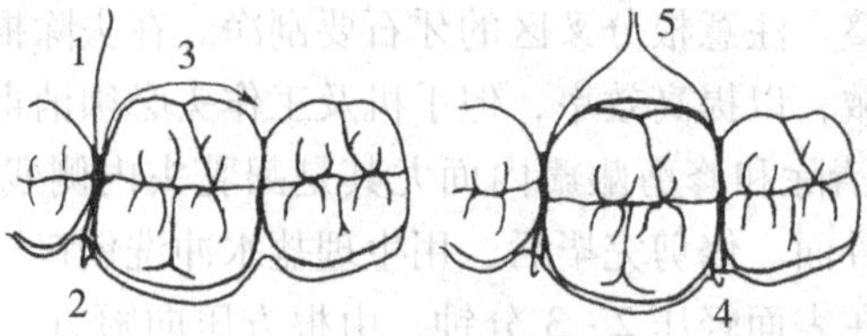

图6-4 双乳头悬吊缝合

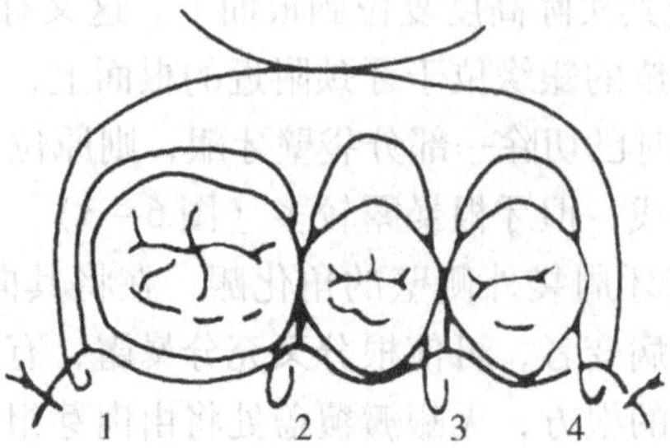

图6-5 单侧连续悬吊缝合

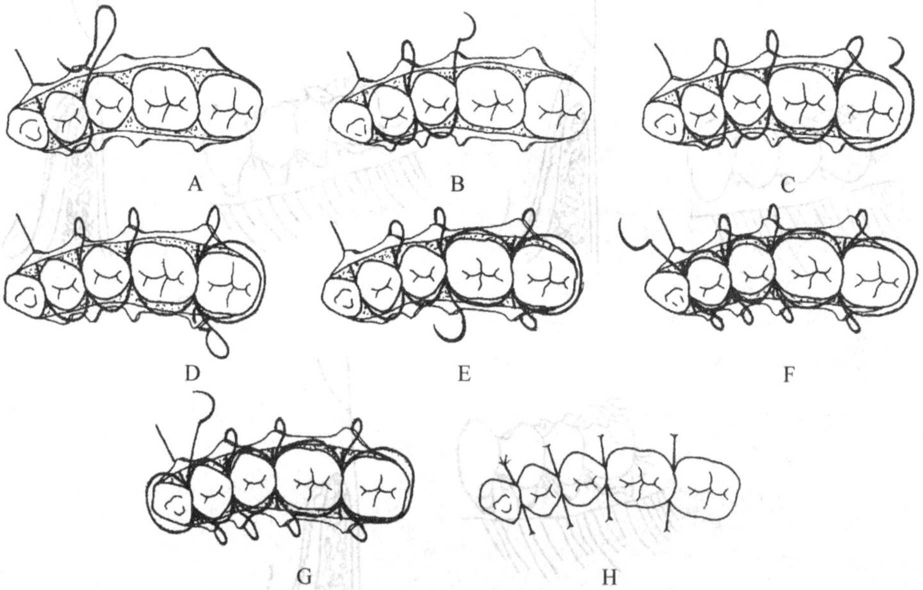

图6-6 双侧连续悬吊缝合

注意应在两端的牙齿绕线，以避免将颊、舌侧的瓣相互牵扯

（3）水平褥式缝合：适用于两牙之间有较大缝隙或龈乳头较宽时，为使龈瓣能更好地贴合骨面，可在该乳头处作一水平褥式缝合（图6-7）。此法可与连续悬吊缝合联合应用。

（4）锚式缝合：适用于最后一个磨牙远中楔形瓣的缝合，或与缺牙间隙相邻处的龈瓣闭合（图6-8）。注意进针处应尽量靠近牙齿，以使龈瓣紧贴牙面，避免愈合后在牙齿邻面的牙龈形成一V形缺口。

缝合完毕后，应仔细检查龈瓣是否密贴骨面、张力是否适中、龈缘有无卷曲、骨面是否均已覆盖等。若牙龈发白则表示张力过大。轻轻压迫片刻后检查龈瓣下方有无渗血。

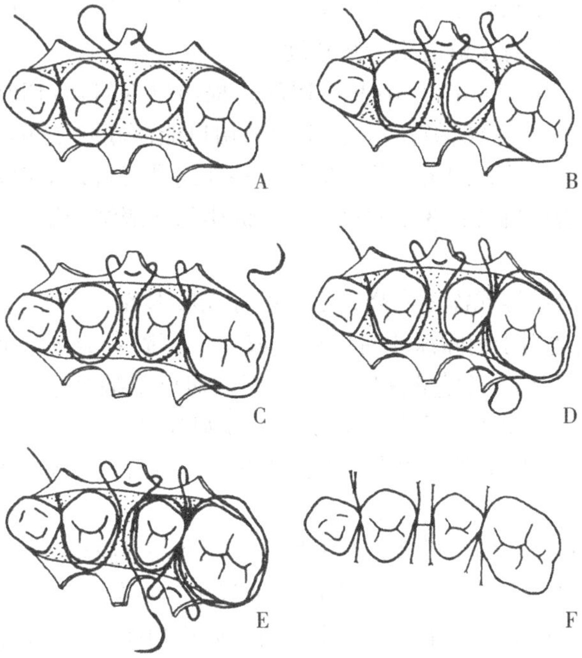

图6-7 连续悬吊加水平褥式缝合

在牙间隙较大或龈乳头较宽处做水平褥式缝合

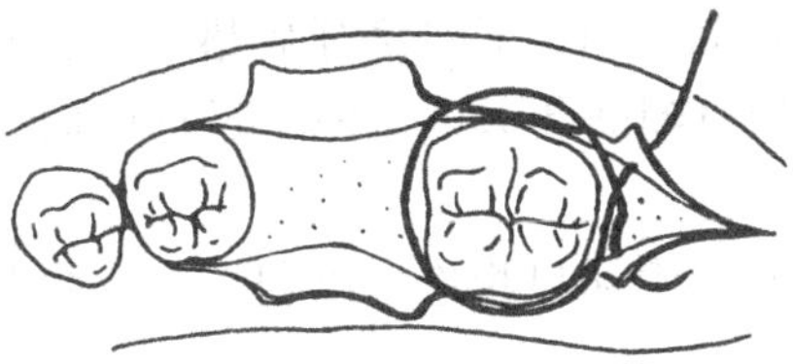

图6-8 锚式缝合

8. 放置牙周塞治剂　将塞治剂调成硬糊剂，用调刀将其搓制成多个小圆锥形。局部防湿止血后，先从颊侧将圆锥形的塞治剂逐个放入牙间隙内压住龈乳头，然后再用一长的细条放在颊面，舌侧按同法放置。如手术包括最后一个磨牙，则应将塞治剂弯成U形包绕远中。塞治剂放置后立即用唇、颊进行整塑。注意勿将塞治剂挤入龈瓣下方而影响伤口愈合。一般术后一周除去塞治剂，应先将其分割成若干小块，剪断与其粘连的缝线，然后再逐块拆除塞治剂，以免撕裂创口。近来有人报告，术后不用塞治剂，只要能控制菌斑，伤口也能正常愈合。

三、术后护理

（1）在面部与手术区相应处放置冰袋6小时，以减轻术后组织水肿。

（2）手术当天即可刷牙，但不刷手术区。可用0.12%~0.2%氯己定液含漱，每天2次，以减少菌斑形成。

（3）若手术范围广，或进行骨成形、植骨等，可口服抗生素（阿莫西林等）4~5日。

（4）1周拆线，若创口愈合欠佳，可再敷塞治剂一周。拆线后即应对患者进行控制菌斑的指导，如牙间隙较大者可教以牙签或牙线的使用。

（5）术后6周内勿探测牙周袋，以免破坏愈合过程。

四、手术方法的选择

1. 嵴顶复位瓣法　特点是做内斜切口时切除一部分袋壁牙龈，龈瓣复位至刚刚覆盖牙槽嵴顶处。

术后根面暴露较多。本法适用于消除中等深度及深牙周袋，以及需修整骨缺损者，也适用于因根分叉病变而需暴露根分叉者，但均必须有足够的附着龈宽度。

2. 改良 Widman 翻瓣术　Ramfjord 和 Nissle（1974）提出以内斜切口和原位复位瓣来改进 Widman 在20世纪初所提出的手术方法。本法的特点是：①内斜切口能彻底除去袋内壁上皮及炎症组织；②翻瓣仅达牙槽嵴顶端处，不作骨修整，龈瓣复位时应尽量将邻间骨覆盖，不使骨质暴露，这些措施均是为了减少骨的吸收，增加新附着的机会；③手术结束时，健康的牙龈结缔组织能与牙面紧密贴合，有利愈合，而且牙龈退缩较少。

本法适用于前牙和后牙的中等或深牙周袋，不需做骨成形术者。

3. 根向复位瓣术　本法适用于消除深牙周袋和（或）加宽附着龈区。前者须做全厚瓣，而后者则做半厚瓣。其特点为：①内斜切口应尽量保留牙龈组织，切口距龈缘不超过 1mm；②必须做纵切口，并超过膜龈联合达移行沟处，以便于将瓣向根方复位；③龈瓣复位至刚刚覆盖牙槽嵴顶处。在半厚瓣时，可复位于牙槽顶的根方 1～2mm 处，以期加宽附着龈；④缝合法及塞治剂的正确选用，以保证龈瓣固位，不致向冠方移位。

本法适用于牙周袋底超过膜龈联合界者，及因根分叉病变需暴露根分叉而角化龈过窄者。

4. 远中楔形瓣切除术　本法适用于最后一个磨牙的远中牙周袋，也适用于缺牙区间隙的近、远中牙周袋，尤其伴有骨下袋者。因患牙远中区病灶常与磨牙后垫相连，组织较松软，如果颊舌侧有一些附着龈者，则效果较好。需注意的是，凡属第二磨牙远中深袋，都必须在术前拍 X 线片，以确定无低位阻生的第三磨牙存在。这种手术有其特殊性，手术方法如下：

（1）常规消毒麻醉。

（2）在磨牙远中做颊侧和舌侧内斜切口，通过磨牙后垫，然后两切口汇合，形成楔形。也可在磨牙远中做一颊舌向的横切口，从横切口到磨牙远中做两个近远中向平行的切口，形成矩形。切口直达骨面。

（3）在磨牙周围做内斜切口，与远中切口相连，以利于黏骨膜瓣的翻起。如磨牙近中的牙齿也有牙周袋，可同时做内斜切口。

（4）将楔形或矩形病变组织与下方骨组织分离，将病变组织切除。并去除其他部位的炎症肉芽组织及袋上皮，平整根面。必要时作骨修整。

（5）颊、舌侧瓣复位，将暴露的牙槽骨覆盖，并修整瓣的边缘以避免颊、舌侧瓣的重叠。远中作锚式缝合。置牙周塞治剂。

（6）一周后去除塞治剂，并拆除缝线。

五、翻瓣术后的组织愈合

1. 几种愈合方式　牙周治疗的主要目的之一是将牙周袋变浅或消除。手术治疗是主要方法之一。治疗后组织的转归有下列几种方式，它们常常是数种并存的：

（1）牙龈组织的炎症、水肿消退，使龈缘向根方退缩。同时，结缔组织内的炎症浸润消退，胶原纤维新生，使组织致密，探针不再能穿透结合上皮而进入结缔组织内，故临床上探诊深度减小。

（2）牙周袋切除术或在做内斜切口时切除部分袋壁，使袋变浅。

（3）根向复位瓣使龈沟底建立在牙槽嵴顶冠方不远处，从而使袋消除。

上述3种情况均可使牙周袋变浅或消失，其结果是使牙根暴露。这种结局有利于患者自我控制菌斑，保持牙龈的健康。但新形成的龈沟底均仍位于治疗前的水平，也就是说牙周附着并未增加。

（4）长结合上皮愈合：翻瓣后复位的袋内壁与原来暴露于牙周袋内的牙根表面之间被一层长而薄的上皮所隔开。这种长结合上皮与牙根面之间也是以半桥粒体和基底板的方式连接，而且在菌斑控制良好的情况下，该处牙龈可以长期保持健康，只是由于根面有上皮覆盖，使新附着不能形成。临床上牙龈虽无炎症，龈沟也浅，牙槽骨还可有一定程度的新生，但组织学观察证明，在长结合上皮下方的结缔组织中只有与牙根面平行走向的胶原纤维，却无功能性排列的牙周膜纤维。这种愈合方式并非真正的附着增加。

（5）牙周组织再生：是指在原来已暴露在牙周袋中的病变牙根的表面有新的牙骨质形成，其中有新的牙周膜纤维埋入，这些纤维束的另一端埋入新形成的牙槽骨内，新形成的结合上皮则位于治疗前牙周袋底的冠方，也就是说牙周组织有了真正的再生性修复。它不同于再附着，后者是指原来未暴露于牙周袋内的正常牙根，当因手术或创伤等使牙龈剥离后，重新附着的过程，此时牙根上原来的胶原纤维束较容易与牙龈愈合。

2. 愈合过程　翻瓣术后24小时内，龈瓣与牙面（或骨面）之间由血凝块连接，并且有大量中性多形核白细胞，渗出液也增多。术后1~3天，上皮爬行至龈瓣边缘并达到牙面。

术后1周，上皮已可附着于牙根面，瓣下方的血凝块已被来自结缔组织、骨髓腔或牙周膜的肉芽组织所替代。若龈瓣与牙（骨）面贴合不紧则炎症较重，愈合也慢。

术后2周，胶原纤维开始形成，并与牙面平行。此时牙龈外观虽已接近正常，但因胶原纤维尚不成熟，故龈瓣与牙面的连接仍较脆弱。术后3~4周时，上皮和结缔组织的重建均已完成，龈沟内有正常上皮衬里，结合上皮形成，牙槽嵴顶纤维也已呈功能性排列。

手术后牙槽骨的愈合过程取决于手术当时骨的暴露程度、是否做骨成形、术后骨面是否严密覆盖等因素。全厚瓣手术时骨面暴露，术后1~3日时骨面有表浅的坏死，随后有破骨细胞性吸收，在术后4~6天达高峰，然后逐渐减轻，导致0.5~1mm的骨吸收。此后可有修复，在术后3~4周达高峰，在进行骨成形或术后龈瓣未能严密覆盖骨面者，骨的坏死和炎症较重，骨嵴高度降低，修复过程可长达72天。有人报告，半厚瓣法虽然将骨膜和一部分结缔组织留在骨面，但若该结缔组织太薄或骨膜直接暴露，则其后果与全厚瓣无异。只有在牙龈较厚时，半厚瓣的愈合过程才能比全厚瓣缩短。

3. 有利于组织愈合的措施　如下所述。

（1）彻底切除袋内壁上皮，防止上皮过早地与牙面接触。

（2）术中尽量少暴露骨面，或缩短其暴露时间，手术结束时应尽量将龈瓣覆盖骨面，以减少骨吸收。改良 Widman 翻瓣术有此优点。

（3）根面平整要彻底，但应尽量保留近牙槽嵴处根面上健康的残余牙周膜纤维。

（4）龈瓣复位后要轻压，使其密贴牙面，减少血块厚度。

（5）术后防止感染及龈瓣从牙面剥离或撕裂。

（王凤娟）

第十一节　再生性手术

因牙周炎造成的已丧失的牙周支持组织得以重建，结构和功能得以恢复，即有新的牙骨质和牙槽骨形成，其间有新的牙周膜纤维将其连接，形成有功能性的牙周附着结构，这被称为牙周组织再生。牙周组织再生性治疗就是要通过手术以达到牙周组织再生的目的。

根据最新进展的组织工程学原理，组织再生的三要素是种子细胞、支架材料和生长因子。牙周再生的种子细胞应是具有繁殖和分化能力，能形成牙骨质、牙槽骨和牙周膜组织与结构的干细胞（stem cell）。然而，在牙周组织伤口愈合的4种来源细胞中，究竟哪种细胞具有牙周组织再生的能力？学者们研究的结果显示，只有牙周膜来源的细胞具有这种能力。植骨材料和骨的替代品的应用，主要起到的是支架材料的作用，引导细胞在缺损部位的生长，以促进组织再生。而生长因子起到的是调节细胞生长和分化的作用。实际上，目前的牙周组织再生治疗都离不开在这三方面的努力。到目前为止，应用于临床的牙周组织再生治疗都依赖于手术治疗过程，因此，将目的在于获得牙周组织再生的手术治疗方法称为再生性手术（aregenerativesurgery）。本节主要介绍植骨术、引导性组织再生术及其他一些促进再生的方法，如根面处理、釉基质蛋白的应用、生长因子的应用等，以及这些方法的联合应用。

一、植骨术

植骨术（bone graft），以前又称修复性骨手术，是采用手术的方法，在翻瓣术中将骨材料或骨替代品移植至骨缺损处，促使骨病变处新骨的形成，修复骨缺损，以达到理想的愈合。

（一）材料

1. 自体骨　可取自口腔内的拔牙创、上颌结节、磨牙后区及颏部等处的骨质，也可取自口腔外的髂骨。但因从髂骨取骨痛苦较大，且远期效果欠佳，现已基本不用。

2. 异体骨或异种骨　有健康捐献者的新鲜冷冻骨、冻干骨、脱钙冻干骨、经特殊处理后只留下骨的框架结构的异种骨（商品名为 Bio - Oss）等。

3. 骨代用品　β - 磷酸三钙、羟基磷灰石、多孔羟基磷灰石、生物玻璃等。

（二）适应证

二壁及三壁骨下袋、Ⅱ度根分叉病变。

（三）手术方法

（1）常规消毒，麻醉（受骨区及供骨区）。

（2）受骨区的切口设计要保证黏骨膜瓣对受骨区的良好覆盖。

（3）翻瓣暴露骨袋，刮净骨袋内的病理性组织及结合上皮。除净龈下牙石，平整根面，明确袋的形态及骨壁数目，然后将手术野冲洗干净。

（4）将准备好的植入材料送入骨袋内，使植入物与骨下袋口平齐。

（5）将瓣复位缝合，一定要使龈瓣将植入材料严密覆盖。

（四）术后护理

术后护理极为重要。基本与翻瓣术相同。只是术后伤口的稳定性更为重要，可根据具体情况适当延长拆线时间，如术后 10 天拆线。

二、引导性组织再生术

近年来的研究表明，牙周袋在治疗后的愈合过程中，再生的细胞来源有 4 种（图 6 - 9）：

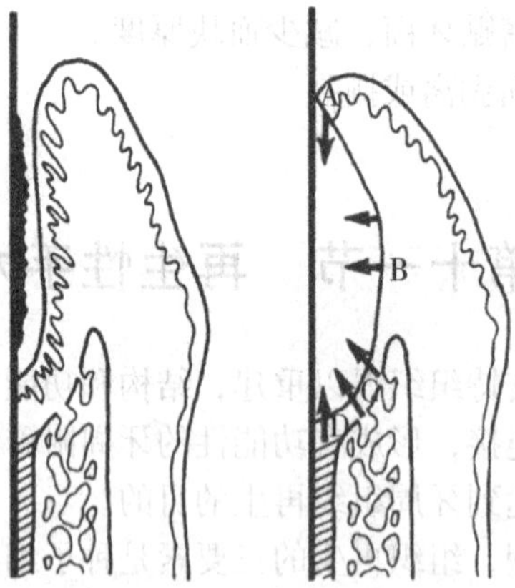

图 6 - 9　新附着的细胞来源

左侧　未治疗的骨下袋

右侧　术后能进入血凝块的细胞

A：龈缘上皮；B：牙龈结缔组织；C：骨髓；D：牙周膜

（1）口腔上皮。

（2）牙龈结缔组织。

（3）牙槽骨骨髓。

（4）牙周膜细胞。

牙周组织再生能否形成取决于上述 4 种细胞的生长速度及条件。一般情况下上皮生长最快，很快达到牙面并沿牙根面向根方生长，结果形成长结合上皮，会妨碍新附着的形成。若牙龈结缔组织细胞首先接触根面，则形成与根面平行的胶原纤维而不附着于牙骨质。若骨髓细胞先接触根面，则较容易发生牙根吸收或骨固连。只有在牙周膜细胞能优先向冠方生长，并分化出成牙骨质细胞，在根面沉积新的牙骨质，新形成的牙周膜纤维埋入其中，则新附着得以成立。

引导性组织再生术（guided tissue regeneration，GTR）的目的是使由于牙周炎造成的已丧失的牙周支持组织再生，形成新附着性愈合。在牙周手术中利用膜性材料作为屏障，阻挡牙龈上皮在愈合过程中沿根面生长，阻挡牙龈结缔组织与根面的接触，引导具有形成新附着能力的牙周膜细胞优先占领根面，从而在原已暴露于牙周袋内的根面上形成新的牙骨质，并有牙周膜纤维埋入，形成再生组织的新附着。

（一）适应证

1. 骨下袋　窄而深的骨袋为 GTR 的适应证，骨袋过宽则效果差。有研究报道三壁、二壁骨袋疗效好，但近来也有研究显示骨壁的数目与疗效不相关，窄而深的一壁骨袋也能获得良好疗效。

2. 根分叉病变　下颌牙的Ⅱ度根分叉病变为适应证，但需有足够的牙龈高度。对于这类病变，GTR 的疗效优于常规翻瓣术。上颌磨牙的Ⅱ度根分叉病变用 GTR 治疗，临床指标可有改善，但疗效结果不能肯定。对于Ⅲ度根分叉病变，有学者报告，用 GTR 治疗下颌磨牙Ⅲ度根分叉病变，33% 达到了完全闭合，33% 达到部分关闭，另 33% 无改善。可见用 GTR 治疗此类病变可获得一定疗效，但结果不确定。

3. 龈退缩致根面暴露　1985 年，Miller 将牙龈退缩牙根暴露病变进行了分类：

Ⅰ类：龈缘退缩未达到膜龈联合处，邻面无牙槽骨或牙间乳头的丧失。

Ⅱ类：龈缘退缩达到或超过膜龈联合，但邻面无牙槽骨或牙间乳头的丧失。

Ⅲ类：龈缘退缩达到或超过膜龈联合，邻面牙槽骨或牙间乳头有丧失，位于釉牙骨质界的根方，但仍位于唇侧退缩龈缘的冠方。

Ⅳ类：龈缘退缩超过膜龈联合，邻面骨丧失已达到唇侧龈退缩的水平。

对Ⅰ类和Ⅱ类龈退缩，GTR 治疗可获得根面的完全覆盖；对Ⅲ类龈退缩，根面可获得部分覆盖；Ⅳ类龈退缩则不是适应证。

（二）屏障膜材料

用于 GTR 的屏障膜材料应具有下列特征：①生物相容性；②阻止上皮细胞在根面移动生长；③在根面与膜之间能保存一定的间隙；④能与组织结合保证愈合过程中在组织中位置的稳定；⑤具有临床可操作性。

屏障膜材料分为两类：不可吸收性膜和可吸收性膜。

不可吸收性膜：手术后愈合过程中，放置的膜不能降解吸收，需要第二次手术将膜取出。这类膜有醋酸纤维素滤膜（Millipore）、膨胀聚四氟乙烯膜（e－PTFE，GoreTex）等。醋酸纤维素膜是最早在 GTR 中使用的膜，因其具有一定的细胞毒性，所以在临床应用不理想。膨胀聚四氟乙烯的分子结构稳定，不引起任何组织反应，e－PTFE 已成功地用于临床研究。是目前临床应用较多的膜材料。

可吸收性膜：在手术愈合中可降解吸收，不需要第二次手术取出。这类膜有聚乳酸膜、胶原膜等。胶原膜已成功用于临床治疗。并且成为目前临床应用最多的膜材料。国内、国外均有商品化的胶原膜材料，在选择应用时应注意膜材料降解的时间，如果降解吸收太快，则不利于达到满意的效果。

（三）手术步骤

（1）通过牙周基础治疗，包括口腔卫生宣教、洁治、根面平整，将牙周感染控制之后，才进行 GTR 术。术前患者用 0.12% 氯己定含漱 1 分钟。进行局部麻醉，注意在龈缘及牙间组织处不要过度浸润麻醉，以减少边缘组织的局部缺血。

（2）内斜切口：做在龈缘处，尽量保存颊、舌和牙间的龈组织。切口应向近远中向延伸，以能充分暴露骨缺损。只有在需要增加瓣的移动性时，才在颊侧做垂直松弛切口，切口应包括 GTR 治疗牙的近远中至少一个牙。并注意保护牙间乳头。

（3）翻瓣：翻起全厚瓣，根方应超过膜龈联合，瓣翻起的范围以充分暴露骨缺损及邻近骨质 2～

3mm 为度。瓣的设计应保存牙间组织。

（4）根面平整：去除炎症肉芽组织，彻底地根面平整。可用刮治器、超声器械等。

（5）膜的选择和放置：选择适合于覆盖骨缺损形状的膜，可对膜进行适当修剪，膜放置时应能将缺损全部覆盖，并超过缺损边缘至少 3mm。膜材料应与缺损周围的骨质紧密贴合，避免膜的重叠或折叠。通过悬吊缝合将膜固定于牙齿上，保证膜在组织中的稳定。

（6）瓣的复位缝合：瓣应将膜完全覆盖。瓣缘应在膜边缘的冠方 2～3mm，为了将膜完全覆盖，龈瓣可做冠向复位，缝合时应首先在龈乳头处做纵向褥式缝合，以保证牙间处颊、舌侧瓣的闭合。

（7）若使用的是不可吸收性膜，在术后 6～8 周应第二次手术将膜取出。取膜手术时，切口的范围仅在膜所覆盖牙的近中到远中，将软组织轻轻翻起，用锐切除法将膜从瓣上分离下来，这一过程中重要的是不要损伤新生组织。在取膜时常可见在膜材料的外表有袋形成，一定要去除这部分上皮，使龈瓣内侧新鲜的结缔组织创面与屏障膜下方的新生组织接触。瓣复位缝合时一定要保护这些新生的组织，并应将其完全覆盖。

（四）术后护理

（1）应教会患者用软毛牙刷在术后区域轻轻地刷牙，并用 0.12% 氯己定含漱 4～6 周，控制菌斑，以减少感染的危险，保证理想的愈合。

（2）在术前即刻及术后 1～2 周全身使用抗生素。

（3）在二次取膜手术后，应用氯己定含漱 2～3 周，2～3 周后可恢复刷牙和牙间清洁措施。定期复诊进行常规的牙周维护。

（五）影响疗效的因素

1. 患者因素　如下所述。

（1）自我控制菌斑水平：菌斑控制好才能获得良好的临床效果。

（2）吸烟：吸烟患者 GTR 术后临床附着获得量少于不吸烟患者。

（3）牙列中存留牙的感染程度：存留的感染部位越多，临床附着改善得越少。

2. 骨缺损因素　骨袋的深度和宽度影响临床结果，深而窄的骨内袋缺损及下颌磨牙 2 度根分叉病变的 GTR 治疗效果较佳。

3. 与 GTR 手术技术及愈合期有关的因素　瓣的良好设计、膜材料的正确放置、膜与根面之间间隙的保持、伤口的良好封闭及理想的术后菌斑控制是获得成功 GTR 治疗所必需的。当使用不可吸收性膜时，二次取膜手术后龈瓣对再生组织的完全覆盖也是一个重要因素。术后龈退缩、膜的暴露、可吸收膜的过早降解、术后感染尤其是牙周致病菌牙龈卟啉单胞菌、伴放线杆菌的存在，对 GTR 术后疗效具有不利影响。

三、其他促进牙周组织再生的方法

目前临床使用的牙周组织再生治疗方法很少能达到完全的再生，学者们仍在不断地进行研究，努力找出能促进牙周组织再生的新方法。有些方法已进行临床应用试验，例如根面处理、生长因子的应用、釉基质蛋白的应用等，另外，将多种牙周组织再生方法联合应用，也呈现出良好的趋势。组织工程学也引入到牙周组织再生治疗的研究中，原理是通过种子细胞、支架材料和生长因子三方面的共同作用，以促进组织再生，是牙周组织再生治疗未来的发展方向，但目前仍处于研究阶段。

1. 根面处理　有学者提出，除彻底地刮净根面牙石等刺激物和内毒素外，还可用枸橼酸、纤维连接蛋白、四环素等处理根面，以提高形成新牙骨质的机会，促进新附着。这些根面处理可单独使用，也可与引导性组织再生术或植骨术联合使用。

（1）枸橼酸：用蘸有 50% 饱和枸橼酸液（pH = 1）的小棉球（片）放在平整后的根面 2～3 分钟，然后除去棉球，用生理盐水冲洗根面。酸处理使根面轻度脱矿，Sharpey 纤维的末端暴露，并能除去因根面平整时所形成的玷污层（smear layer），这些均有利于诱导新牙骨质形成和胶原纤维与根面的附着，体外实验还表明，枸橼酸可清除病变根面的内毒素和细菌。

（2）纤维连接蛋白：是一种糖蛋白，是成纤维细胞附着于根面所必需的物质。近年来有些研究结果表明，枸橼酸处理根面后，再用纤维连接蛋白处理可加强成纤维细胞的增生和贴附，有利于新附着的形成。

（3）四环素：具有抑菌、抑制胶原酶的作用，水溶液可使牙面部分脱矿。

（4）乙二胺四乙酸（EDTA）：是一种螯合剂，在pH为中性的条件下，能与羟基磷灰石中的钙离子络合，使根面脱矿，能有效去除根面玷污层，选择性地去除矿化组织，暴露根面胶原纤维。动物实验显示，EDTA根面处理组的结缔组织附着情况优于枸橼酸处理组。有扫描电镜研究证实，24%的EDTA去除牙本质表面的玷污层和暴露胶原纤维的效果比其他浓度的效果好。因此，在临床上使用24%的EDTA处理根面。EDTA常与釉基质蛋白联合应用，先用EDTA处理根面，再将釉基质蛋白应用于牙周缺损处，可促进牙周组织的再生。

2. 釉基质蛋白　釉基质蛋白（enamel matrix protein）是牙齿发育过程中Hertwigs上皮根鞘所分泌的蛋白，主要是成釉蛋白，在牙骨质形成前分泌于根面上，能诱导无细胞牙骨质的形成，因而被认为有利于牙周组织的再生。在国外已有商品化产品“Emdogain”。临床应用研究显示，用釉基质蛋白组与不用的对照组相比，有更多的新骨形成。动物实验和近来的人类组织学研究显示，术中在骨袋内应用釉基质蛋白，术后有新牙骨质、牙槽骨和牙周膜的形成，即有牙周组织的再生。因此，釉基质蛋白在牙周再生治疗中具有较好的应用前景。

在应用釉基质蛋白时，一般是在翻瓣手术中，在清创和根面平整后，用24%的EDTA处理根面15秒，然后用大量生理盐水冲洗干净，完全控制缺损内的出血，然后，将胶状的釉基质蛋白注入缺损区内，完全覆盖裸露的根面，注意避免血液和唾液的污染。之后龈瓣复位、缝合，关闭创口，应保证创口的完全闭合。

3. 多肽生长因子的应用　血小板衍生生长因子、胰岛素样生长因子、骨形成蛋白、碱性成纤维细胞生长因子、转化生长因子等。将这些生长因子应用于牙周组织再生治疗中，可促进牙周膜中的细胞移动、增殖及胞外基质蛋白质的合成，使其沿根面向冠方生长，利于牙骨质和骨的形成。近来，有将富血小板血浆用于牙周组织再生治疗的报告，富血小板血浆含有多种生长因子，因此，可以认为是自身来源的生长因子。临床结果显示，富血小板血浆具有促进牙周组织再生的作用。

4. 多种方法的联合应用　单一的牙周组织再生治疗方法都有其各自的优点，但也有其局限性，目前已呈现出将多种方法联合应用的趋势。将植骨术与引导性组织再生术（GTR）联合应用，植入的骨材料可防止GTR术中膜的塌陷，并作为支架利于再生细胞的生长，发挥植骨术和引导性组织再生术的共同优势，进一步提高再生治疗的效果。在应用中，除翻瓣、清创等处理外，先将植骨材料植入，再放入GTR的膜材料，膜材料要将植骨材料完全覆盖，然后再将龈瓣复位缝合，关闭创口。其他手术的要求、注意事项及术后护理与植骨术和GTR相同。

其他促进牙周组织再生治疗的方法，如生长因子等，也可与植骨术或GTR术等联合应用，共同发挥促进组织再生的作用，提高治疗效果。

（王凤娟）

第十二节　膜龈手术

膜龈手术是多种牙周软组织手术的总称。手术的范围涉及附着龈、牙槽黏膜、系带或前庭沟区。这些手术的目的有以下几点。

（1）增加附着龈的宽度，以支持龈缘：附着龈过窄时难以抵抗咀嚼时的摩擦力，且易受附近牙槽黏膜及肌肉的牵拉而使龈缘与牙面分离。附着龈过窄还常伴有前庭过浅，有碍口腔卫生的保持。可用手术方法增宽附着龈。

（2）用龈瓣覆盖个别牙的裸露根面：或用切取的上皮下结缔组织移植至患部，以覆盖个别牙的裸露根面。

（3）用系带成形术矫正系带或肌肉的不良附着。

可根据不同情况选用下列手术。

一、侧向转位瓣术

（一）适应证

（1）个别牙的唇侧龈裂或牙龈退缩，部分牙根暴露但面积较窄者。

（2）邻牙的牙周组织健康，牙槽骨有足够高度，可供给龈瓣，并侧向转移以覆盖裸露的根面。

（二）手术步骤

（1）常规消毒，局麻。

（2）受瓣区的准备：沿着牙龈缺损区的龈边缘0.5～1mm处做一V形或U形切口，将所暴露根面周围的不良龈组织切除。注意切口线一定要在健康组织上。

（3）刮除根面与骨之间的一部分牙周膜，开放牙周膜间隙，以利细胞爬行附着根面。

（4）供瓣区的准备测量受瓣区缺损的宽度，在患牙的近中或远中形成一相当于受瓣区1.5～2倍宽的黏膜骨膜瓣，高度与受瓣区相同。一般在距受瓣区创面包括2个牙龈乳头处，在健康牙龈上作垂直于骨面的纵向切口，翻起黏骨膜瓣，将此瓣侧向转至受瓣区覆盖根面。如瓣的张力较大，可在切口的基底处稍作延长做松弛切口，以增加带蒂瓣的活动性，便于转移。

（5）清洗创口，修剪牙龈乳头使与受瓣区的舌侧龈乳头相适应，即可缝合。供瓣区遗留裸露的骨面可与受瓣区一起放置塞治剂。

（6）当牙根暴露区的近、远中径太宽，单侧瓣太窄不能完全覆盖，则需在近中和远中各转一带乳头瓣，两瓣在中线处缝合。有时两瓣连接的龈缘处需用悬吊缝合，然后放置牙周塞治剂，也有将此法称为双乳头转位瓣术。

二、游离龈移植术

游离龈移植术（free gingival graft）是将自体健康的上颌腭侧角化黏膜移植到患区，以加宽附着龈。可用于多个牙齿。

（一）手术步骤

（1）常规消毒，局麻时注意勿将麻药注入受区，可用传导阻滞麻醉或术区四周浸润麻醉。

（2）沿膜龈联合界作水平切口，勿切透骨膜，切口可长达3～4个牙位。沿切口向根方形成半厚瓣，并推向根方，将切口根方的黏膜边缘缝合固定于骨膜上，形成一个受区的创面。用锡箔剪成受区大小及形状，然后用浸有生理盐水的纱布覆盖创面。

（3）供区的准备：选择上颌前磨牙至第一磨牙腭侧的角化牙龈，距龈缘2～3mm处。先从一侧用15号刀片作切口，做半厚瓣，锐剥离少许后，可穿进一针并留长线以便牵引此瓣，有利于按所需厚度切取游离龈组织。按锡箔形状锐剥离切除游离龈组织，厚度以1～1.5mm为宜，包括角化上皮及其下方少许结缔组织。薄的游离龈组织有利于与受区密贴，并于移植后的最初几天内靠供区的组织液提供营养。太厚的游离龈组织则不利于营养的提供，且造成供瓣区过深的创面。若游离组织较厚，包含部分腺体和脂肪，则应修剪除去。然后将游离龈缝于受区，缝合前应清除受区的血凝块，使移植组织能与受区的结缔组织紧贴，以利愈合。

（4）缝合：用细针和细线（4－0号）将游离龈组织的两端缝于受区的骨膜上，只缝1～2针使其固位即可，根方不缝使呈“垂帘状”。用湿纱布轻压1～2分钟，排除组织下方的积血和空气，表面置油纱布或碘仿纱布、锡箔，然后放牙周塞治剂。供区也放碘仿纱布，缝合固定或用塞治剂保护伤口。

（5）术后3天内应避免唇颊的剧烈活动，以免使组织移位，妨碍愈合。术后10天拆线，必要时可再放塞治剂1周。

（二）术后愈合过程

游离龈组织的成活取决于结缔组织能否在短期内与受区的组织愈合。大多数病例的游离龈上皮发生退行性变和坏死，约第4天时由受区边缘处的上皮爬行将其覆盖，第7天时有上皮钉突形成。

在术后即刻，游离龈靠受瓣床处的血浆渗出物来维持营养和水分。第2~3天时开始有血管长入组织内并与残存的部分毛细血管吻合，中心的血管最后生成，约需10天。同时有结缔组织的纤维连接，约从术后14天开始，移植组织中的血管数目减少至正常，组织逐渐成熟，上皮角化层形成。显微镜下组织的完全愈合需10~16周。临床上移植龈组织的颜色质地虽为正常，但在数月之内仍会与周围原有的牙龈有明显的区别，略微发白或厚些。

不管是游离龈移植或侧向转移瓣，在愈合后均会有一定程度的收缩。术后24周时，覆盖牙根面的组织约收缩25%；覆盖于骨膜上者则可收缩约50%，在最初的6周中收缩最剧。因此，在设计游离龈时应将组织做得大于受区。

三、结缔组织移植术

结缔组织移植术（connective tissue graft）是20世纪80年代提出的一种膜龈手术，目的在于覆盖裸露的根面。这种手术是从自体健康的上颌腭侧角化黏膜处取一块牙龈结缔组织，将这块牙龈结缔组织移植到患区，再通过半厚瓣的冠向复位，将移植的结缔组织覆盖。这种方法可用于单个牙，也可用于一组牙。有研究报道，这种手术与游离龈移植术相比，造成的腭侧伤口小，术后牙龈的颜色与邻牙区也更相近，美观效果更好。因此，这种手术的应用在逐渐增多。

（一）适应证

Miller Ⅰ度和Ⅱ度牙龈退缩，单个牙或多个牙均可。MillerⅢ度牙龈退缩的裸露根面只能获得部分覆盖。术区的牙龈需有一定的厚度，能做半厚瓣，且具有充足的血供。

（二）手术步骤

（1）受植区：在被治疗牙的唇面距龈乳头顶部约2mm处做水平切口，在水平切口的近、远中末端做两个斜向纵切口，切口超过膜龈线。锐分离制备半厚瓣，直至半厚瓣能无阻力地复位至釉牙骨质界处。彻底刮净受瓣区根面，降低其凸度。

（2）供区：从上颌前磨牙及磨牙的腭侧切取上皮下结缔组织。可在供区作矩形的三个切口，翻起一个半厚瓣，从瓣下方切取一块大小合适的结缔组织，可带一窄条上皮，随结缔组织移植至受区。

（3）移植：将获得的结缔组织立即放在受区，覆盖根面，用可吸收的细缝线将其缝合固定在骨膜和保留的龈乳头处。随即将受区的半厚瓣冠向复位，覆盖住结缔组织，缝合固定。

（4）将供区翻起的半厚瓣复位缝合。

（5）术区覆以锡箔和牙周塞治剂，以保护术区伤口。

（6）术后10天拆线。

四、系带修整术

系带是黏膜折叠所形成的，其中通常包含一些肌纤维。系带将唇、颊或舌连接于牙槽黏膜和（或）牙龈及其下方的骨膜。如果系带附着位置过于靠近龈缘，则当唇颊活动时可牵拉龈缘，使该处易于堆积菌斑等刺激物，较易形成或加重牙周袋，也会妨碍翻瓣术的愈合，应行系带修整术或系带切除术。前者是将系带切断以改变其附着位置，不致妨碍龈缘；而系带切除术则将系带连同它与骨面的联系一起切除，例如上中切牙之间因粗大的唇系带相隔而出现较大间隙时可用此术。手术步骤如下：

（1）局部浸润麻醉。

（2）用止血镊夹住系带，镊喙方向直指移行沟。

（3）在镊喙的上、下两侧各作一切口直达移行沟。两切口之间呈V形，止血镊所夹部分即被切除。

（4）钝剥离创口下的纤维组织，使系带完全松弛，创口呈菱形（图6-10）。

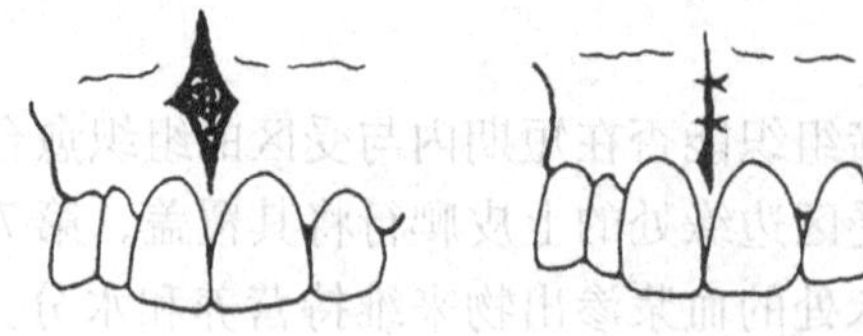

图 6－10　系带切除术

A. 切除系带；B. 缝合

（5）沿系带纵行方向作间断缝合，如中间张力大，可作褥式缝合。一般不用塞治剂，一周拆线。系带切除术常可与翻瓣术或游离龈移植术合并应用。

（王凤娟）

第十三节　牙周牙髓联合病变的综合治疗

牙周组织和牙髓组织关系密切，在组织发生学方面均来源于中胚叶或外中胚叶，在解剖学方面又互相沟通。牙周炎和牙髓根尖周病的发病因素和病理过程虽然不尽相同，但都是以厌氧菌为主的混合感染，而且两者的感染和病变可以相互影响和扩散，导致联合病变的发生。牙周牙髓联合病变在临床上并不少见，通过根尖孔、侧支根管和牙本质小管，它们可以相互影响。两种疾病并存将使诊断和治疗计划复杂化，并影响治疗计划的实施。

一、牙周牙髓疾病的影响方式

1. 牙髓病变对牙周组织的影响　当牙髓组织有活力时，即使其出现明显的炎症也对牙周组织没有或有极小影响。一旦牙髓坏死，则可能在根尖、分叉或在牙根的任一点上产生骨吸收并形成放射性阴影。

牙髓病变可以导致急性根尖周炎或脓肿，或慢性的根尖周病变（囊肿或肉芽肿）；或与侧副根管有关的病变。病变可以局限，也可扩散直至破坏更多的根周组织与牙周病变相连续。

2. 牙周病变对牙髓组织的影响　目前，牙周炎和牙髓病变之间的确切关系尚有待证实。人们推测细菌和牙周炎的炎性产物可能通过侧支根管、根尖孔或牙本质小管进入牙髓。这和坏死牙髓影响牙周膜的过程相反，引起的牙髓感染称为逆行性牙髓炎。

二、牙周牙髓联合病变的临床特点及治疗原则

疾病的来源、性质和累及范围不同，因此要根据病变的存在与否、病变的性质和累及范围确定合适的处理方法。

1. 牙髓根尖周病引起牙周病变　生活状态的牙髓炎症、无菌状态的牙髓坏死不易引起明显的牙周破坏。但感染性的牙髓坏死，其细菌毒素及代谢产物可通过根尖孔或侧支根管等引起根尖周病变或根分叉感染。

最为常见的类型是根尖周感染急性发作时形成牙槽脓肿，脓液沿阻力较小的途径向牙周组织排出。另外，在牙髓治疗过程中或治疗后造成的牙周病变也不少见，如根管壁侧穿、髓室底穿通、髓腔或根管内封入的烈性药物（如砷制剂、塑化液、干髓剂等），均可能通过根分叉或侧支根管影响牙周组织。

此类型的特点有：牙髓无活力或活力异常；牙周袋和根分叉病变局限于个别牙或牙的局限部位；与根尖病变相连的牙周骨质破坏，典型的呈烧瓶形；邻牙的牙周组织基本正常或病变轻微。

此型预后良好，患牙若能得到及时有效的牙髓治疗，除去感染源，则牙周病损能很快愈合；但如果根尖周病未得到及时有效的治疗，或者根管侧壁穿、髓底穿等不能完善修复的，则牙周排脓处有牙龈上皮向根方增殖形成袋上皮，并有菌斑长入龈下，牙周炎病变长期成立，很难获得满意的治疗效果。

对于此型患牙的治疗原则如下：病程短者，单纯进行牙髓治疗，牙周病损可自行愈合；病程长者，先清除作为感染源的病变牙髓，接着进行牙周感染的治疗，最后再进行完善的根管充填。观察数月至半年，若数月后根周骨质仍无修复，或牙周袋仍深且炎症不能控制，可行进一步的牙周治疗如翻瓣术等。

2. 牙周病变引起牙髓病变　深牙周袋内的细菌、毒素通过根尖孔或根尖 1/3 处的侧支根管进入牙髓，可以引起根尖区的牙髓充血和发炎，局限的慢性牙髓炎可急性发作而表现为典型的急性牙髓炎。同时，牙周袋内毒素的长期刺激，也可造成牙髓的慢性炎症、变性、钙化甚至坏死。另外，牙周治疗时，如根面刮治和平整时，往往造成牙本质的暴露，造成根面敏感和牙髓的反应性改变。

此类型的患牙常常有深达根尖区的牙周袋或严重的牙龈退缩，牙齿松动。牙髓有明显的激发痛或者牙髓活力表现为迟钝甚至无反应。

此型患牙的治疗原则如下：患牙就诊时有深牙周袋，但牙髓尚有较好活力，可先行牙周基础治疗甚至手术治疗；对于病程长且反复急性发作、袋深、根分叉受累的患牙，除了进行完善的牙周治疗，还应该注意进行牙髓活力检查。对牙周袋较深而牙髓活力迟钝甚至坏死的患牙，宜同时作牙髓治疗，这有利于牙周病变的愈合。

此型患牙的预后主要取决于该牙牙周病变的程度和牙周病治疗的效果。如果牙周袋能消除或变浅，完善的牙髓治疗结合牙周病治疗后，病变能得到控制。但如牙周病变严重，不易彻底控制炎症的，往往预后较差，可考虑拔牙。

3. 牙周病变与牙髓病并存　这是真正的牙周牙髓联合病变，指两者同时发生于同一个牙齿，各自为独立疾病，但当病变发展到一定阶段时，两者可相互融合和影响。

此型患牙具有牙周病和牙髓病两种病变的特征，使得诊断、治疗程序更为复杂。在诊断过程中，要注意牙髓活力、拍片了解有无根尖周病变的存在及骨组织丧失的程度、仔细地探诊证实有无牙周袋的存在及其形态学特征。

此型病变的预后同样取决于牙周附着丧失的程度。如果有严重的附着丧失，即便能彻底完善地进行髓病治疗，预后也较差。

不管是何种类型的牙周牙髓联合病变，都应该首先查清病源，以确定治疗的主次。在不能确定的情况下，死髓牙先作牙髓治疗，配合牙周治疗；活髓牙则应先作系统的牙周治疗和调和，若疗效不佳，再视情况行牙髓治疗。

（王凤娟）

第十四节　牙周病的药物治疗

一、牙周病药物治疗的目的和原则

目前公认，牙周病是一种多因素的慢性感染性疾病。牙周病的病因和病理机制十分复杂。但可以肯定的是，堆积于龈缘周围的细菌菌斑及其代谢产物是牙周病发病的始动因子。研究表明，单纯使用抗菌药物并不能取得理想的治疗效果。但是，在对牙周病病因及发生、发展规律的深入了解基础上，在牙周基础治疗、手术治疗同时配合运用药物，可以帮助清除致病因子或阻断牙周病的病理过程，以达到治疗牙周病的目的。

1. 牙周病药物治疗的种类及目的

（1）针对病原微生物的药物治疗：菌斑微生物及其产物是牙周病发病的始动因子，清除牙菌斑、防止或迟滞其在牙面的再形成是治疗牙周病、防止其复发的核心手段。机械性清除牙菌斑仍是迄今为止治疗和预防牙周病最行之有效、应用最广泛的方法。但在某些情况下，借助化学药物控制牙周组织感染，作为基础治疗、手术治疗的辅助措施，仍有极为重要的意义。

1）存在一些器械难以达到的部位：中重度牙周炎患者多有深在的牙周袋、深而窄的骨下袋以及根分叉感染等病变，常规的菌斑清除工具在非手术条件下很难到达牙周袋底、分叉穹窿等深在的感染部位，应用药物控制残留的细菌、菌斑进而遏制牙周炎症和牙槽骨吸收可以起到重要的辅助作用。

2）微生物可以侵入牙周组织。由于牙周炎症过程中，牙周袋壁上皮和牙龈结合上皮经常有糜烂和溃疡，细菌可直接侵入牙周组织。洁治、刮治和根面平整等基础治疗方法多难以彻底清除组织内的入侵细菌。药物治疗有助于消除组织内的细菌进而控制牙周炎症。

3）口腔内其他部位的微生物：口腔内存在大量的共生细菌，是牙周菌斑细菌的来源和贮池。即使在牙周治疗过程中，牙周环境的绝大部分细菌被清除，但存在于舌苔、扁桃体、颊黏膜和龋洞内部，甚至义齿孔隙内的细菌将极易重新定植于牙周袋内，导致疾病的复发。应用化学药物辅助菌斑控制可能防止和延缓炎症的复发。研究表明，在洁治、刮治等治疗后，对某些牙周疾病的易感个体辅以牙周袋内用药，有利于疗效巩固，防止牙周炎症复发。

4）牙周组织的急性感染：发生多发性龈脓肿、牙周脓肿和急性坏死溃疡性牙周病等急性感染时，应根据病情给予局部或全身的抗菌药物治疗，借以控制炎症范围、防止全身感染，为后续的常规治疗创造条件。

5）某些全身疾病患者的治疗。一些全身疾病如糖尿病、风湿性心脏病等患者并非牙周治疗的绝对禁忌。但在长时间的牙周检查、洁治和刮治过程中，可能因一过性菌血症而发生全身感染或其他并发症。对此类患者，在术前、术中或术后使用抗菌药物，可预防或控制感染，避免全身并发症的发生。

6）术后口腔护理：在口腔手术等造成患者暂时不能、不利口腔卫生措施的情况下，使用含漱类型的化学药物等，可预防或减少菌斑形成，有利于组织愈合。

虽然，牙周治疗过程中使用化学制剂或抗菌药物，能在一定时间内减少或预防菌斑的形成，从而达到控制牙周组织炎症的目的。然而，随着对耐药菌株的产生及危害认识的深入，牙周治疗中抗菌药物使用已逐渐趋于理性。由于牙菌斑的形成是个持续的过程，化学药物控制菌斑只能作为机械性清除菌斑的辅助，或在某些特定条件下使用。而不宜长期依赖药物来控制牙周菌斑。

（2）调节宿主防御功能的药物治疗：牙周病是在细菌侵袭和宿主防御之间的平衡被打破时发生的疾病，宿主的免疫和防御反应在病变发生、发展过程中有重要作用。随着对牙周病免疫学本质的深入认识，通过药物调节宿主的防御功能、阻断疾病的发展，已成为牙周病药物治疗的又一重要探索方向。研究表明，金属基质蛋白酶的形成、花生四烯酸的代谢等与牙槽骨吸收存在密切联系，在这方面研究药物对宿主防御产生的作用，也可能影响牙周疾病进程。另外，祖国医学在这方面也有一些探索，其目的是通过中医药的使用，调节机体抵抗力，纠正细菌和宿主之间的不平衡状态。

2. 牙周病药物治疗的原则　牙周基础治疗和手术治疗是牙周治疗的基本治疗方法和核心手段，药物治疗只是作为前两种治疗方法的辅助手段。长期以来，牙周病治疗中普遍存在滥用抗生素和药效不佳的情况。一般而言，牙周病的药物治疗应该遵循如下原则。

（1）循证医学原则：这一原则认为，临床医生对患者的一切治疗都应该基于患者所患疾病的具体表现。一般情况下，菌斑性牙龈炎和轻、中度牙周炎的治疗并不需要使用抗菌药物，彻底的牙周洁治、刮治和切实有效的菌斑控制方法即能治愈牙龈炎或控制牙周炎症。抗生素的全身使用可以考虑用于侵袭性牙周炎的患者和重度牙周炎患者特别是对常规牙周治疗反应不佳者。

（2）牙周药物治疗前应清除菌斑、牙石：牙周药物治疗前应首先进行龈上洁治、龈下刮治，清除牙龈和牙体组织周围的菌斑和牙石，尽量破坏菌斑生物膜的结构，以便药物能直接作用于残留细菌，达到辅助治疗目的。牙周药物治疗只能作为基础治疗的辅助手段。

（3）牙周药物治疗前的细菌学检测：牙周药物治疗前，应尽量做细菌学检查及药敏试验，尽量选择抗菌谱较窄的药物，防止或减少其对口腔微生态环境造成的干扰及菌群失调。用药后也应做细菌学复查，观察细菌的变化用以指导临床用药。但是，这种检测既昂贵又存在技术困难。所以，临床医师往往凭借经验和临床指征进行药物选择。

（4）用药时机：一些间接的证据表明，全身性抗生素使用的最佳时机为洁治、刮治完成后即刻使用。而且，用药的时间不宜超过7d。

（5）尽量采用局部给药途径：从公共卫生安全出发，应尽可能严格限制全身性抗生素的使用。尽量采用局部给药途径。

二、牙周治疗中的全身药物

牙周治疗过程中可作全身应用的药物主要有抗生素、非甾体类消炎药和中药，这些药物的给药途径以口服为主。

1. 全身使用抗生素的利弊

（1）优点：全身使用抗生素常作为机械性菌斑控制的辅助手段，其作用可直达深在的牙周袋袋底及根分叉区等治疗器械难以到达的区域，最大限度地清除这些部位的细菌；抗生素也可深入牙龈、结合上皮和结缔组织内部，杀灭牙周袋壁内的微生物；抗生素还可清除口腔内舌背、扁桃体和颊黏膜等特殊组织结构中潜藏的病原微生物，防止其在牙周袋内重新定植。

（2）缺点：全身使用抗生素的途径多为口服，经胃肠吸收和血液循环后，其在牙周组织、牙周袋内的药物浓度相对较低，常难以发挥抗菌和抑菌作用；低浓度抗生素不仅难以达到杀灭细菌的目的，还容易诱发耐药菌株形成；全身大剂量、长时间地使用抗菌药物并不一定能消除牙周组织的炎症，反易引起菌群失调，造成白念珠菌等的叠加感染；另外，口服抗生素经胃肠吸收，还易产生胃肠道反应和全身过敏等不良反应。

2. 全身使用抗生素的疗效及影响因素　全身使用抗生素的疗效取决于药物本身的药代动力学和局部环境因素，体外药敏试验的结果并不能完全反映体内的药物效能。影响抗菌药物疗效的因素有药物的药代动力学、药物的配伍、药物对组织的吸附、感染的类型、耐药性、菌斑生物膜等多个环节。

药代动力学对药物的疗效有决定性影响。抗生素在药代动力学上可分为三类，即浓度依赖型、时间依赖型和抗菌后效应型。

浓度依赖型药物具有首次接触效应，药效取决于药物浓度，与药物作用时间无关，常采用大剂量、间断给药的方式，以提高药效。甲硝唑类属于此类药物。时间依赖型药物的疗效与药物作用时间的长短相关，药物在保证血药浓度高于最小抑菌浓度的条件下即可有效杀菌，进一步提高血药浓度并不能增加杀菌能力。这类药物使用时应在维持有效血药浓度的前提下确保足够的作用时间，此类药物以青霉素类最为典型。抗菌后效应是指药物血药浓度降至最小抑菌浓度后的一段时间内，仍具有抑菌作用。此类药物叫抗菌后效应型抑菌剂，在使用时应延长给药的间隔时间，典型药物为四环素族药物。

药物对组织的吸附能力对药物疗效有重要作用。不同的药物对组织的吸附能力不同，四环素等药物对钙化组织有较强的吸附力，可吸附于牙齿、骨等组织，然后再向牙周袋缓慢释放，可延长药物的作用时间。

组织的感染类型对药物作用的强弱也有明显影响。牙周袋内有革兰阳性和阴性细菌、兼性和专性厌氧菌及致病菌和非致病菌等多种细菌存在，是典型的混合感染。各种细菌间存在着复杂的共生关系，非致病菌群利用结合、降解等机制可消耗、消除抗菌药物的活性，降低药物在龈沟液中的有效浓度，使牙周致病菌逃避被彻底消除的结局。如粪链球菌通过使甲硝唑失活，可保护脆弱杆菌等的生存。

耐药性是细菌对抗菌药物产生的抵抗和适应。多种牙周致病菌对常用抗生素可产生耐药性。耐药菌株的产生，可使抗菌药物的效能下降甚至完全失效。牙龈卟啉单胞菌、中间普氏菌、具核梭形杆菌等多种细菌都可产生β-内酰胺酶而使青霉素类药物失去活性。

菌斑生物膜是细菌利用细胞外多糖-蛋白质复合物及其他一些物质将多种微生物黏附在一起形成的微生态环境。细菌凭借这一独特的生物膜结构可抵御抗菌药物的渗入，使抗菌药物在菌斑内部不能形成有效浓度，从而降低抗菌药物杀灭致病微生物的能力。

牙周病是多种细菌的混合感染，临床上经常采取两种或两种以上抗生素配伍，进行联合治疗。但联合用药时，应考虑药物之间的配伍问题，避免产生药物间的拮抗。药物使用时配伍得当，可使发挥药物间的协同作用，提高疗效。杀菌剂只能杀灭处于分裂期的细菌，同期使用抑菌剂会抑制细菌分裂，减低杀菌剂的作用效果。因此杀菌和抑菌药物只能采用序列治疗方法，如先用四环素、强力霉素抑菌，再用青霉素、甲硝唑杀菌，避免药物间产生拮抗作用。

在牙周炎患者的治疗中，如能合理地全身使用抗生素，并与机械性清除菌斑相结合，可产生良好的近期疗效。临床表现为探诊出血部位明显减少，牙周探诊深度变浅。牙周袋内细菌的组成也可发生变化，牙龈卟啉单胞菌、伴放线菌嗜血菌、螺旋体、能动菌等牙周可疑病原菌的比例明显下降或消失，革兰阳性球菌比例增加，牙周袋内的微生态平衡转向健康方向。但药物治疗只是机械性菌斑清除不足部分的辅助和补充，常规牙周治疗中全身应用抗菌药物并不值得提倡。

抗菌药物的作用基本上都是短期的。合理应用药物可使病变区的牙槽骨密度和高度有所增加，降低牙周炎症的程度，牙周治疗的远期疗效主要依赖于定期复查和必要的支持治疗。

3. 牙周病治疗中常用的抗生素

（1）硝基咪唑类药物

1）甲硝唑（Metronidazole）：第一代硝基咪唑类衍生药物，最初用于滴虫性阴道炎的治疗，后发现对厌氧菌感染造成的坏死性溃疡性牙龈炎有效，遂逐渐应用于牙周治疗。甲硝唑能有效杀灭病变组织中存在的牙龈卟啉单胞菌、中间普氏菌、具核梭形杆菌、螺旋体及消化链球菌等，改善牙龈出血、牙周袋溢脓等牙周症状。

甲硝唑具有廉价高效、无明显毒副作用的特点，能杀灭专性厌氧菌，使用中不易产生耐药菌株或引起菌群失调。甲硝唑对兼性厌氧菌、微需氧菌无效，但可以结合使用其他抗生素如阿莫西林（青霉素羟氨苄）或螺旋霉素等，以提高疗效。如对优势菌为伴放线菌嗜血菌等微需氧菌引起的侵袭性牙周炎和常规治疗无效的病例，联合用药可改善治疗效果。

部分患者服用甲硝唑后可出现恶心、胃痛、厌食、呕吐等多种消化道反应。偶有腹泻、皮疹、口内金属味等不良反应。长期服用可能出现一过性白细胞减少、周围神经病变等。有报道大剂量使用可能有致癌、致畸倾向，故妊娠或哺乳期妇女禁用；甲硝唑在体内经肝脏代谢后大部分由肾脏排出，血液病、肾功能不全者慎用；因其可抑制乙醇代谢，服药期间应忌酒。

用法：每次口服片剂200mg，3～4次/d，一个疗程为5～7d。

2）替硝唑（tinidazole）：第二代硝基咪唑类衍生物。比甲硝唑半衰期更长、疗程更短，因而疗效也更高，但同时不良反应也更多。替硝唑的不良反应与甲硝唑相似，主要表现仍然是胃肠道不适等。另外，与抗高血压药合用时可能引起血压升高。

用法：替硝唑有片剂和胶囊剂型。片剂，每片250mg，首日口服2g，1～2次服完，以后2次/日，每次0.5g，3d为一疗程。

3）奥硝唑（ornidazole）：第三代硝基咪唑类衍生物。具有良好抗厌氧菌作用且不良反应小，疗效优于替硝唑和甲硝唑。它主要以具有细胞毒作用的原药和具有细胞毒作用的中间产物作用于细菌DNA，使其螺旋结构断裂或阻断其转录复制而导致死亡，达到抗菌目的。

用法：剂型有片剂、胶囊剂和注射剂等。片剂，每片250mg，每次500mg，2次/日，4天为一疗程。

（2）四环素族药物：四环素为广谱抗生素，对G^+菌、G^-菌及螺旋体均有抑制作用，可抑制多种牙周可疑致病菌的生长，对伴放线菌嗜血菌的抑制作用最为突出。药物口服后经血液循环在体内广泛分布，但对钙化组织的亲和力比较突出。而且，药物在牙周组织内可形成较高浓度，龈沟液的药物浓度可达血药浓度的2～10倍。

可用于牙周治疗的四环素族药物有四环素、二甲胺基四环素、强力霉素等。

1）四环素（tetracycline）：本药在治疗侵袭性牙周炎中的作用较为突出。侵袭性牙周炎的牙周袋壁内多含有侵入的伴放线菌嗜血菌，机械治疗难以完全消除。在刮治后结合应用四环素，能有效杀灭组织内的细菌。同时，研究表明四环素族药物还能抑制胶原酶及其他基质金属蛋白酶的活性，抑制结缔组织的破坏，阻断骨的吸收，从而有利于牙槽骨修复。

用法：片剂，每片250mg，每次250mg，4次/d，2周为一疗程。

2）米诺环素（minocycline）：又名二甲胺四环素。为半合成四环素族药物。它抑菌谱广而强，其体内抑制螺旋体和能动菌的药效可长达3个月。

用法：2次/d，每次100mg，1周为一疗程。

3）多西环素（doxycycline）：又称为强力霉素。其疗效优于四环素，在胃肠道中的吸收不受钙离子或抗酸剂的影响，此优点在四环素族药物中比较突出。

用法：多西环素的用法是首日100mg，分2次服用，以后2次/日，每次50mg，1周为一疗程。若以小剂量作抗胶原酶使用则可1～2次/d，每次口服20mg，3个月为一个疗程。

四环素类药物可造成胃肠道反应，肝、肾损害等毒副作用，最为突出的不良反应是造成齿和骨骼等硬组织的着色。由于四环素类药物对钙化组织有较强亲和力，药物可随钙离子沉积于发育中的硬组织，故孕妇及6～7岁前的儿童禁用。

（3）阿莫西林：又名称羟氨苄青霉素或阿莫仙（amoxicillin）。它是β－内酰胺类半合成广谱抗生素，对G^+菌及部分G^-菌有强力杀灭作用。可与甲硝唑等联合使用以增强疗效，用于治疗侵袭性牙周炎。但阿莫西林对能产生β－内酰胺酶的中间普氏菌、具核梭杆菌等无抗菌作用，需与能降解β－内酰胺酶的克拉维酸联合使用，才能发挥杀菌作用。

用法：每次口服500mg，3次/d，7天为一疗程。

羟氨卞青霉素毒副作用较少，偶有胃肠道反应、皮疹和过敏反应。对青霉素过敏者禁用。

（4）螺旋霉素：螺旋霉素（spiromycin）为大环内酯类抗生素，对G^+菌有强力抑菌作用，对G^-菌也有一定抑制效果。能有效地抑制黏放线菌、产黑色素类杆菌群及螺旋体等牙周优势菌。螺旋霉素进入体内后可广泛分布，但以龈沟液、唾液、牙龈和颌骨中的浓度较高，龈沟液中的药物浓度为血药浓度的10倍。螺旋霉素在唾液腺和骨组织中滞留的时间可达3～4周，释放缓慢，对牙周病治疗有利。

螺旋霉素毒副作用较小，仅偶有胃肠道不适。

用法：每次口服200mg，4次/d，5～7天为一疗程。与抗厌氧菌药物有协同作用。

红霉素、罗红霉素（roxithromycin）也属大环内酯类抗生素，其作用与螺旋霉素相似，对衣原体和支原体也有一定效果。

4. 调节宿主防御反应的药物　大量临床和实验研究显示牙周组织的破坏与机体防御机制间存在密切联系。尽管现有的提高机体防御能力、阻断牙周组织破坏的治疗方法在理论上并不成熟，但在针对机体免疫和炎症反应、基质金属蛋白酶形成、花生四烯酸的代谢及牙槽骨吸收几个环节的尝试上已经取得了某些进展，为从调节宿主防御反应着手，对牙周炎患者进行全身治疗积累了一定的资料。

（1）机体免疫和炎症反应的调节药物：研究表明，炎症反应过程有多种细胞因子的参与，阻断其中的某些或全部环节可有效减轻组织炎症，也抑制了牙槽骨的吸收和牙周附着丧失，对减缓疾病进展有一定作用。细胞因子IL－1、IL－11、TNF－α、和NO的受体拮抗剂可能在调节机体免疫和炎症反应方面有一定的应用前景。

（2）胶原酶和基质金属蛋白酶的抑制药物：胶原酶和基质金属蛋白酶在牙周组织的破坏过程中有重要作用。四环素族药物可抑制胶原酶及基质金属蛋白酶活性，从而抑制牙周组织的酶解和骨组织的吸收。四环素族药物抑制胶原酶的作用与其抗菌作用并无关联，失去有效抗菌基团的四环素，仍具有抑制胶原酶活性的能力。四环素类药物中以多西环素的抗胶原酶活性最强，对牙周炎患者进行小剂量、长疗程的多西环素治疗有良好临床疗效。糖尿病患者的胶原酶活性增高，治疗中联合应用多西环素也有明显治疗作用。但其安全性及长效性还有待进一步的研究证实。

（3）花生四烯酸代谢的抑制药物：前列腺素可刺激牙槽骨发生吸收，是牙周炎症过程中最重要的炎症因子，在病变的进展中有重要作用。前列腺素由花生四烯酸经生物代谢形成，其中环氧化酶的催化作用是其关键环节。非甾体类抗炎药物（即消炎镇痛类药物）可阻断花生四烯酸代谢过程中的重要媒介——环氧化酶的活性，因此非甾体类抗炎药物有可能阻断花生四烯酸代谢而抑制前列腺素合成，由此阻止牙周病变时牙槽骨的吸收。

非甾体类抗炎药可能抑制环氧化酶和脂氧化酶的活性，降低花生四烯酸的代谢，通过减少前列腺素和白三烯的产生，最终抑制炎症过程，减轻牙槽骨的吸收。另外，非甾体类抗炎药还可能减弱IL－1、

TNF－α等细胞因子对前列腺素合成的诱导作用。

临床实验表明非甾体类抗炎药物对治疗牙周炎症确有一定作用。有的研究探讨了风平（flurbiprofen）、吲哚美辛（indomethacin）、布洛芬（ibuprofen）、芬必得（fenbid）等多种非甾体类抗炎药物用于牙周病治疗的意义。但在实际应用时，要注意权衡这些药物的不良反应和其实际疗效。

（4）骨质疏松的预防药物：牙周炎的牙槽骨破坏可能与骨质疏松有关，预防和控制骨质疏松可能对牙周骨组织丧失起到抑制作用。研究显示，双磷酸盐（alendronate）等骨质疏松预防药物可抑制骨丧失、减缓与牙周炎相关的牙槽骨吸收，但其治疗牙周炎的临床疗效尚待证实。

（5）中药的全身应用：中医认为“肾主齿，肾虚齿豁，肾固齿坚”。自古以来，历代医家都有用于牙周病治疗的中药复方，这些复方则主要是补肾、滋阴、凉血、清火。众多研究显示，这些中药作为一种辅助治疗手段，有一定改善牙周炎症的作用。同时，能调节宿主免疫力、减缓牙槽骨的吸收。但是，中药辅助治疗牙周炎的有效性，其发挥作用的有效成分等都有待进一步的研究和探索。

三、牙周病的局部药物治疗

局部用药是牙周病药物治疗的重要方面。局部用药在辅助牙周器械治疗，预防或减少菌斑的重新聚集方面有突出效果。局部药物治疗直接作用于病变部位，药物在组织内可形成较高的局部浓度，同时也可避免全身用药的诸多不良反应。但是这种治疗方式的最大劣处在于其对临床效果的改善基本都是临时性的。这种治疗不能完全消除牙周致病菌，治疗部位往往会发生细菌的再定植。

牙周局部用药的疗效取决于：药物到达病变区域的难易程度；病变部位的药物总量和浓度是否达到治疗要求；药物在病变部位的作用时间是否足够。

牙周的局部药物治疗可有多种给药途径，如含漱、冲洗、局部涂布及牙周袋内缓释、控释给药等。局部应用的药物按用药途径和剂型可分为：含漱药物、涂布药物、冲洗药物和控缓释药物。

1. 含漱药物　应用含漱剂（mouth rinse）的主要目的是清除和显著减少口腔内的细菌。通过含漱剂的使用应明显减少牙面、舌背、扁桃体、颊黏膜等处的细菌总量，限制龈上菌斑的堆积和成熟，阻止致病菌在龈沟、牙周袋的重新定植，预防牙龈炎、牙周炎的复发。

由于含漱液自身的剂型和使用特点，它在口腔内停留时间短暂，进入龈沟或牙周袋的深度也不超过1mm，理论上这些含漱液只是针对口腔表面和龈上菌群产生作用，对牙周袋内的菌群并无直接影响。常用的含漱药物有：

（1）氯己定：氯己定（chlorhexidine），为双胍类广谱抗菌剂，也称为洗必泰。对G^+菌、G^-菌和真菌有较强的抗菌作用，是已知效果最确切的菌斑对抗药物。其作用机制为吸附于细菌胞浆膜的渗透屏障，使细胞内容物漏出而发挥抗菌作用。低浓度有抑菌作用，高浓度则有杀菌作用。对因某些原因暂时不能行使口腔卫生措施者，采用氯己定含漱液能有效地控制菌斑。牙周手术后含漱可减少菌斑形成，有利组织愈合。

临床上，一般使用浓度为0.12%～0.2%的葡萄糖酸氯己定溶液。含漱后部分药物可吸附于口腔黏膜和牙面，在8～12h内以活化方式逐步释放，持续发挥药物作用。

氯己定长期使用安全，不易产生耐药菌株。全身不良反应小，主要不良反应为味觉异常、牙面及舌背黏膜的着色，偶有口腔黏膜烧灼感。氯己定宜在饭后或睡前使用，牙面的着色可以洁治术清除。由于牙膏发泡剂可增加液体表面张力，不利于氯己定阳离子表面活性剂的作用，建议使用氯己定类含漱剂的时间尽量与刷牙时间错开，至少间隔1小时。

用法：0.2%氯己定每日含漱2次，每次10mL，含漱1分钟。用0.12%浓度的氯己定15mL可保持同样疗效而减少不良反应的发生。

（2）西吡氯铵：西吡氯铵（cetylpyridinium chloride，CPC），也称西吡氯烷、氯化十六烷基吡啶，是一种阳离子季铵化合物。它是一种阳离子表面活性剂，可与细菌细胞壁上带负电荷的基团作用而杀灭细菌。使用0.05%的西吡氯烷溶液含漱，可使菌斑的量减少25%～35%。其抗菌作用不如氯己定强，但不良反应也小于后者。作为辅助治疗措施，可以比氯己定使用更长的时间。

2. 涂布药物　牙周组织处于唾液、龈沟液等体液环境中，涂布药物的实际作用效果经常受到质疑。龈上洁治、龈下刮治和根面平整术等基础治疗过程能使牙龈炎症消退、牙周袋变浅。通常情况下，牙周治疗后并不需要涂布药物。涂布药物只有在牙龈炎症较重，牙周袋有肉芽增生或牙周急性脓肿时，出现能够暂时容留涂布药物的龈袋、牙周袋或类似组织结构的情况下，才能发挥作用。

（1）聚维酮碘：聚维酮碘（Iodophor）为碘与聚醇醚复合而成的广谱消毒剂，能杀死病毒、细菌、芽孢、真菌、原虫。可用于皮肤消毒、黏膜的冲洗或手术前皮肤消毒，也可用于皮肤、黏膜细菌感染以及器械、环境消毒。是一种安全、低毒、刺激性小的消毒剂，脓肿引流后可将聚维酮碘置于患牙牙周袋内，有较好的消炎作用。

（2）碘甘油：为碘化钾、碘和甘油按一定比例混合制成，具有一定抑菌和消毒收敛作用，药物刺激性小。复方碘甘油则是碘化锌、碘及甘油按一定比例混合而成。其杀菌和收敛作用较前者更强，常需由牙科医生将其置入袋内。

（3）四环素：四环素在溶液条件下呈酸性，具有螯合金属离子的能力，可用于病变根面的处理。手术条件下用四环素溶液对裸露的根面进行药物处理可使根面轻度脱矿、牙本质小管开放、胶原纤维裸露，并刺激牙周膜细胞在根面迁移，从而直接促进细胞附着与生长。但这种作用取决于应用时的局部药物浓度和持续作用时间，浓度过高、使用时间过长反而抑制成纤维细胞生长。

（4）乙二胺四乙酸：乙二胺四乙酸（ethylene diamine tetraacetic acid，EDTA）是中性金属离子螯合剂。手术条件下处理病变根面，可使根面轻度脱矿、牙本质小管开放、胶原纤维裸露。由于药物本身呈中性，对周围组织的影响少，有利于潜能细胞的增殖和分化。24%乙二胺四乙酸膏体的药物作用比较典型。

3. 冲洗药物　牙周病的局部冲洗治疗是以水或抗菌药液对牙龈缘或牙周袋进行冲洗，以达到清洁牙周组织、改善牙周袋局部微生态环境的目的。加压冲洗对菌斑有一定机械清洁作用，但冲洗（药）液在牙周袋等组织内的停留时间短暂，也不能形成较高药物浓度。无论是机械清除还是药物作用，由冲洗达到的牙周治疗效果是短暂的。

抗菌药液的龈上冲洗并不能去除已形成的菌斑，但可抑制或减缓菌斑的形成。洁治后进行的龈上冲洗，可清除牙间隙和较浅牙周袋中残留的牙石碎片，稀释和减少细菌及其毒素残留数量，减少菌斑重新附着和成熟的机会。

常用的牙周冲洗药物有过氧化氢、氯己定和聚维酮碘。

过氧化氢在治疗急性坏死性溃疡性龈炎、急性牙周感染时有较好的疗效。洁治、刮治和根面平整后，以3%过氧化氢液作牙周局部冲洗，有助于清除袋内残余的牙石碎片及肉芽组织。氯己定可吸附于细菌表面，改变细胞膜的结构，破坏其渗透平衡而杀菌，0.12%～0.2%氯己定对G^+菌、G^-菌及真菌有很强的杀灭作用。但应注意处于病变活动期的牙周袋内经常存在脓血，可能影响氯己定作用的发挥。

聚维酮碘是碘与表面活性剂的结合物，对G^+菌、G^-菌、病毒、真菌、螺旋体等有杀灭作用。以0.5%聚维酮碘用于牙周冲洗，可改善局部的牙龈炎症，使龈下微生物的组成向有益的方向转化。

4. 牙周缓释及控释药物　缓（控）释药物是指能将药物的活性成分缓慢地或控制性地释放，在特定时间和作用部位内形成并维持有效药物浓度的药物制剂。

抗菌缓（控）释药物的应用正符合牙周病变中牙周袋和菌斑的结构特点，可在牙周袋内形成较高的药物浓度，作用时间延长。相对全身用药而言，它可显著减少用药剂量和给药频率，避免或减少了药物的毒副作用。

牙周缓释药物的应用也可能带来某些问题。如现有的此类药物多通过牙周袋途径给药，对已侵入袋壁组织内的伴放线菌嗜血菌、螺旋体等并无疗效，对位于舌背、扁桃体或其他口腔黏膜等部位的细菌也无作用。并且由于给药缓慢，可能导致牙周袋内形成耐药菌株。

牙周缓释抗菌药物的应用对象多为龈下刮治后仍有明显炎症特征的牙周袋、急性牙周脓肿、脓肿窦道和某些不宜全身用药的牙周炎患者。

现有牙周用途的缓释抗菌药物中比较典型的有盐酸二甲胺基四环素、甲硝唑和四环素等。

盐酸二甲胺基四环素的缓释剂型包括可吸收的2%盐酸二甲胺基四环素软膏和不可吸收的5%米诺环素薄片两种。盐酸二甲胺基四环素软膏为目前最常见的牙周缓释抗菌剂，药物呈膏状，贮于特制注射器内。使用时膏体通过纤细针头注入牙周袋深部，软膏遇水固化成黏性凝胶。通过在牙周袋内缓慢释放其成分，药物软膏可在较长时间内保持较高的局部药物浓度，通常注射1次软膏可维持有效抗菌浓度约1周。由于盐酸二甲胺基四环素还有抑制胶原酶活性的作用，故可用其缓释软膏在洁治和根面平整后进行牙周袋注射作为基础治疗的辅助。

25%的甲硝唑凝胶和甲硝唑药棒也是常用的牙周局部缓释药物，其载体是淀粉和羧甲基纤维素钠。对牙周脓肿和深牙周袋的治疗效果良好，但在牙周袋内有效药物浓度维持时间较短。

此外四环素药线、四环素纤维及氯己定薄片、强力霉素凝胶等也有一定应用。

目前牙周袋内控释药物的开发尚处于研制阶段，牙周局部缓释、控释制剂的广泛应用尚需时日。

（王凤娟）

第七章

口腔黏膜病

第一节　复发性阿弗他溃疡

一、概述

复发性阿弗他溃疡（RAU）是最常见的口腔黏膜病，其患病率高达20%左右。本病表现为周期性复发且其有自限性，为孤立的、圆形或椭圆形的浅表性溃疡。分为轻型、重型和疱疹样溃疡三种。

（一）发病因素

病因不清楚，存在明显的个体差异，应该是多因素综合作用的结果。

1. 免疫因素　研究表明机体免疫力过高、过低，均可以引发复发性阿弗他溃疡。

2. 遗传因素　流行病学显示，父母患有复发性阿弗他溃疡者，其子女患病的概率较同地同环境对照者明显高。

3. 精神因素　研究表明，部分患者有明显的精神因素，表现为工作劳累、情绪激动、生活环境改变时易发病，或发病频率明显增高。

4. 内分泌因素　部分女性患者的口腔溃疡与月经周期有一定关系；亦有女性患者口腔溃疡的发生率在绝经期前后变化显著。此于体内雌激素的变化相关。

5. 感染因素　RAU是否属于感染性疾病目前还有争议。但是，微生物因素必然参与溃疡形成后的某些阶段，应作为一个因素考虑。

（二）组织病理

复发性阿弗他溃疡的病理变化为非特异性炎症。早期表现为上皮细胞内或细胞间水肿，继而上皮破坏脱落形成溃疡。表面有纤维素渗出物与坏死细胞、炎症细胞共同形成的假膜。固有层内胶原纤维水肿变性、均质化或弯曲断裂。黏膜下层有炎细胞浸润，以淋巴细胞为主，其次是浆细胞。深层毛细血管扩张充血，血管内皮细胞肿胀，管腔狭窄、闭塞，局限性坏死。

腺周口疮侵及黏膜下层，腺泡被炎症破坏，腺管上皮增生或扩张。

二、诊断

（一）临床表现

1. 轻型阿弗他溃疡　本型为最常见型，约占RAU的80%，溃疡直径一般在2～4mm，圆形或椭圆形，周界清晰，孤立散在，数目不多，每次1～5个不等。好发于角化较差的部位，如唇内侧，舌尖和颊黏膜。

2. 重型阿弗他溃疡　本型又称腺周口疮，发作时溃疡大而深，直径可达1～3cm，深及黏膜下层甚至肌层。溃疡四周红肿，边缘略隆起，触诊较硬，愈合需一个月甚至数月，愈合后留有瘢痕。

3. 疱疹样溃疡　溃疡数目多，可十几个至数十个，溃疡面小，一般直径1～2mm，可分布在口腔黏膜的任何部位，一般不融合，时间长者可见融合的溃疡面。溃疡表浅，愈合后不留瘢痕。

（二）诊断

（1）反复发作病史。

（2）溃疡特征：表面覆以黄白色假膜，表面向内凹陷，疼痛明显。

（3）病因不明，可自愈。

三、治疗

由于 RAU 病因不清，因而缺乏特效药或特效方法，疗效不够理想。

（一）局部治疗

以消炎、止痛、防止继发感染、促进愈合为原则。

1. 糊剂或药膏　2.5% 金霉素甘油或口腔溃疡软膏，其主要成分金霉素、丁卡因、肾上腺皮质激素、维生素 A 等。

2. 膜剂　口腔溃疡软膏药膜，利福平药膜或蜂胶药膜。

3. 漱口水　0.02% 呋喃西林液、3% 复方硼酸液等。

4. 理疗　用激光、微波等仪器或口内紫外线灯照射溃疡，有减轻渗出、促进愈合的功效。

（二）全身治疗

以对因治疗、促进愈合、减少复发为原则。

1. 免疫增强剂　转移生长因子，在上臂或大腿腹股沟皮下注射 1 单位，每周 1～2 次，10 次一疗程；胸腺素，肌内注射，5～10mg/次，2 次/周，10 次为一疗程。

2. 肾上腺皮质激素　泼尼松开始每日 10～30mg，每日 3 次，溃疡控制后，逐渐减量。

3. 复合维生素片　可给予患者口服复合维生素。

4. 含锌制剂　硫酸锌片 0.1g/次，3 次/d，7～10d 为一疗程。

临床医生应结合每位患者的具体症状，才用以上几种或全部治疗方法，给予患者不同的方案。

四、预后

复发性阿弗他溃疡具有自愈性，绝大多数愈合良好，但有些患者反复发作频繁，严重影响患者的生活质量，甚至引起患者轻生的想法，应引起医生的足够重视。

（王凤娟）

第二节　口腔单纯性疱疹

一、概述

口腔单纯性疱疹（herpes simple）又名疱疹性口炎，是由单纯疱疹病毒 I 型所引起。本病早期表现为痒、刺痛或烧灼感，继之黏膜充血水肿，出现成簇的小水疱，水疱极易破溃形成浅层溃疡，彼此融合，表面有黄白假膜覆盖。

（一）发病因素

单纯疱疹病毒是该病的致病病毒，口腔单纯疱疹病毒感染的患者和病毒携带者为传染源，主要通过飞沫、唾液、疱疹液接触而感染。

（二）组织病理

因为单纯疱疹病毒会侵入上皮细胞，所以会有特殊的细胞学改变，包括产生核的包涵体、多核巨细胞及细胞的破坏。由于上皮细胞产生气球变性和网状液化上皮内形成疱，即上皮内疱；而由于疱底的上皮细胞常被破坏，故也可形成上皮下疱。

二、诊断

（一）临床表现

1. 原发性疱疹性口炎　本病多发生于6岁以下儿童，6个月至2岁为尤。多数临床症状不显著，临床可分为4期：

（1）前驱期：发病前常有患疱疹病损者的接触史。潜伏期4～7d，以后出现发热、头痛、疲乏、肌肉酸痛等急性症状，颌下淋巴结肿大，触疼。患儿口水增多，烦躁啼哭。经过1～2d后，口腔黏膜广泛充血、水肿，牙龈出现急性炎症。

（2）水疱期：口腔黏膜任何部位均可出现成簇的小水疱，针头大小，上腭跟龈缘处更明显。水疱壁薄、透明，不久溃破形成溃疡。

（3）糜烂期：水疱破溃后引起大面积的糜烂，并且易继发感染。

（4）愈合期：糜烂面逐渐缩小，愈合，整个过程历经7～10d。

2. 复发性疱疹性口炎　原发性疱疹性口炎有30%～50%的复发概率。复发部位多位于口唇或接近口唇处，故又名复发性唇疱疹。其特征：

（1）病损以起疱开始，常为多个成簇的疱。

（2）复发位置总位于原发部位或附近。

复发影响因素包括局部机械刺激、轻度发热、精神紧张等。复发前，患者可觉有疲乏不适，继而在原发部位有刺激、灼痛、痒等异样感觉，大约于10h内出现水疱，周围轻度红斑。一般疱于24h左右溃破形成糜烂，然后结痂、愈合。

（二）诊断

1. 原发性疱疹性口炎

（1）婴幼儿多见，以6个月～2岁为尤。

（2）急性病程，全身反应重。

（3）口腔及口唇周围皮肤出现典型的小水疱，破后形成溃疡。

2. 复发性疱疹性口炎

（1）多见于成人。

（2）急性发作，全身反应轻。

（3）发病前多有感冒、劳累等诱发因素。

（4）损伤部位相对固定，多位于唇红、口角；成簇状小水疱。

（三）鉴别诊断

1. 疱疹样口疮　损害为散在分布的单个小溃疡，病程反复，不经过发疱期，溃疡数量较多，主要分布于口腔内角化程度较差的黏膜处，不造成龈炎，儿童少见，无皮肤损害。

2. 三叉神经带状疱疹　是由水痘带状疱疹病毒引起的颜面皮肤和口腔黏膜的病损。水疱较大，疱疹聚集成簇，沿三叉神经的分支排列成带状，但不超过中线。疼痛剧烈。本病可发生于任何年龄，愈合不再复发。

3. 手－足－口病　为柯萨奇病毒A16所引起的皮肤黏膜传染性疾病，可散发或小范围内流行，好发于三岁左右的儿童。口腔损害比皮肤损害重。前驱症状有发热、困倦、局部淋巴结肿大；然后在口腔黏膜、手掌、足底出现散在水疱、丘疹与斑疹，数量不等。斑疹周围有红晕，无明显压痛，其中央为小水疱，皮肤的水疱数日后干燥结痂；口腔损害遍布唇、颊、舌、腭等处，为很多小水疱，迅速成为溃疡，经5～10d后愈合。

4. 疱疹性咽峡炎　由柯萨奇病毒A4所引起的口腔疱疹损害。临床表现较似急性疱疹性龈口炎，但前驱期和全身反应都较轻，病损的分布只限于口腔后份，如软腭、悬雍垂、扁桃体处，为丛集成簇的小水疱，不久溃破成溃疡，损害很少发于口腔前部，牙龈不受损害，病程大约7d。

5. 多形性红斑　为广泛损及皮肤和黏膜的急性疾病。诱发因素包括感染、药物的使用，但有的亦无诱因。口腔黏膜突发广泛的糜烂，特别涉及唇部，引起糜烂、结痂、出血，而弥散性龈炎非常少见，皮肤损害有靶形红斑或虹膜状红斑。

三、治疗

1. 局部治疗　阿昔洛韦软膏，继发感染时抗生素制剂。

2. 全身用药

（1）抗病毒治疗：阿昔洛韦（acyclovir，ACV）、利巴韦林、干扰素和聚肌胞、疫苗和免疫球蛋白。

（2）免疫调节剂及其他：胸腺素、转移因子、左旋咪唑、环氧化酶抑制剂。

（3）疼痛处理阿司匹林。

3. 其他　中医中药治疗，对症支持治疗。

四、预防

单纯疱疹病毒可经口－呼吸道传播，也可通过皮肤、黏膜、眼角膜等接触疱疹病灶传染。故本病患者应避免接触其他儿童和幼婴。复发性单纯疱疹感染的发生是由于体内潜伏的单纯疱疹病毒被激活以后引起的，目前尚无理想的预防复发的方法，主要应消除诱因。

（王凤娟）

第三节　口腔念珠菌病

一、概述

口腔念珠菌病（oral candidosis）是由念珠菌属感染所引起的口腔黏膜疾病，是人类最常见的口腔真菌感染。近些年，随着抗生素和免疫抑制剂的广泛使用，造成菌群失调或免疫力降低，使口腔黏膜念珠菌病的发病率相应增高。

病因：引起人类念珠菌病的主要是白色念珠菌、热带念珠菌和高里念珠菌，其中白色念珠菌和热带念珠菌的致病力最强。白色念珠菌为单细胞酵母样真菌，常寄生在正常人的口腔、肠道、阴道和皮肤等处，与体内其他微生物保持共生平衡状态，并不发病；当宿主防御功能降低时，这种非致病性念珠菌转化为致病性的，故为条件致病菌。如长期使用广谱抗生素致使菌群失调、长期使用免疫抑制剂或放射治疗使免疫机制受抑制、患先天性免疫功能低下等全身严重疾病时，宿主的防御功能降低，该菌就会大量繁殖而致病。其他局部刺激如义齿、口干、皮肤潮湿等也是导致白色念珠菌感染的因素。

二、诊断

（一）临床表现

口腔念珠菌病按其主要病变部位可分为：念珠菌性口炎、念珠菌性唇炎与念珠菌性口角炎。

1. 念珠菌性口炎

（1）急性假膜型念珠菌性口炎：多见于长期使用激素、HIV感染者、免疫缺陷者、婴幼儿及衰弱者，尤以新生儿最多见，故又称新生儿鹅口疮或雪口病。多在出生后2～8d内发生，好发部位为颊、舌、软腭及唇，损害区黏膜充血，随即出现许多散在的色白如雪的小斑点，略高起，状似凝乳，逐渐增大，不久即相互融合为白色丝绒状斑片，严重者蔓延至扁桃体、咽部、牙龈。早期黏膜充血较明显，斑片附着不十分紧密，稍用力可擦掉，露出红的黏膜糜烂面及轻度出血。患儿烦躁不安、哭闹、拒食，有时伴有轻度发热，少数病例还可蔓延到食管、支气管或肺部，或并发皮肤念珠菌病。

（2）急性红斑型念珠菌性口炎：又称抗生素口炎、抗生素舌炎，多见于长期应用抗生素、激素后及 HIV 感染者，并且大多数患者患有消耗性疾病，如白血病、营养不良、内分泌紊乱、肿瘤化疗后等。某些皮肤病在大量应用青霉素、链霉素的过程中，也可发生念珠菌口炎。主要表现为黏膜充血、糜烂，舌背乳头呈团块萎缩，周围舌苔增厚。自觉症状为味觉异常或味觉丧失，口腔干燥，黏膜灼痛。

（3）慢性红斑型（萎缩型）念珠菌病：又称义齿性口炎，义齿上附着的真菌是主要致病原因。损害部位常在上颌义齿腭侧面接触的腭、龈黏膜，女性患者多见。黏膜呈亮红色水肿，或有黄白色的条索状或斑点状假膜。

（4）慢性增殖性念珠菌病：又称慢性肥厚型念珠菌性口炎、念珠菌性白斑，可见于颊黏膜、舌背及腭部。本型的颊黏膜病损，常对称地位于口角内侧三角区，表现为固着紧密的白色角质斑块，类似一般黏膜白斑，严重时呈结节状或颗粒状增生。腭部损害可由义齿性口炎发展而来，黏膜呈乳头状增生。

2. 念珠菌性唇炎　多发于 50 岁以上患者。一般发生于下唇，可同时有念珠菌性口炎或口角炎。分糜烂型和颗粒型。

糜烂型者在下唇红唇中份长期存在鲜红色的糜烂面，周围有过角化现象，表面脱屑。颗粒型者表现为下唇肿胀，唇红皮肤交接处常有散在突出的小颗粒。刮取念珠菌性唇炎糜烂部位边缘的鳞屑和小颗粒状组织镜检，可发现芽生孢子和假菌丝。

3. 念珠菌性口角炎　多发生于儿童、身体衰弱患者和血液病患者。双侧口角区的皮肤与黏膜发生皲裂，邻近的皮肤与黏膜充血，皲裂处常有糜烂和渗出物，或有结痂，张口时疼痛、出血。

年长患者的口角炎多与咬合垂直距离缩短有关，也与义齿的局部刺激、义齿性溃疡的感染有密切关系。儿童在冬季，因口唇干裂继发的念珠菌感染的口角炎也较常见。其特点为唇周皮肤呈干燥状并附有细的鳞屑，伴有不同程度的瘙痒感。

（二）诊断

根据病史、临床表现和实验室检查明确诊断，包括涂片检查病原菌、分离培养、免疫学和生化检验、组织病理学检查和基因诊断等。

三、治疗

首先应去除可能的诱发因素，如停用抗生素等。治疗以局部治疗为主，辅以全身治疗。

1. 局部药物治疗

（1）2% ~4% 碳酸氢钠（小苏打）溶液：是治疗婴幼儿鹅口疮的常用药物，用于清洗婴幼儿口腔。轻症患儿病变在 2 ~3d 内即可消失，但仍需继续用药数天，以预防复发。也可用于清洗母亲乳头及浸泡义齿。

（2）氯己定：选用 0.2% 溶液或 1% 凝胶局部涂布，冲洗或含漱。可与制霉菌素配伍成软膏或霜剂，加入少量曲安奈德（去炎舒松），以治疗口角炎、义齿性口炎等。以氯己定液与碳酸氢钠液交替漱洗，可消除白色念珠菌的某些协同致病菌。

（3）西地碘（商品名华素片）：每次 1 片含化后吞服，每日 3 ~4 次。碘过敏者禁用。

（4）制霉菌素：局部可用 5 万 ~10 万 U/mL 的水混悬液涂布，每 2 ~3 小时 1 次，涂布后可咽下。疗程为 7 ~10d。

（5）咪康唑：散剂用于口腔黏膜，霜剂适用于舌炎及口角炎治疗。

2. 全身抗真菌药物治疗

（1）氟康唑：是目前临床应用最广的抗真菌药物，也是治疗白色念珠菌的首选药物。首次 1 日 200mg，以后每日 1 次，每次 100mg，口服，连续 7 ~14d。

（2）伊曲康唑：每日口服 100mg。

3. 增强机体免疫力　注射胸腺素、转移因子。

4. 手术治疗　对于癌前损害，在治疗期间应严格观察，若疗效不明显，应考虑手术切除。

（王凤娟）

第四节 口腔白斑

一、概述

口腔白斑（oral leukoplakia）是指口腔黏膜上以白色为主的损害，不具有其他任何可定义的损害特征；一部分口腔白斑可转化为癌。是一种比较常见的非传染性慢性疾病。

（一）病因

本病的发生与局部的慢性刺激如长期的烟、酒、辣、烫、咀嚼槟榔、不良修复体、残根、残冠等的刺激有关，也与全身因素如白色念珠菌的慢性感染、缺铁性贫血、维生素、微量元素的失衡、梅毒以及放射线的刺激、口干症等有密切关系。

（二）组织病理

白斑的主要病理改变是上皮增生，伴有过度正角化或过度不全角化；上皮粒层明显，棘层增生；上皮钉突伸长变粗，固有层和黏膜下层中有炎细胞浸润。

口腔白斑病的病理学诊断常规应写明是否伴有上皮异常增生，并判断其程度（轻、中、重度）。白斑伴有上皮异常增生时，其恶变潜能随上皮异常增生程度的增加而增大。

二、诊断

（一）临床表现

中年以上的男性多见，可发生在口腔黏膜各处，但发生在三个危险区（口底舌腹，口角区颊黏膜，软腭复合体，包括软腭、咽前柱及舌侧磨牙后垫）的应尤为警惕。

患者的主观症状有粗糙感、木涩感、味觉减退，局部发硬、伴有溃烂时可出现自发痛及刺激痛。

口腔白斑可分为均质型和非均质型两大类：前者包括斑块状、皱纹纸状等；而颗粒状、疣状及溃疡状者属于后者。

1. 斑块状　白色或者灰白色角化斑块，质地紧密，斑块表面可有皲裂，平或稍高出黏膜表面，边界清楚，触之柔软，不粗糙或略粗糙，周围黏膜多正常。患者多无症状或有粗糙感。

2. 颗粒状　亦称颗粒－结节状白斑，颊黏膜口角区多见。外形似三角形，损害红、白间杂，即在红色萎缩黏膜的基底上点缀者结节－颗粒状白斑、颗粒状赤斑、非均质型赤斑等，具有白斑和赤斑的双重癌前病变。本型常发现白色念珠菌感染。

3. 皱纹纸状　多发生于口底及舌腹。病损呈灰白色或垩白色、边界清楚，表面粗糙，但触之柔软，周围黏膜正常。患者除粗糙不适感外，亦可有刺激痛等症状。

4. 疣状　损害隆起，表面高低不平，伴有乳头状或毛刺状突起，触诊微硬。除位于牙龈和上腭外，基底无明显硬结，损害区粗糙感明显，多可找到明显的局部刺激因素，如义齿基板、残根冠等。

5. 溃疡状　在增厚的白色斑块上，有糜烂或溃疡，可有或无局部刺激因素，可有反复发作史，疼痛。以上各型在发生溃疡时均可冠以“溃疡型”。溃疡实质上是癌前损害已有了进一步发展的标志。

（二）诊断

（1）口腔黏膜任何部位的白色斑块，以颊黏膜最常见。

（2）斑块界限清楚，不能擦去。

（3）患者自觉症状轻，未继发感染时多仅有粗糙感。

（4）发病多见于中年以上男性。

（5）组织病理表现为上皮增生，表层过度角化或过度不全角化。

（三）鉴别诊断

1. 白色角化症　为长期的机械或化学刺激而造成的口腔黏膜局部白色角化斑或斑片。除去刺激后，病损逐渐变薄，最后可完全消退。组织病理为上皮过度角化，上皮层轻度增厚或不增厚，固有层无炎细胞或轻度炎细胞浸润。

2. 白色水肿　白色边界不清的斑块，颇似白斑，但较白斑为软，有时会出现褶皱。组织病理表现为上皮增厚，上皮细胞内水肿，胞核固缩或消失，出现空泡性变，上皮下结缔组织变化不明显。

3. 白色海绵状斑痣　又称白皱褶病，为一种原因不明的遗传性或家族性疾患。损害部位以颊黏膜和牙龈较为多见，为灰白色或乳白色高起的粗厚软性组织。表面为皱襞状、海绵状、鳞片状或叠瓦状，黏膜的柔性和弹性存在。病损呈珍珠样白色，有褶皱，触诊质软似海绵。

4. 斑块型扁平苔藓　在白斑的周界常伴有不规则白色线状花纹；病损变化较快，常有充血、糜烂；而白斑变化慢，黏膜不充血。扁平苔藓有时有皮肤病变，而白斑没有。

5. 白色念珠菌病　慢性念珠菌感染时可出现白色斑块，称念珠菌性白斑。病损部位取材涂片检查可见有菌丝。多见于老年有义齿修复患者。

三、治疗

1. 去除局部刺激因素　如戒烟、酒，少吃烫、辣食物，去除残根残冠、不良修复体、磨改锐利牙尖及牙边缘嵴等。

2. 药物治疗　尤其对于去除刺激因素后损害仍不消退的患者应该采用药物治疗，如口服维生素 A 及维生素 A 酸，或病损部位维 A 酸或鱼肝油涂擦。

3. 手术治疗　经久不愈，治疗后不消退者，白斑区发现皲裂、溃疡或基底变硬、表面增厚显著时，或已证明具有癌前改变的损害，应及早予以手术切除。

4. 中医中药治疗　中医辨证认为白斑发病可因气滞血瘀、痰温凝聚或正气虚弱而引起，故可分别采用理气、活血化瘀、健脾化湿及补益气血的疗法。

（唐　璟）

第五节　口腔红斑

一、概述

口腔红斑又称为增殖性红斑、红色增殖性病变等，是指口腔黏膜上边界清晰的天鹅绒样鲜红色斑块，在临床和病理上不能诊断为其他疾病者，属于癌前病变。本病病因不明。

二、诊断

（一）临床表现

多见于 41 ~ 50 岁年龄者，男性略多。好发于口腔黏膜的危险区域，即口底 - 舌腹（缘）区、口角区颊黏膜与软腭复合体。分为以下三型：

1. 均质型　病变较软，天鹅绒样鲜红色表面，光滑、发亮，似“无皮状”，边界清晰，平伏或微隆，无明显疼痛或不适。

2. 间杂型　红斑病损区域内又散在的白色斑点，红白相间。

3. 颗粒型　在红斑病损区内又颗粒样微小的结节，似桑葚状或颗粒肉芽状，稍高于黏膜表面，微小结节为红色或白色。有时其外周可见散在的点状或斑块状白色角化区，此型往往是原位癌或早期鳞癌。

（二）组织病理

上皮不全角化或混合角化（即正角化与不全角化共存）。上皮萎缩，角化层极薄甚至缺乏，棘细胞通常只有 2 ~ 3 层。除上皮萎缩外，尚有上皮增生，钉突增大伸长，钉突之间的上皮萎缩变薄，使乳头层非常接近上皮表面，而结缔组织乳头内的毛细血管明显扩张，故使病损表现为鲜红色。上皮异常增生，固有层内炎细胞浸润明显。

（三）鉴别诊断

1. 扁平苔藓　病损常左右对称，在充血糜烂区周围有白色线条状损害，病理检查为上皮细胞不全角化，基底细胞液化变性，固有层内有淋巴细胞带状浸润。

2. 非均质型白斑　颗粒状病损往往需要与红斑鉴别。病理检查为上皮增生，粒层明显，棘层增厚，上皮钉突增大，有时可见上皮异常增生。

三、治疗

一旦确诊后应及早手术切除，并定期随访数年。

（唐　璟）

第六节　口腔扁平苔藓

一、概述

扁平苔藓（lichen planus，LP）是一种伴有慢性浅表性炎症的皮肤－黏膜角化异常性疾病。皮肤及黏膜可单独或同时发病。口腔病损称口腔扁平苔藓（OLP），是口腔黏膜病的常见病之一，有统计显示是口腔黏膜病的第二大常见病，仅次于复发性阿弗他溃疡，好发于中年人，女性多于男性。本病好发于40～50岁的女性，患病率在0.5%左右，发病部位多见于颊部、舌、唇及牙龈等黏膜，病变多呈对称性。

（一）发病因素

1. 精神因素　流行病学显示，近一半的患者有精神创伤史，例如亲属亡故，婚姻纠纷等。

2. 内分泌因素　本病女性患者多见，而且似乎与妊娠、更年期有关。

3. 免疫因素　现在认为扁平苔藓患者存在细胞免疫功能和体液免疫功能紊乱。

4. 感染因素　病毒可能参与到该病的某些过程，但有待进一步证明。

5. 代谢紊乱　有些患病者的一些代谢物质水平发生异常，如过氧化物上歧化酶低于正常值，使得体内自由基过多堆积，造成疾病。

6. 局部刺激因素　好多该病患者在病损处能找到局部刺激因素，如锐利的残冠、残根或不良修复体；而去除以后，病损会痊愈或好转。

（二）组织病理

上皮不全角化，基底层液化变性以及固有层有密集的淋巴细胞带浸润为OLP的典型病理表现。上皮过度角化或不全角化，上皮角化层增厚或变薄，粒层明显，棘层肥厚或变薄，上皮钉突呈现锯齿样或变平基底细胞液化变性，基地下方可见大量的淋巴细胞。固有层可见均匀嗜酸性染色的胶样小体。

二、诊断

（一）临床表现

1. 口腔黏膜病损　口腔黏膜病损表现为由小丘斑连成的线状白色、灰白色的花纹。病损区黏膜可能正常或发生充血、糜烂、溃疡、萎缩和水疱等表现。口内黏膜可同时出现多样病损，并可相互重叠、转变。

患者多无自觉症状，常偶然发现。有些患者遇辛辣、热刺激时，局部敏感灼痛，有些患者自感黏膜有粗糙、烧灼感。

根据病损形态可分为：

（1）网状型：灰白色花纹稍高起黏膜表面，交织成网状，多见于颊部、前庭沟。

（2）丘疹型：黏膜出现灰白色针头大小的丘疹，散在或密集分布。多见于颊黏膜、前庭沟、下唇黏膜。此型多于其他类型同时出现，特别是与网状型病损同时出现。

（3）斑块型：表现为白色角化丘疹融合在一起，形成斑块，常伴有网状白色角化条纹。多见于舌背黏膜两侧。

（4）糜烂型：常在充血基础上形成糜烂，糜烂周围有白色花纹或丘疹，疼痛明显。常见于颊、唇、前庭沟、磨牙后区、舌腹部。

（5）水疱型：黏膜上出现大小不一的水疱，一般在 1～5mm，破溃后形成糜烂面。多见于颊、唇、前庭沟。

（6）萎缩型：呈略显淡蓝色的白色斑块，微凹下，舌乳头萎缩至病损表面光滑。多见于牙龈、舌背。

2. 皮肤病损　扁平苔藓皮肤病损多发生于四肢、颈部，亦可发生于腰、腹部和生殖器。呈现紫红色或暗红色的多角形扁平丘疹，表面具有蜡样光泽。四周可有色素沉着，小丘疹周围可见白色小斑点或白色条纹，即 Wickham 纹。

3. 趾（指）甲病损　部分患者可出现甲床萎缩变薄或增厚，可出现纵裂，一般无自觉症状。

（二）诊断

（1）典型的病损特征：口腔黏膜的白色条纹或丘疹样病损，多成对称性发病。

（2）口腔黏膜病损若伴有皮肤病损可作为诊断依据之一。

（3）可靠的诊断要借助于病理学检查。

三、治疗

对于本病治疗，当前尚无特效疗法，应根据患者的局部与全身情况予以酌情处理。首先应询问病情，了解其精神、生理状况。

1. 全身治疗

（1）精神心理因素调治：有学者认为，患者的精神因素不消除，单纯通过药物治疗将无效，甚至将加重病情，所以，精神心理治疗是前提。

（2）口服肾上腺皮质激素治疗：常用泼尼松 15～30mg/d，服用 1～3 周，该法对糜烂型效果佳。

（3）免疫调理治疗：常用药物是雷公藤和昆明山海棠。对于长期糜烂者，亦可给予氯化奎宁治疗。

（4）维生素和微量元素的补充：对于怀疑有维生素缺乏者，应给与补充。可给予维生素 A 2.5 单位，3 次/d。

2. 局部治疗

（1）去除各种局部刺激，如拆除不良修复体、行牙齿洁治术。

（2）保持口腔卫生清洁，如给予漱口水含漱。

（3）肾上腺皮质激素，如选用醋酸泼尼松龙、曲安奈德等加入 2% 利多卡因做黏膜下注射，7～10d 一疗程。

（4）维 A 酸糊剂，浓度 0.1%～0.3% 予以局部涂擦，1 次/d。

四、预后

扁平苔藓预后一般良好，但部分患者病程漫长反复，且有癌变的潜在危险，所以对于长期不愈合者应定期追踪观察，必要时进行活检。

（唐　璟）

第七节　盘状红斑狼疮

一、概述

盘状红斑狼疮（discoid lupus erythematosus，DLE）又称慢性局限性红斑狼疮是一种反复发作的皮肤－黏膜的慢性结缔组织疾病，病损主要局限于皮肤和口腔黏膜，女性患者约为男性的2倍。

多认为是一种自身免疫性疾病，可能与以下因素有关。

（1）遗传因素。

（2）免疫功能紊乱：机体免疫机制失常时可产生一系列自身抗体，对患者自身的某些细胞成分发生抗原抗体反应，造成损害。

（3）外界刺激，如强烈日光、紫外线照射、寒冷刺激等。

二、诊断

（一）临床表现

1. 口腔黏膜损害　病损可发生于口腔黏膜的任何部位，主要在唇，其次为颊、舌、腭部，最常见为唇红部，下唇红尤为常见。病损表现为椭圆形或圆形片状糜烂，边界清楚，病损区凹下似盘状，周围有较短的呈放射状的白色条纹。

（1）下唇唇红部是口腔黏膜中最多发生DLE的部位，初起时为暗红色丘疹或斑块，随后形成红斑样病损，片状糜烂，直径0.5cm左右，中心凹下呈盘状，周边有红晕或可见毛细血管扩张，在红晕外围是呈放射状排列的白色短条纹。病损可相互融合形成较大创面。病变区亦可超出唇红缘而累及皮肤，唇红与皮肤界限消失，此为DLE病损的特征性表现。慢性病损边缘有黑色素沉着。由于损害易发生糜烂，出现渗出、化脓、出血、水肿、结痂等，从而掩盖了病损的特征。

（2）口腔内损害以颊黏膜为多见，亦可发生与舌背、舌腹（缘）、牙龈及软硬腭，其典型病损四周有白色放射状短条纹。颊部黏膜病损表现为圆形红斑，中央轻度萎缩周围绕以放射状角化条纹，血管扩张；其他部位常表现为网状、条索状或斑块状白色角化病损，也可伴以溃疡糜烂。

2. 皮肤损害　好发于头面部皮肤，常见者为两颧部对称损害，越过鼻梁，连接成“蝶状”，损害为丘疹与红斑构成。整个损害中央微凹，角化的边缘微隆，故成盘状。损害面积大小不定，表面粗糙，覆有带有黏着性角质栓的鳞屑，角质栓深入到扩张的皮脂腺导管中。陈旧性损害为苍白色的瘢痕组织。

DLE患者通常无明显自觉症状，可伴有瘙痒、刺痛、灼热等。部分患者伴有全身症状，如胃肠道症状、不规则发热、关节酸痛或关节炎、淋巴结肿大、心脏病变、肾病变、肝脾肿大等。

（二）诊断

（1）单发于下唇唇红黏膜的盘形病损。

（2）面部皮肤的盘形红斑，特别是蝶形红斑。

（3）病理示角质栓、基底细胞液化变性、血管周淋巴细胞浸润和胶原纤维变性是本病特点。

（三）鉴别诊断

1. 慢性唇炎　有时有白色纹，但不呈放射状排列，无DLE特征性的组织病理学改变。

2. 扁平苔藓　皮肤病损为对称性，发生于四肢伸侧或躯干，为浅紫色多角形扁平丘疹，患者自觉瘙痒。口腔内黏膜病损为白色条纹不规则形状，唇红部病损不会超过唇红缘。组织病理学检查可区别两者。

3. 良性淋巴增生性唇炎　好发于下唇部的局限性损害，其典型症状为阵发性剧烈瘙痒。组织病理学表现为黏膜固有层淋巴细胞浸润，并形成淋巴滤泡样结构。

三、治疗

（1）去除局部刺激因素：如戒烟，少吃辛辣烫食物；拔出残根残冠，取出不良修复体。

（2）避免强烈日光照射。

（3）局部治疗：0.1%依沙吖啶液湿敷；肾上腺皮质激素局部封闭或软膏涂擦；0.1%～0.3%的维A酸软膏局部涂擦。

（4）全身治疗：磷酸氯喹及羟基氯喹，氨苯砜，反应停，环磷酰胺，肾上腺皮质激素等。

（5）中医中药治疗。

四、预后

盘状红斑狼疮属于良性病变，大多数患者经过治疗可以痊愈。但约有5%的病例可转化为系统性红斑狼疮。值得注意的是，极少数病例反反复复，久治不愈，可转化为鳞癌。

（唐　璟）

第八节　口角炎

一、概述

又称口角唇炎，是发生于上下唇联合处口角区各种炎症的总称，以皲裂、口角糜烂和结痂为主要症状，又称口角糜烂。因病因不同而分为营养不良性口角炎、感染性口角炎、接触性口角炎和创伤性口角炎等。可单侧或双侧同时发生，病损由口角黏膜皮肤连接处向外扩展。

二、诊断

（一）临床表现

本病表现为口角处或潮红出血，或干燥脱屑、皲裂糜烂，口角皮肤被溢出的唾液浸渍呈现出黄白色，其周围皮肤为范围不等的轻度皮炎，皮肤皲裂与黏膜相连，渗出液结痂，张口疼痛出血。临床常见的口角炎有如下几类：

1. 营养不良或维生素缺乏性口角炎　由营养摄入不足或消耗过多引起，或由糖尿病、贫血、免疫功能异常等全身因素引起。以维生素B族缺乏引起的口角炎最常见，有人认为维生素缺乏一年以上会出现口角损害。

2. 感染性口角炎　由细菌、病毒、真菌等病原微生物引起，两侧口角出现红色炎症，上皮发白，局部皮肤变厚。

3. 接触性口角炎　由接触变应或毒性物质引起，故又称变应性或毒物性口角炎。某些唇膏、油膏、香脂等化妆品以及可能引起变态反应的某些食物药品等。患者常有过敏体质。呈急性发作。口角局部充血、水肿、糜烂明显，渗出液增多，皲裂，疼痛剧烈。除口角炎外，可伴有唇红部水肿，口腔黏膜糜烂等其他过敏反应症状。因食物或药品引起者，尚可有皮疹、荨麻疹等皮肤表现。

4. 创伤性口角炎　由急性创伤或严重的物理刺激引起。表现为单侧口角区有长短不一的裂口，新鲜创口常有渗血或血痂。陈旧创口可有痂皮，或有水肿、糜烂。外伤引起者可伴局部组织水肿、皮下瘀血。

5. 颌间垂直距离过短性口角炎　老年无牙颌、牙齿严重磨耗，造成颌间垂直距离过短，口角凹陷下垂，唾液溢出浸渍口角，局部组织发生炎症。

（二）诊断要点

典型的临床表现：口角潮红、湿润，或皲裂、脱屑，糜烂。

三、治疗

（1）针对病因进行治疗。

（2）去除局部刺激，纠正不良习惯，如戒除舔唇习惯，修改不良修复体。

（3）饮食多样化，纠正偏食习惯。

（4）局部涂擦抗生素软膏或抗真菌药物。

（唐　璟）

第九节　舌疾病

一、地图舌

（一）概述

地图舌，或称地图样舌炎，（geographic glossitis）是一种浅表性非感染性的舌炎症。因其表现类似地图模型上蜿蜒的国界，故名。由于它的病损表现为经常在舌面的不同部位，并可变换大小和形状，具有游走性的特点，所以又称为游走性舌炎。

（二）诊断

1. 临床表现　病变主要发生于舌背、舌尖、舌缘部。为丝状乳头剥脱形成的不规则的红色光滑稍凹陷区，周边为增厚的白色或黄色边缘，形似地图。病变可持续多日或数周无变化，或消失或改变形状和部位。消失后可再发。一般无明显症状，少数患者有轻度烧灼及痒感。

2. 组织病理　非特异性炎症，红斑处丝状乳头消失，上皮表层剥脱，棘层变薄，乳头消失，基底细胞层无变化，固有层血管充血，有淋巴细胞浸润。

3. 诊断要点

（1）发病多见于儿童，病损主要位于舌背、舌缘。

（2）病损呈地图状，“游走性”。

（三）治疗

无特殊治疗方法，应去除可能诱发因素，保持口腔卫生，防止继发感染。

（1）口服B族维生素，戒除偏食习惯。

（2）可用弱碱溶液含漱，如3%碳酸氢钠。

（3）局部使用抗生素软膏防止感染。

（四）预后

有自限性，间隔缓解期黏膜可完全恢复。

二、沟纹舌

（一）概述

沟纹舌又称阴囊舌、脑回舌或褶皱舌，是舌背黏膜出现不同排列方向的裂沟。

（二）诊断

1. 临床表现　本病多见于中青年人，性别无显著差别。临床上通常将本病分为叶脉舌和脑纹舌两种类型。①叶脉舌沟纹的分布似叶脉形状，中央有一条前后向较深的纵形沟，在其两旁分出很多排列比较规则的对称性付沟，如并发感染可有灼痛感。②脑纹舌沟纹迂回于舌背，状似大脑的沟回，脑纹舌的体积有时较大，舌的边缘常见凹凸的牙印，并发感染时可有灼痛感。

2. 诊断要点

(1) 舌面出现沟纹，沟纹表面黏膜完整。

(2) 患者多数无疼痛等异常不适。

(三) 治疗

该病诊治关键在于向患者解释病情，消除恐癌等惧怕。

(1) 有炎症时可应用抗生素，以防止感染。

(2) 可应用漱口水以保持口腔洁净。

(3) 酌情给予维生素和微量元素。

（唐　璟）

第十节　唇炎

唇炎是发生于唇部的炎症性疾病的总称。唇部炎症包括糜烂型唇炎、干燥脱屑型唇炎又名单纯性唇炎或剥脱性唇炎、腺性唇炎、肉芽肿性唇炎。

一、慢性唇炎

(一) 概述

慢性唇炎为唇部的慢性非特异性炎症性疾病，主要表现为唇部反复肿胀、脱屑、皲裂及痂皮，为临床常见病。

(二) 诊断

1. 临床表现　唇部肿胀、充血、唇红脱屑、皲裂，表面渗出，有结痂，唇部干燥、灼痛。部分患者唇周皮肤亦可受累。由于反复发作，致使唇部长期肿胀，局部淋巴组织慢性增生。因唇部干胀发痒，患者常不自主伸舌舔唇，使病情进一步加重。病情时轻时重，寒冷干燥季节易发。

2. 诊断要点

(1) 病情反复，时轻时重。

(2) 寒冷干燥季节好发。

(3) 唇呈典型症状，脱屑、皲裂，充血、渗出。

(三) 治疗

(1) 关键要消除诱因，避免进一步刺激。

(2) 改正不良吮唇习惯。

(3) 干燥、脱屑者病损处应用油性软膏。

(4) 渗出、糜烂者可用5%生理盐水湿敷。

(5) 局部病损严重者可注射泼尼松龙。

二、肉芽肿性唇炎

(一) 概述

肉芽肿性唇炎表现为唇部慢性反复发生的均质弥漫性肿胀肥厚，最后形成巨唇或结节。病因不明。

(二) 诊断

1. 临床表现　多见于青壮年，无明显性别差异，表现为唇部的反复肿胀，病程缓慢持久，上唇多见。肿胀部位柔软，时肿时消，早期时唇可以恢复正常，反复发作后，不能痊愈，可形成巨唇。肿胀多从唇的一侧开始，慢慢蔓及全唇；肿胀多无痛无痒，压之无凹陷性水肿。唇红可以有干燥脱屑改变，一般不会出现糜烂结痂。严重者唇可至正常唇的2~3倍，并于唇红处出现纵向裂沟，左右对称呈瓦楞状。

2. 组织病理　该病表现为非特异性炎症，上皮下结缔组织内有弥漫性或灶性炎症细胞浸润，主要见于血管周围为上皮样细胞、淋巴细胞及浆细胞呈结节样聚集，有时结节内有多核巨细胞，结节中心无干酪样坏死。

3. 诊断要点

（1）上唇弥漫性反复肿胀，红色、不能完全恢复的肿胀。

（2）唇增厚向外翘起。

（3）根据组织病理学表现。

（三）治疗

（1）去除可能诱发因素。

（2）给予适当抗生素。

（3）口服糖皮质激素，如泼尼松 10mg，3 次/d。

（4）病变较局限者可采用唇整形术。

（四）预后

多数结果为良性。及时出去唇周可能的诱发因素，并注意口腔卫生。

三、腺性唇炎

（一）概述

腺性唇炎是以唇部黏液腺增生并分泌增多为特征的唇部疾患，下唇多见。

（二）诊断

1. 临床表现　该病好发于男性，中年以上多见，临床分三型：单纯型、浅部化脓型、深部化脓型。

（1）单纯型腺型唇炎：腺性唇炎中最常见者，唇部可见针头大小结节，中央凹陷，中心为扩张的腺导管，常有黏液从导管排出；唇红则因干燥而粘结成浅白色薄痂，唇部浸润性肥厚。

（2）化脓型唇炎：唇部有溃疡、结痂，痂皮下有脓性分泌物，挤压唇部时，有脓性液体流出。根据化脓深浅可分浅表型和深部型，后者可使唇部形成严重瘢痕。

2. 组织病理　唇腺明显增生，腺导管肥厚扩张，导管内有嗜酸性物质，腺间质有淋巴细胞、组织细胞、浆细胞浸润。

3. 诊断要点　唇肿胀，唇内腺体增生，导管口有脓性黏液渗出，即可诊断。不典型者可借助病理诊断。

（三）治疗

（1）治疗口腔病灶，去除病因。

（2）脓肿形成要及时排脓。

（3）10% 的碘化钾口服，10mL/次，2 次/d。

（4）局部注射激素。

（唐　璟）

第八章

口腔颌面部感染

口腔颌面部感染（infection of maxillofacial region）是因致病微生物侵入颌面部软、硬组织并繁殖，而引起机体的一系列炎症反应。口腔颌面部的生理解剖结构特点，感染的发生、发展和预后有其特殊性。

口腔颌面部位于消化系统与呼吸系统的起始部，有丰富的淋巴和血液循环；口腔、周围各腔隙以及口腔组织固有的特殊解剖结构和温湿度环境，均有利于细菌的滋生与繁殖。牙齿发生龋病、牙髓病、根尖病及牙周病时，如未得到及时、有效的控制，病变继续发展，会引起与之相连的牙槽骨、颌骨及颌周软组织的炎性改变。另外，面部皮肤大量的毛囊、皮脂腺、汗腺也有利于细菌的寄居和繁殖，口腔颌面部还存在许多潜在的、相连的、富含疏松结缔组织的筋膜间隙，其上达颅底，下至纵隔。此外，面颈部有丰富的淋巴结，当机体受到内、外因素的影响，导致全身抵抗力下降时，容易造成颌面部感染、颌面部蜂窝织炎以及区域性淋巴结炎的发生，严重的可经血液循环引起颅内感染（颌面部的静脉缺少瓣膜，感染可与颅内海绵窦相通）。特别是儿童淋巴结发育尚未完善，感染易穿破淋巴结被膜，形成结外蜂窝织炎。口腔颌面部感染的途径主要有以下几个方面：

1. 牙源性　病原菌通过牙体和牙周组织病变，进入颌骨及颌骨周围组织而引起感染。其中以牙体病、牙周病、智齿冠周炎引起的较常见。因此，临床上牙源性感染是引起口腔颌面部感染的主要因素。

2. 腺源性　病原菌通过口腔、呼吸道的感染，引起面颈部淋巴结的炎症改变，淋巴结与涎腺的感染向周围组织扩散，可引起颌周组织感染和筋膜间隙的蜂窝织炎。

3. 损伤性　口腔颌面部的炎症或损伤使病原菌侵入，从而引起感染。

4. 血源性　机体其他部位的化脓性病灶，通过血液循环引起口腔颌面部感染。

5. 医源性　口腔医务人员在临床操作过程中，因消毒不严或违反临床操作规程而引起的继发感染。

第一节　智齿冠周炎

智齿冠周炎（pericoronitis of third molar）是指智齿萌出不全或阻生时，牙冠周围软组织发生的炎症。临床上以下颌智齿冠周炎最常见，上颌第三磨牙也可发生。本病多发于 18 ~25 岁的青年。初期表现为磨牙后区胀痛不适，咀嚼、吞咽、开口活动时加重，继续发展疼痛可放射至颞部神经分布区，甚至炎症可直接蔓延或由淋巴管扩散，引起临近组织器官或筋膜间隙的感染，严重时形成骨膜下脓肿、下颌第一磨牙区黏膜瘘、面颊瘘以及骨坏死。

本病相当于中医的“牙齿交痈”、“合架风”、“尽牙痈”、“角架风”。

一、病因病理

1. 西医病因病理　如下所述。

（1）智齿冠周炎的发生与人类神经系统在发育与演进过程中的退化有关，伴随咀嚼食物的力和生活习惯的变化，逐渐出现下颌骨退化，导致牙量大于骨量，以致智齿萌出位置不足，引起牙列中最后萌出的下颌第三磨牙位置异常。

（2）智齿萌出不全时，牙冠部分外露，部分为牙龈所覆盖，牙冠与龈瓣之间形成一个狭窄的袋形间隙－盲袋。盲袋成为滞留食物残渣、渗出物及细菌的天然场所，且很难通过漱口及刷牙将其清除（图8－1）。

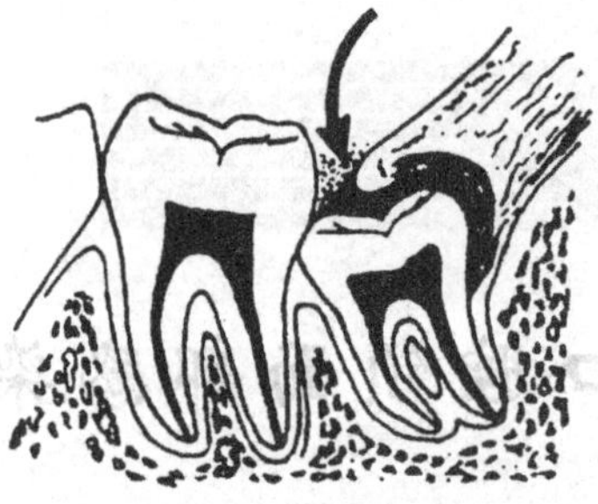

图8－1　智齿阻生引起的盲袋

（3）智齿牙冠部覆盖牙龈在咀嚼食物时易损伤，咀嚼食物时对𬌗牙对牙龈组织的创伤，局部防御屏障被破坏，引起冠周感染。此外，上呼吸道感染、睡眠不足、过度疲劳、妇女月经期及其他原因使机体抵抗力下降时，均易引起冠周炎急性发作。致病菌多为葡萄球菌和链球菌及其他口腔细菌，特别是厌氧菌。

2. 中医病因病机　中医学认为，智齿冠周炎系内有胃火，加之外有毒热，外热引动内火，循经集聚于牙咬处，气血壅塞，热盛化腐成痈而致本病。

（1）风热外袭：牙龈分属于足阳明胃经和手阳明大肠经，阳明经风火凝结，加之内热灼津，风热之邪循经上行，集聚牙咬处而致本病发生。

（2）胃肠蕴热：平素饮食不节，过食辛辣炙焯厚味，胃肠蕴热，循经上炎，气血壅滞，热灼血腐，化脓成痈而致本病发生。

二、临床表现

1. 早期　在急性炎症早期一般没有全身症状，局部龈瓣充血，轻度肿胀，患者自觉局部疼痛，咀嚼时刺激冠周肿胀的牙龈可引起疼痛，因而不敢用患侧咀嚼。

2. 炎症肿胀期　炎症迅速发展，患者可以出现发热寒战、食欲不振、便秘等全身反应。智齿冠周牙龈和软组织红肿疼痛明显，疼痛剧烈时可反射到耳颞部。由于咀嚼肌受到炎症刺激可引起反射性疼痛而致开口困难，并见颌下淋巴结肿大，活动并有压痛。患侧面部肿胀明显，冠周牙龈和软组织形成脓肿，龈袋溢脓。

3. 炎症扩散期　如果炎症继续发展，当形成骨膜下脓肿后，炎症可直接向邻近软组织及颌周间隙扩散，一般多侵及翼颌间隙、咽旁间隙、嚼肌下间隙。有时会形成颊部皮下脓肿，穿透皮肤形成经久不愈的慢性瘘管（图8－2）。

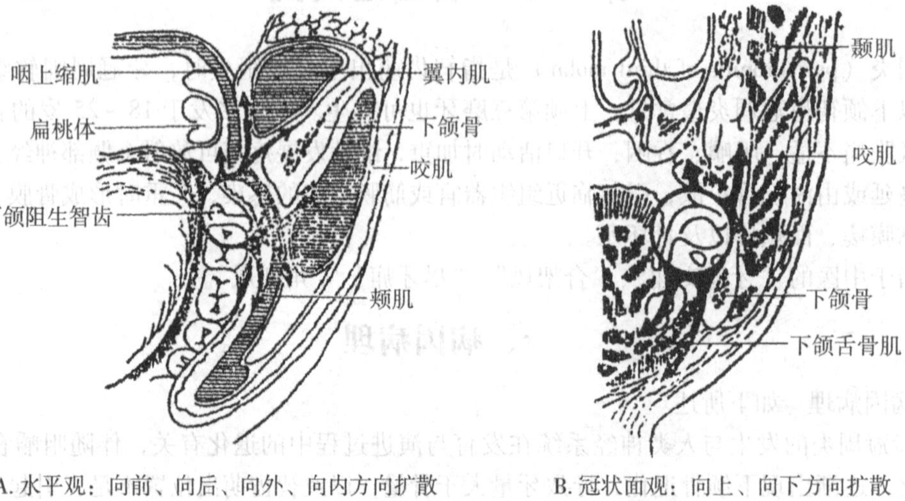

图8－2　智齿冠周炎感染扩散途径

4. 慢性期　急性智齿冠周炎末期未彻底治愈可转变为慢性过程，临床表现为冠周软组织轻度水肿，龈袋内可有少量脓性分泌物。如果发生在面颊部可有慢性瘘管形成，瘘管口会有红色的肉芽组织，全身可伴有低热。

三、实验室及其他检查

1. 血常规检查　一般实验室检查无明显异常，有时会出现白细胞计数略有升高以及中性粒细胞比值的升高。

2. X线检查　X线检查可见智齿未完全萌出或位置异常，有些慢性智齿冠周炎的X片可见骨质透射区，为病理性骨袋影像。

四、诊断与鉴别诊断

1. 诊断要点　如下所述。

（1）患者有局部疼痛并向耳颞部放射、张口受限、咀嚼困难等病史和临床体征。

（2）局部检查或结合X线检查有阻生智齿或智齿未完全萌出的情况。

（3）检查牙冠周围软组织有红肿，牙龈有溃烂、出血，盲袋压之溢脓，患侧淋巴结肿大、压痛等。

2. 鉴别诊断　如下所述。

（1）智齿冠周炎与邻近牙的牙髓炎疼痛的鉴别：牙髓炎有自发痛、冷热刺激痛，夜间疼痛加重，其疼痛经对症治疗后可减轻。

（2）智齿冠周炎与第一、第二磨牙急、慢性根尖炎及牙周组织病变形成的牙龈肿胀与瘘的鉴别：第一、第二磨牙的急、慢性根尖炎及牙周组织病变引起的肿胀或瘘，病灶牙叩诊疼痛或牙齿有松动，X线摄片可见病灶牙根尖部局限阴影。智齿冠周炎导致的脓肿或瘘，X片可见智齿冠周至下颌第一、第二磨牙区骨质透射区或病理性骨袋的存在。

（3）智齿冠周炎与下颌第三磨牙区软组织及骨组织的良、恶性肿瘤的鉴别：良、恶性肿瘤为实性肿块，并且经全身及局部抗感染治疗后，肿胀不见消退。智齿冠周炎经对症治疗后，肿胀可消退。

五、治疗

1. 治疗原则　智齿冠周炎急性期以消炎、镇痛、建立引流及对症处理为主。慢性期以去除病因为主，切除盲袋或拔除患牙。采取局部与全身治疗相结合、内治与外治相结合的原则，特别要重视局部治疗。

2. 西医治疗　如下所述。

（1）冠周盲袋冲洗涂药：局部用生理盐水、1%～3%过氧化氢溶液、0.1%氯乙定液冲洗盲袋。拭干后，以探针蘸2%碘酒、碘甘油上入盲袋内，每日1～3次；或使用盐酸米诺环素（派丽奥软膏）均匀涂布在盲袋内壁。也可给予复方氯乙定、朵贝尔氏液等口腔含漱剂漱口。

（2）局部炎症及全身反应较重者：给予足量有效的抗生素口服或静脉滴注治疗，疼痛较剧烈的给予镇痛药物。

（3）脓肿切开引流：对已形成的脓肿，波动感明显或穿刺抽出脓液的需切开引流，脓腔较大的，切开后放置引流条引流。

（4）切除龈瓣：智齿位置正常或能够正常萌出，并且有对𬌗牙者，炎症消退后，可以采用牙龈切除术或调磨对𬌗牙等处理办法。

（5）拔除智齿：智齿位置不正，并且不能正常萌出的阻生智齿，需拔除。伴有面颊瘘者，在拔除病灶牙的同时，需对瘘管进行切除，皮肤瘘口进行修整缝合。

3. 中医治疗　如下所述。

（1）辨证论治

1）风热外袭证：多见于病发初期，全身及局部症状均较轻。智齿周围软组织轻微红肿，探痛，盲袋内可有少许溢脓或有咀嚼疼痛，头痛低热，全身不适，口渴。舌质微红，舌苔黄，脉数。

治法：疏风清热，消肿止痛。

方药：银翘散合清胃散加减。口渴者，加天花粉、芦根；疼痛严重者，加川芎、白芷。

2）胃肠蕴热证：牙龈肿痛剧烈，牵涉耳颞部及腮颊，盲袋内溢脓，舌根及咽部肿痛，甚至吞咽困难，张口受限，颌下淋巴结肿大、压痛，口渴，便秘。舌红，苔黄腻，脉滑数。

治法：清泻胃火，凉血消肿。

方药：清胃散合仙方活命饮。大便秘结者，加大黄、芒硝；肿痛甚者，加蒲公英、紫花地丁、夏枯草、栀子；脓流不畅者，加皂角刺。

（2）外治法：①外敷药：取金黄散加芒硝和匀，水调适量敷患处。有清热解毒、消肿止痛之功效。②含漱剂：菊花、金银花、玄参、紫花地丁、川椒、冰片、白芷等，或白矾、食盐、风化硝等水煎，取汁漱口。有清热解毒、消肿止痛之功效。③局部吹药：患处吹入冰硼散或六神丸（研末）以消肿止痛。

（3）针刺疗法

1）体针：选取合谷、颊车、地仓、大迎、下关、翳风、内庭、听会等穴位。每次选两穴，泻法，留针 20 分钟。

2）耳针：选取神门、下颌等穴位。强刺激，留针 20 分钟。

六、预防与调护

（1）注意口腔卫生，饭后要漱口，睡前要刷牙。

（2）智齿萌出时要进软食或流质食物，并用淡盐水漱口，避免辛辣食物与硬质食物对病灶部位的不良刺激。

（3）阻生智齿消炎后及时拔除。

七、预后

智齿冠周炎如能及时治疗，一般 5 ~7 天可痊愈。如果治疗不及时或采取措施不当，炎症扩散，可造成严重后果。阻生智齿在急性炎症控制后如不能尽早拔除，可使炎症反复发作，迁延不愈。

（唐　璟）

第二节　口腔颌面部间隙感染

口腔颌面部间隙感染（facial space infection of maxillofacial region）是指颌面部、颈部、口咽部各筋膜间隙内所发生的化脓性炎症的总称。这些感染均为继发性的，局限于某一局部的称为脓肿，弥散于某一间隙中的称为蜂窝织炎（celluitis）。口腔颌面部临床意义较大的间隙有颞间隙、颞下间隙、眶下间隙、嚼肌间隙、颊间隙、下颌下间隙、翼下颌间隙、咽旁间隙、舌下间隙、颏下间隙和口底多间隙，共 11 大间隙。这些被筋膜包裹、富含疏松结缔组织和脂肪组织的潜在间隙相互连通，致病菌引起感染后，很容易在其间发展，造成炎性浸润，致软组织肿胀隆起。当间隙内的脂肪组织发生变性后，可形成脓肿或蜂窝织炎。蜂窝织炎或脓肿常波及数个间隙，导致多间隙感染，引起张口受限、吞咽及呼吸困难等临床症状。严重时，炎症会沿组织内的血管、神经束扩散，引起海绵窦血栓性静脉炎、败血症、脓毒血症、脑脓肿等并发症，并可危及患者的生命。口腔颌面部间隙感染常为混合性感染，多为溶血性链球菌、金黄色葡萄球菌引起的化脓性感染，或为厌氧菌引起的腐败坏死性感染。

本病属于中医“痈”、“疽”等范畴。

一、病因病理

1. 西医病因病理　如下所述。

（1）口腔颌面部间隙感染多为继发性混合感染，临床上最常见的是牙源性感染（牙体病、根尖周病、牙周病、智齿冠周炎、牙槽脓肿、颌骨骨髓炎等）；其次为腺源性感染（面颈部淋巴结炎、扁桃体炎、腮腺炎、舌下腺炎、下颌下腺炎等），婴幼儿较多见。牙源性感染的临床症状表现较为剧烈，多继发于牙槽脓肿或骨髓炎之后，早期即有脓液形成；腺源性感染炎症表现较缓，早期为浆液性炎症，然后进入化脓阶段，称为腺性蜂窝织炎。损伤性、血源性、医源性感染则少见。

（2）口腔颌面部间隙感染的致病菌以溶血性链球菌为主，其次为金黄色葡萄球菌，厌氧菌所致的感染少见。感染的性质可以是化脓性或腐败坏死性。

（3）口腔颌面部各间隙内为疏松结缔组织和脂肪组织，内含血管、神经，外被致密筋膜包裹，各间隙之间互相连通，感染易于发生和扩散。

（4）机体免疫功能低下也是此病发生、发展的重要因素。

2. 中医病因病机　如下所述。

（1）风热外袭：外感风、火、暑、燥等阳邪，热毒蓄积于局部，留于经脉，邪正相搏，郁久化毒而成。

（2）脾胃积热：多食膏粱厚味、醇酒辛辣，久必化生积热，脏腑蕴热，积热循经上行，凝聚局部，气血失和，血败肉腐而致本病。

值得注意的是，头为诸阳之会，面部血管丰富，妄加挤压或过早切开挑刺，均可助火炽甚，邪毒入于营血，而引起走黄危证。

二、临床表现

1. 局部症状　如下所述。

（1）化脓性炎症的急性期，局部表现为红、肿、热、痛和功能障碍，以及区域淋巴结肿痛等典型症状。炎症累及咀嚼肌可导致不同程度的张口受限；如病变位于口底、咽旁可有进食、吞咽、语言障碍，甚至呼吸困难。

（2）腐败坏死性蜂窝织炎的局部皮肤呈弥漫性水肿、发绀或灰白、无弹性，有明显凹陷性水肿，由于有气体存在于组织间隙可触及捻发音。

（3）感染的慢性期，由于正常组织破坏后被增生的纤维组织所代替，因此局部可形成较硬的炎性浸润块，并出现不同程度的功能障碍。有的脓肿形成未及时治疗而自行溃破，则形成脓瘘。

2. 全身症状　如下所述。

（1）全身症状因细菌的毒力及机体的抵抗力不同而有差异，局部反应的轻重不同，全身症状的表现也不同。全身症状包括发热、头痛、全身不适、乏力、食欲减退、尿量减少、舌质红等。

（2）病情较重而时间长者，由于代谢紊乱，可导致水与电解质平衡失调、酸中毒，甚或伴肝、肾功能障碍。

（3）严重感染者，伴有败血症或脓毒血症，可发生中毒性休克。

由于间隙和解剖部位各异，其临床表现也各具特征，颌面部各间隙感染的临床表现见表8－1。

表8－1　颌面部各间隙感染的临床表现

间隙名称	肿胀部位	症状表现
眶下间隙	上至眼睑，下至上唇，内至鼻翼，外至颧颊部	犬齿凹部凸出，剧烈疼痛，鼻唇沟消失，下睑水肿，眼裂变窄
颊间隙	上至颧弓，下至下颌骨下缘，前至口唇部，后至嚼肌前缘	张口受限，颊黏膜肿胀明显，向口内凸出，常有牙齿咬痕
嚼肌间隙	前至颊部，后至耳垂，上至颧弓，下至下颌骨下缘	下颌角上部肿胀最突出，严重牙关紧闭，不易扪及波动感，常需借助穿刺诊断脓肿形成
翼下颌间隙	翼下颌皱襞处明显，下颌角后下轻度肿胀	局部跳痛及牙关紧闭

续表

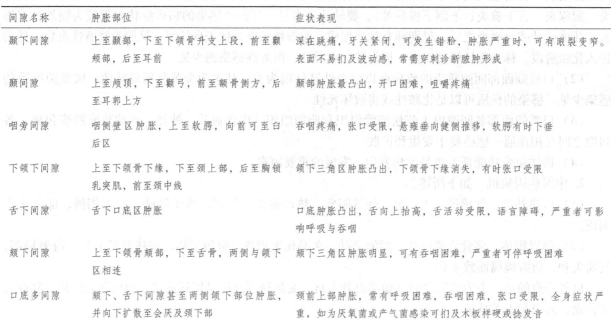

间隙名称	肿胀部位	症状表现
颞下间隙	上至颞部，下至下颌骨升支上段，前至颧颊部，后至耳前	深在跳痛，牙关紧闭，可发生错㓊，肿胀严重时，可有眼裂变窄。表面不易扪及波动感，常需穿刺诊断脓肿形成
颞间隙	上至颅顶，下至颧弓，前至额骨侧方，后至耳郭上方	颞部肿胀最凸出，开口困难，咀嚼疼痛
咽旁间隙	咽侧壁区肿胀，上至软腭，向前可至臼后区	吞咽疼痛，张口受限，悬雍垂向健侧推移，软腭有时下垂
下颌下间隙	上至下颌骨下缘，下至颈上部，后至胸锁乳突肌，前至颈中线	颌下三角区肿胀凸出，下颌骨下缘消失，有时张口受限
舌下间隙	舌下口底区肿胀	口底肿胀凸出，舌向上抬高，舌活动受限，语言障碍，严重者可影响呼吸与吞咽
颏下间隙	上至下颌骨颏部，下至舌骨，两侧与颌下区相连	颏下三角区肿胀明显，可有吞咽困难，严重者可伴呼吸困难
口底多间隙	颏下、舌下间隙甚至两侧颌下部位肿胀，并向下扩散至会厌及颈下部	颈前上部肿胀，常有呼吸困难，吞咽困难，张口受限，全身症状严重，如为厌氧菌或产气菌感染可扪及木板样硬或捻发音

三、实验室及其他检查

1. 血常规检查　可见白细胞、淋巴细胞计数升高，中性粒细胞比值上升，核左移。

2. 细菌学检查　通过脓液涂片和细菌培养，可见金黄色葡萄球菌、溶血性链球菌、产气荚膜杆菌、厌氧菌、产气梭形芽孢杆菌、溶解梭形芽孢杆菌等致病菌。

3. 超声波检查　可见脓腔形成的无回声区或低回声区的存在。

4. 穿刺检查　通过穿刺抽取脓液可帮助临床明确诊断。

5. X 线、CT 检查　可发现局部病灶及骨破坏情况。

四、诊断与鉴别诊断

1. 诊断要点　口腔颌面部间隙感染都具有一定的感染源和致病菌，大多表现为受累及部位的红、肿、热、痛，淋巴结肿大、压痛，以及脓肿形成后的疼痛、凹陷性水肿、功能受限等症状。因受累部位、受累程度、累及范围和全身情况的不同，所表现的临床症状各不相同。根据病史、临床症状和体征，结合局部解剖、白细胞总数及分类计数检查，配合穿刺抽脓等方法，可以做出正确诊断。一般化脓性感染，抽出的脓液呈黄色且稠浓；腐败坏死性感染，脓液稀薄呈暗灰色，常有腐败坏死性恶臭。各间隙感染的诊断要点见表 8 - 1。

2. 鉴别诊断　如下所述。

（1）与一些生长迅速的颜面部恶性肿瘤，如恶性淋巴瘤、未分化癌的鉴别：这些恶性肿瘤有类似炎症的表现，但其肿胀不固定在某一解剖间隙内，不形成脓肿，且对消炎治疗无效。

（2）与涎腺内淋巴结炎、涎腺导管阻塞引起的潴留性下颌下腺炎和下颌下腺炎鉴别：涎腺内淋巴结炎，超声检查可见腺体内单个或多个肿大的淋巴结影像。涎腺导管阻塞时，X 线造影可见导管内结石。下颌下腺炎无涎石阻塞症状。

五、治疗

1. 治疗原则　根据感染病因的不同、感染的不同时期，采取全身治疗与局部治疗相结合，主要以中西医结合、内外兼治为治疗原则。其中，西医以提高机体免疫力和针对病原菌采取抗生素治疗；中医以中药外敷配合中药内服进行治疗。

2. 西医治疗　早期采用抗生素治疗，以达到控制感染发展和扩散的目的。脓肿形成后，及时切开引流，保持引流通畅。炎症痊愈后，尽早去除感染源。

（1）全身治疗

1）抗生素的选择：根据细菌培养和药敏试验选择抗生素，常选择青霉素和链霉素联合应用。大环内酯类、头孢霉素类和喹诺酮类也是常选的药物。并发厌氧菌感染时可加用甲硝唑类药物。

2）其他治疗：对于重症患者，应纠正水和电解质失衡，必要时给予氧气吸入或静脉输入全血或血浆。

（2）局部治疗：注意保持局部清洁，减少局部活动度，避免不良刺激，特别对面部疖、痈，严禁挤压，以防感染扩散。急性期局部可外敷中草药。

（3）切开引流：口腔颌面部间隙感染脓肿形成后，需及时切开引流，以达到迅速排脓和建立通畅引流的目的。口底多间隙感染病情发展迅速，会出现全身中毒及窒息症状，需早期切开引流，必要时行气管切开，以确保呼吸道通畅，控制病情继续发展。

1）切开引流指征：局部疼痛加重，并呈搏动样跳痛；炎症肿胀明显，皮肤表面紧张、发红、光亮；局部有明显压痛点、波动感，呈凹陷性水肿；或深部脓肿经穿刺有脓液抽出。口腔颌面部急性化脓性炎症，经抗生素控制感染无效，同时出现明显全身中毒症状。儿童蜂窝织炎（包括腐败坏死性），如炎症累及多间隙，出现呼吸困难及吞咽困难者，可以早期切开减压，以迅速缓解呼吸困难，防止炎症继续扩散。结核性淋巴结炎经局部及全身抗结核治疗无效，皮肤发红已近自溃的寒性脓肿，必要时也可行切开引流术。

2）切开引流要点：切开时需注意按体位形成自然引流，以使引流道短、通畅。切口尽量位于口腔内部或瘢痕隐蔽处，如切口必须位于颜面部时，需沿皮纹方向切开。切口范围不应过大，以引流通畅为度。切口深度以切开黏膜下和皮下为最佳，以避免损伤血管、神经或涎腺导管。口腔内切开时，需同时吸引脓液，以免发生误吸。引流过程中，切忌手法粗暴，以免引起炎症的扩散。

3）引流的放置：一般的感染引流放置碘仿纱条、橡皮条引流，引流条24～48小时更换1次。对多间隙感染或腐败坏死性感染，用多孔橡皮管或负压引流。每日更换敷料1～2次，同时使用3%双氧水、生理盐水、1∶5 000高锰酸钾液或抗生素液冲洗脓腔和创口。

4）各间隙感染引流切口的设计

颞间隙感染：在发际内颞部皮肤处切开或沿颞肌束分布方向切开。

颞下间隙感染：切口在口腔内，上颌结节外侧黏膜转折处。

眶下间隙感染：切口在口腔前庭，上颌龈颊沟近尖牙和双尖牙区。

嚼肌间隙感染：切口在下颌角下2cm处，平行下颌下缘皮肤处。

颊间隙感染：切口在口腔前庭，下颌龈颊沟脓肿位置较低处；或皮肤表面脓肿波动处，沿皮纹切开。

下颌下间隙感染：在下颌下缘下2cm处，近下颌下腺区，沿皮肤平行切开。

翼下颌间隙感染：切口在口腔内，翼下颌皱襞稍外处；或沿下颌下缘2cm近下颌角皮肤处。

咽旁间隙感染：在翼下颌皱襞稍内侧，近脓肿波动处纵向切开。

舌下间隙感染：在口腔内，口底黏膜肿胀明显处，沿下颌骨体平行切开。

颏下间隙感染：在下颌骨颏下肿胀明显的皮肤处切开。

口底多间隙感染：在舌骨上、下颌骨颌下区至下颌骨颏下区皮肤处，做倒T形广泛切口。

3. 中医治疗　如下所述。

（1）辨证论治

1）风热外袭证：局部红肿，坚硬，麻木，疼痛。全身伴恶寒发热，头痛，口渴。舌红，舌苔薄白而干或薄黄，脉数。

治法：疏风清热，消肿止痛。

方药：五味消毒饮加味。肿硬者，加夏枯草、防风；口渴者，加麦冬、天花粉、生石膏；痛甚者，加元胡、川楝子。

2）脾胃积热证：局部见红肿、溃烂，黄白腐物增多，脓液增多，局部灼热或口臭，畏寒高热，食欲不振，大便秘结。舌质红，苔黄腻，脉洪数。

治法：清热凉血，泻火排毒。

方药：仙方活命饮加味。高热不退，加生石膏、羚羊角丝；便秘者，加大黄、栀子；疮口不敛、流脓清稀者，加黄芪、茯苓、白术。

（2）外治法

1）中药含漱：金银花、黄芩、薄荷、细辛等煎水含漱。

2）外敷：红肿热痛者，外敷金黄散。脓肿破溃久不收口者，可外用生肌玉红膏。

（3）针刺治疗

1）体针：选取合谷、内庭、足三里、手三里、颊车、外关、曲池等穴。每次选两穴，泻法，留针20分钟。

2）耳针：选取上颌、下颌、屏尖、胃、肾上腺等穴。强刺激，留针20分钟。

（4）单方、验方：野菊花适量，水煎服；或取鲜品捣烂外敷患处。或鱼腥草适量，水煎服或取鲜品捣烂外敷患处。

六、预防与调护

（1）保持口腔卫生，增强口腔的保健意识，尽早治疗病源牙，避免挤压、触碰口腔颜面部的疖肿或痈。

（2）避免过食辛辣、油腻等刺激性食物，食物以清淡为主。

（3）加强锻炼，以增强机体的抵抗力。

七、预后

口腔颌面部间隙感染，通过早期的明确诊断，及时、正确而有效的治疗，一般预后良好。如延误治疗会引起颌骨骨髓炎、全身中毒症状，甚至窒息、肺脓肿和颅内感染等严重并发症，可危及患者生命。

（唐　璟）

第三节　颌骨骨髓炎

颌骨骨髓炎（osteomyelitis of the jaws）是由细菌感染以及物理和化学因素所引起的颌骨的炎症性病变，临床表现为骨膜、骨密质、骨髓以及骨髓腔内的血管、神经等整个骨组织的炎症改变。颌骨与全身其他部位的骨骼所不同的是颌骨内有牙齿，牙病引起的化脓性炎症常波及颌骨，因而颌骨骨髓炎的发病率在全身骨骼系统中最高。随着我国口腔卫生保健的发展，近年来，化脓性颌骨骨髓炎的发病率明显下降，但用放射线治疗口腔癌和鼻咽癌所致的放射性颌骨骨髓炎有所增加。

颌骨骨髓炎按照致病菌划分，可分为化脓性颌骨骨髓炎和特异性颌骨骨髓炎（包括结核、梅毒等）；按照放射线、冷冻、砷等物理、化学因素划分，可分为物理性颌骨骨髓炎和化学性颌骨骨髓炎；按病变部位划分，可分为下颌骨骨髓炎和上颌骨骨髓炎；按照颌骨内病变部位划分，可分为中央性颌骨骨髓炎和边缘性颌骨骨髓炎。本节重点介绍临床上最常见的化脓性颌骨骨髓炎（pyogenic osteomyelitis of jaws）。

化脓性颌骨骨髓炎为颌骨骨髓炎中最常见的感染疾患，可发生于任何年龄，但以青壮年最为多见，男性与女性的发病率约为2∶1。成年人多发生于下颌骨，儿童则上颌骨骨髓炎比较多见。

本病相当于中医的“骨槽风”、“附骨”、“穿腮”等。

一、病因病理

1. 西医病因病理　化脓性颌骨骨髓炎主要致病菌为金黄色葡萄球菌，其次为溶血性链球菌、肺炎双球菌和大肠埃希菌，临床上常见的是混合性细菌感染。其病因和感染途径主要有：

（1）牙源性感染：临床上最为多见，约占全部颌骨骨髓炎的90%。在机体抵抗力下降、细菌毒力增强的情况下，牙体及牙周组织的感染可直接扩散至颌骨内，引起颌骨骨髓炎。由于下颌骨皮层骨骨质致密，周围有肥厚肌肉及致密筋膜附着，髓腔脓液积聚不易穿破引流等因素致使下颌骨骨髓炎的发生率高于上颌骨骨髓炎。

（2）损伤性感染：因口腔颌面部皮肤黏膜损伤，以及与口内相通的开放性颌骨粉碎性骨折损伤，导致病原菌直接进入颌骨内，引起损伤性颌骨骨髓炎的发生。

（3）血源性感染：临床上多见于婴幼儿。由于牙齿及牙周疾患，皮肤、黏膜的创伤（人工喂养奶嘴创伤、拔除"马牙"、清洗口腔等）、呼吸道的感染及皮肤疖肿等侵入上颌骨骨髓腔内滋生繁殖，通过血液循环，扩散至颌骨内，尤其是上颌骨内，从而导致颌骨骨髓炎的发生。

2. 中医病因病机　如下所述。

（1）热毒蕴结：口腔不洁，残浊余秽，龋蚀经久不愈；或饮食不节，过食肥甘厚味之品而生内热，更兼外感风热，邪毒乘虚而入，火热之邪循经上袭，深袭筋骨，热盛肉腐成脓，穿腮而出。

（2）肾虚骨弱：先天禀赋不足，肾虚体弱，又外感风寒，寒邪直中筋骨，寒凝阻滞，阻于肌骨血脉之中，致牙槽腐蚀而成此证。该证多见于小儿。

二、临床表现

根据感染的病因与病变特点，化脓性颌骨骨髓炎分为中央性颌骨骨髓炎和边缘性颌骨骨髓炎两种。

1. 中央性颌骨骨髓炎　多发生于下颌骨，多由急性化脓性根尖周炎和根尖周脓肿引起。炎症由颌骨中央部的骨髓腔内向四周扩散，可累及骨密质和骨膜，并导致死骨的形成。中央性颌骨骨髓炎临床发展过程可分为急性期和慢性期。

（1）急性期

1）局部表现：炎症初期，炎症局限于牙槽突或颌骨体部骨髓腔内，因为炎症由致密骨板包围，不易向外扩散，患者自觉病变区牙有剧烈疼痛。疼痛可向半侧颌骨或三叉神经分布区放散，患部红肿压痛。受累区除病源牙外，还有相邻多数牙松动，牙龈沟溢脓。炎症继续发展，破坏骨板，溶解骨膜后，脓液由口腔黏膜或面部皮肤溃破。若骨髓腔内的感染不断扩散，可在颌骨内形成弥漫性骨髓炎。中央性下颌骨骨髓炎可沿下牙槽神经管扩散，波及一侧下颌骨。下牙槽神经受到损害时，可出现下唇麻木症状。中央性下颌骨骨髓炎还可波及颞下颌关节区和翼内肌、咬肌，造成不同程度的张口受限。中央性颌骨骨髓炎波及上颌者极为少见，一旦发生，炎症可波及整个上颌骨体，引起上颌窦、鼻窦、眶下、眶周及球后等部位的化脓性感染。

2）全身表现：炎症初期，畏寒，高热，体温可达40℃，全身不适，食欲减退，嗜睡，白细胞总数明显升高，中性粒细胞比值上升。进入化脓期，感染向各部位扩散，全身出现中毒症状，有时会引起脓毒血症或败血症。

（2）慢性期：急性中央性颌骨骨髓炎如治疗不及时，发病两周后会转为慢性中央性颌骨骨髓炎。

1）局部表现：病源牙外的牙齿松动度减低，口腔内黏膜及颌面部皮肤形成多数瘘口，大量的炎性肉芽组织生长，触之易出血，长期排脓，有时从瘘口排出死骨片。如有大块死骨形成或多数死骨形成，在下颌骨可发生病理性骨折，造成咬合关系错乱与面部畸形，儿童可出现牙胚组织破坏、牙齿不能萌出、颌骨发育异常等情况。

2）全身表现：患者体温正常或低热，全身轻度不适，因局部疼痛缓解，饮食和睡眠得到明显改善。病情迁延不愈，造成机体慢性消耗与中毒等。脓液进入消化道，会引起胃肠道不良反应。

2. 边缘性颌骨骨髓炎　边缘性颌骨骨髓炎系指继发于骨膜炎或骨膜下脓肿的骨密质外板的炎性病变，常在颌骨间隙感染基础上发生。下颌骨为好发部位，其中又以升支及下颌角居多。边缘性颌骨骨髓炎的发病过程也有急性与慢性之分。病变也可以是局限型或弥散型。

（1）急性期

1）局部表现：与颌周间隙及翼下颌间隙感染的表现相似。炎症累及下颌骨骨膜，造成骨膜炎和骨膜下脓肿。脓肿侵犯骨膜及骨密质，引起骨膜溶解，骨密质坏死，骨面粗糙，有小块死骨形成。如不及时治疗，炎症会向骨髓腔内发展。

2）全身表现：身体不适，伴发热、白细胞总数升高等。

（2）慢性期

1）局部表现：腮腺咬肌区呈弥漫性肿胀，局部组织坚硬，轻微压痛，无波动感。病情延续较长而不缓解，或缓解后再反复发作。由于炎症侵犯咬肌，多有不同程度的张口受限、吞咽困难。

2）全身表现：多不明显。

根据骨质破坏的临床特点，边缘性颌骨骨髓炎又可分为增生型和溶解破坏型。增生型以骨质的增生硬化及骨膜反应活跃为主，骨的溶解破坏不明显，多见于青年人。溶解破坏型则骨皮质损害以溶解破坏为主，常在骨膜或黏膜下形成脓肿，骨的增生反应不明显。

三、实验室及其他检查

1. 血常规检查　颌骨骨髓炎急性期血常规检查，白细胞总数明显升高，中性粒细胞比值上升。

2. X 线检查　X 线检查在早期常看不到有骨质破坏。一般在发病 2～4 周进入慢性期，颌骨有明显破坏后 X 线检查才具有诊断价值。

（1）中央性颌骨骨髓炎的 X 片表现：可分为四个阶段。

1）弥散破坏期：可见骨小梁脱钙或斑点状破坏，骨膜有炎性增厚反应。

2）病变局限期：可见边界清晰的骨破坏及游离的死骨，有时可见病理性骨折。

3）新骨生成期：可见死骨分离移位，周围骨小梁增多，皮质骨外有新骨增生。

4）痊愈期：可见病变部位新骨与颌骨融为一体。

（2）边缘性颌骨骨髓炎增生型和溶解破坏型的 X 线片表现

1）增生型：可见明显骨质增生影像。

2）溶解破坏型：可见圆形或卵圆形密度减低区，界限清晰，有些病例可见周围有一圈密度增高的骨质硬化区。

3. CT、MRI 检查　下颌骨骨髓炎在肌筋膜间隙内蔓延时，CT 平扫可见咀嚼肌肿胀、增厚，肌间脂肪间隙密度增高，筋膜间隙变得不清晰；增强扫描可见病变肌和肌筋膜间隙内出现不均匀强化。MRI 具有较高的组织对比度，炎症扩散表现为，T_1WI 示上肌肿胀，信号减低，肌间脂肪的高信号内见有不均匀的条带状低信号；T_2WI 示病变肌和肌间脂肪呈高信号；增强扫描可见病变组织呈不均匀强化。

四、诊断与鉴别诊断

1. 诊断要点　如下所述。

（1）中央性颌骨骨髓炎急性期：发病急骤，有明显的局部症状及全身中毒症状，病源牙和波及牙松动，放射性疼痛，牙周溢脓。随着病情的逐步发展，可出现口腔黏膜、面部皮瘘及口唇麻木等神经损害症状。如炎症向周围骨组织、肌肉组织、各间隙扩散，则颌面部可出现不同程度的症状表现。

（2）边缘性颌骨骨髓炎急性期：不易明确诊断，一般脓肿形成后，在做脓肿切开引流时发现粗糙的骨面，并结合 X 线检查后才能确诊。

（3）中央性和边缘性颌骨骨髓炎慢性期：主要表现为长期不愈的瘘口形成，以及瘘口溢出脓液，有时瘘口有小块死骨排出。探针检查，可见骨缺损及粗糙骨面。X 线片见骨小梁排列紊乱、死骨形成等骨破坏表现，或骨膜反应性增厚等骨质增生表现。

因此，化脓性颌骨骨髓炎根据病史、临床表现、局部检查，配合 X 线摄片、CT、MRI 检查一般不难做出正确诊断。

2. 鉴别诊断　如下所述。

（1）颌骨骨髓炎与眶下间隙感染的鉴别：眶下间隙感染X片上无明显改变，抗生素治疗后可治愈。上颌骨骨髓炎X片上可见骨结构的改变或骨破坏。

（2）颌骨骨髓炎与上颌窦癌的鉴别：上颌窦癌和上颌骨骨髓炎早期X片上都无明显的骨破坏，对疑为上颌窦癌者，需早期做X线体层摄片、CT检查或做上颌窦探查术，以便早发现，早治疗。

（3）颌骨骨髓炎与骨肉瘤和纤维骨瘤的鉴别：骨肉瘤和纤维骨瘤通过X线、CT检查，以及根据是否有淋巴结、肺部、脑部的远端转移等情况，可以帮助确诊。

（4）颌骨骨髓炎与下颌骨中央性癌的鉴别：下颌骨中央性癌和中央性下颌骨骨髓炎的早期临床表现从X线片上常易混淆，如怀疑，可早期切除部分组织做病理检查，以明确诊断。

五、治疗

1. 治疗原则　化脓性颌骨骨髓炎临床上采取以西医治疗为主、中医治疗为辅的治疗原则。急性期首先采用全身抗生素药物治疗和支持疗法为主，同时配合局部外科手术治疗。慢性期以死骨摘除术和病灶清除术为主，结合中医治疗，可提高疗效，促进瘘口愈合和死骨分离，使新骨生长。

2. 西医治疗　如下所述。

（1）急性颌骨骨髓炎

1）药物治疗：急性期需根据患者的临床表现、细菌培养、药敏试验，选择并应用足量有效的抗生素，以控制感染的发展。

2）支持疗法：纠正酸中毒，吸氧，输血，镇痛，保证患者睡眠，以提高患者的机体抵抗力。

3）外科治疗：目的是引流排脓及去除病灶。早期可考虑及时拔除病源牙，使脓液从拔牙窝内流出，以减轻剧烈疼痛。如脓肿已形成，则需及时切开引流。

（2）慢性颌骨骨髓炎：颌骨骨髓炎进入慢性期有死骨形成时，主要采用手术的方法除去已形成的死骨和病灶，促进骨髓炎痊愈。由于中央性和边缘性骨髓炎的颌骨损害特点不同，故手术方法和侧重点也不一样。慢性中央性颌骨骨髓炎常常病变范围广泛并形成较大的死骨块，病灶清除以摘除死骨为主；慢性边缘性颌骨骨髓炎受累区骨密度变软，仅有散在的浅表性死骨形成，故常用刮除方式清除。

（3）儿童颌骨骨髓炎的治疗：儿童颌骨骨髓炎一般多由血源性感染而致，早期即表现为全身的脓毒血症或败血症，治疗时需应用足量的抗生素。脓肿形成后，及时切开引流。死骨形成后，需摘除死骨，刮净瘘口、瘘管，并对颌面部畸形进行整形手术治疗。

3. 中医治疗　如下所述。

（1）辨证论治

1）热毒蕴结证：起病急骤，症见牙龈和腮颊红肿，龈沟溢脓，牙齿松动，跳痛难忍，不敢咬殆，骨槽溃烂，流脓不止，可触及骨骼粗大或粗糙死骨，并有腐骨排出，高热畏寒，口焦渴，头痛纳呆。舌质红，苔黄厚，脉滑数。

治法：清热解毒，凉血消肿排脓。

方药：托里消毒饮加味。大便秘结者，加酒军、芒硝；疼痛严重者，加乳香、没药、延胡索；肿胀严重者，加花粉、皂角刺。

2）肾虚骨弱证：禀赋不足，寒邪入骨，病起缓慢，腮颊之处隐隐作痛，肿胀坚硬，牙关开合不利，肿胀经久不退，溃口经久不愈，脓液清稀腥臭，头晕头沉，耳鸣。舌质淡胖，苔白，脉沉缓细弱。

治法：温肾散寒，排脓祛腐。

方药：阳和汤合二陈汤加味。气虚者，加黄芪；血虚者，加当归、赤芍。

（2）外治法：①牙龈红肿疼痛者，冰硼散吹敷患处，每日5~6次。②腮颊红肿者，外敷金黄散；色白漫肿不热者，外敷阳和解凝膏。③溃口坚硬、肉黯紫黑者，以七三丹药线引流。④内有死骨，可内吹推车散，死骨排出后，以养阴生肌散收口。

（3）单方、验方：合欢皮适量，水煎洗患处或捣烂敷患处；或紫花地丁根适量，水煎洗患处或捣烂敷患处。

六、预防与调护

（1）锻炼身体，增强自身的免疫力。

（2）及时治疗牙体病、根尖周病、智齿冠周炎以及颌面部损伤，去除病源因素。

（3）加强口腔卫生保健，保持口腔清洁，合理安排饮食，避免过食辛辣油腻的食物。

七、预后

及时、有效的治疗，预后良好。如治疗延误，致使病情迁延不愈可引起脓毒血症、败血症、颌骨坏死、颜面畸形等多种严重并发症。

（唐　璟）

第四节　面颈部淋巴结炎

面颈部淋巴结炎（faciocervical lymphadenitis）是指口腔颌面部及牙源性感染引起的面部、耳部、颌下、颏下及颈深上群等区域淋巴结的炎症性反应。面颈部具有丰富的淋巴组织，具有过滤和吞噬进入淋巴液中微生物及颗粒物质的功能，而且还有破坏毒素的作用。因此，它是防御炎症侵袭和阻止肿瘤细胞扩散的重要屏障。口腔颌面部许多疾病，特别是炎症和肿瘤，常出现相应区域淋巴结的肿大。临床上面颈部淋巴结炎根据感染源可分为化脓性淋巴结炎和结核性淋巴结炎两大类。

急性化脓性淋巴结炎属中医的“夹喉痈”、“颈痈”、“痰毒”范畴；慢性淋巴结炎相当于中医的“眘核”；颈部结核性淋巴结炎相当于中医的“瘰疬”。

一、病因病理

1. 西医病因病理　面颈部淋巴结炎以继发于牙源性及口腔感染为最多见，也可来源于颜面皮肤的损伤、疖痈等。小儿大多数由上呼吸道感染及扁桃体炎引起。病原菌多为金黄色葡萄球菌和溶血性链球菌（引起化脓性淋巴结炎）、结核杆菌（引起结核性淋巴结炎）。

2. 中医病因病机　如下所述。

（1）化脓性淋巴结炎

1）风热痰凝：外感风热毒邪，内有湿痰互结，热毒夹湿痰结于少阳、阳明，气血瘀滞所致。

2）热毒炽盛：邪热入里，夹湿痰结聚于经络，阻于颈部成核，引致本病。

3）正虚毒恋：脾虚失运，生湿生痰，痰湿蕴结，毒邪流注结于颈部而发为本病。

（2）结核性淋巴结炎：其发病主要有两个方面：一为外因感染；二为肝郁脾虚，或正气亏虚，抗病力弱，痨“虫”经血脉流注于颈项所致。

二、临床表现

1. 化脓性淋巴结炎　临床上一般分为急性和慢性两种。

（1）急性化脓性淋巴结炎：主要表现为由浆液性逐渐向化脓性转化。浆液性炎症的特征是局部淋巴结肿大变硬，自觉疼痛或压痛。病变主要在淋巴结内出现充血、水肿。因此，淋巴结尚可移动，边界清楚，与周围组织无粘连。全身反应甚微或有低热，体温一般在38℃以下，此期易被忽视而不能及时治疗。感染迅速发展成化脓性后，局部疼痛加重，淋巴结化脓溶解。破溃后，侵及周围软组织则出现炎性浸润块。皮肤发红、肿、硬，此时淋巴结与周围组织粘连，不能移动。脓肿形成时，皮肤表面有明显压痛点，表面皮肤软化，有凹陷性水肿。浅在的脓肿可有明显波动感。此期全身反应加重，高热寒战，头痛，全身无力，食欲减退，小儿可烦躁不安。白细胞总数急剧增高。如不及时治疗，可并发静脉炎、败血症，甚至出现中毒性休克。

（2）慢性化脓性淋巴结炎：多发生在抵抗力强而细菌毒力较弱的情况下，病变常表现为慢性增殖性炎症。临床特征是淋巴结内结缔组织增生形成微痛的硬结，全身无明显症状，如此可持续较长时间。一旦机体抵抗力下降，可以突然转变为急性发作。

2. 结核性淋巴结炎　常见于儿童及青少年。较轻者仅有淋巴结肿大而无全身症状。重者可因体质虚弱、营养不良或贫血而见有低热、盗汗、疲倦等症状，并可同时有肺、肾、肠、骨等器官的结核病变或病史。局部临床表现最初可在颌下、颏下或颈侧发现单个或多个成串的淋巴结，缓慢肿大、较硬，但无痛，与周围组织也无粘连。病变继续发展，淋巴结中心因有干酪样坏死，组织溶解变软，逐渐液化而破溃。炎症波及周围组织时，淋巴结可彼此粘连成团，或与皮肤粘连。皮肤表面无红、热及明显压痛，扪及有波动感。此种液化现象称为冷脓肿，脓肿破溃后可形成经久不愈的窦或瘘。颈部淋巴结结核可发生于一侧或双侧，常位于胸锁乳突肌前、后缘或沿颈内静脉分布的淋巴结，故可形成颈深部冷脓肿。脓肿破溃后可形成经久不愈的窦或瘘。

三、实验室及其他检查

1. 血常规检查　急性化脓性淋巴结炎血常规白细胞总数急剧升高。

2. 结核菌素试验　结核性淋巴结炎由于结核菌素 OT 试验的试剂纯度不够，实验结果常为阴性（－）。因而主张采用结核杆菌纯蛋白的衍生物（PPD）临床试验，有 74% ~96% 的确诊率。

3. 放射线检查　胸透及 X 线胸片检查有助于结核性淋巴结炎的诊断。

四、诊断与鉴别诊断

1. 诊断要点　如下所述。

（1）化脓性淋巴结炎：好发于儿童，多有口腔颌面部、咽喉部感染病史。发病急骤，局部淋巴结肿大，压痛，可活动，与周围组织界限清晰。炎症波及周围组织时则肿胀广泛，受累淋巴结与周围组织界限不清，皮肤红肿热痛，压痛明显，可扪及波动及凹陷性水肿，全身反应严重。转为慢性期后，局部可触及一个或多个肿大的淋巴结，病情反复发作或迁延不愈。

（2）结核性淋巴结炎：多见于儿童及青少年，局部症状多不明显，一般可见病变区多个淋巴结肿大，无明显压痛，脓肿形成后，扪之有波动，皮肤无红肿热痛，形成冷脓肿，破溃后，皮肤可见长期不愈的瘘孔。全身症状多不明显，有时可见低热、盗汗或疲倦等体质虚弱的表现。

近年来，由于饲养宠物者渐多，临床可见由猫抓、咬、舔等造成皮肤或黏膜破溃而致的猫抓病（cat－scratch disease）病例。该病的病源是一种杆菌属的生物源性致病体。除引起发热等感染症状外，可出现相应破损区域淋巴结的肿大，并呈慢性淋巴结炎表现。在头颈部出现下颌下淋巴结肿大的概率最高。为此，如临床上出现慢性淋巴结炎症状而又原因不明时，询问有无与猫的亲密接触史对诊断十分重要。

2. 鉴别诊断　如下所述。

（1）与化脓性下颌下腺炎的鉴别：化脓性下颌下腺炎位置较深在，口内导管开口处可见红肿，并可挤出脓性液体。化脓性下颌下淋巴结炎初起为腺体内淋巴结的肿大，可触及。

（2）与牙源性间隙感染的鉴别：牙源性间隙感染有病源牙，肿胀弥漫。急性化脓性淋巴结炎早期可扪及肿大的淋巴结，炎症从中心向四周扩散。

（3）与恶性淋巴瘤的鉴别：恶性淋巴瘤发展迅速，质软，无压痛，组织活检可明确诊断。慢性淋巴结炎病情稳定，淋巴结质硬，有轻微压痛。

（4）与涎腺混合瘤和颈部转移癌的鉴别：临床需经手术及穿刺后做病理检查方可诊断。

五、治疗

1. 治疗原则　对化脓性淋巴结炎，临床上采用中西医结合治疗原则。全身给予足量抗生素，结合中药内服；局部可采用去除感染源、切开引流、中药外敷、理疗等方法。结核性淋巴结炎采用全身抗结核治疗，结合中药改善患者全身营养状况，增强患者抵抗力。

2. 西医治疗　如下所述。

（1）化脓性淋巴结炎：①急性化脓性淋巴结炎应选用足量、有效抗生素或联合用药，必要时做细菌培养及药敏试验。另外，根据患者身体状况，酌情给予补液、输血、吸氧、补充多种维生素等治疗。②炎症初期局部可采用湿热敷、超短波等物理疗法。③脓肿形成后需及时切开引流。④积极治疗原发病灶。⑤淋巴结肿大明显或需进行鉴别诊断时，可采用手术摘除。

（2）结核性淋巴结炎：①抗结核药物：常用抗结核药物包括异烟肼、利福平等。②手术摘除：对于局限、可移动的结核性淋巴结，或虽属多个淋巴结但经药物治疗效果不明显者，均需及早手术摘除。诊断尚不肯定，为了排除肿瘤，也可摘除淋巴结，送病理检查。③对已化脓的淋巴结核或小型浅在的冷脓肿，皮肤未破溃者可以试行穿刺抽脓，同时注入异烟肼 50～100mg，隔日 1 次或每周 2 次。每次穿刺时需从脓肿周围正常皮肤进针，以免造成脓肿破溃或感染扩散。

猫抓病引起的淋巴结肿大，急性期可给予抗生素治疗。由于本病有自限性，慢性淋巴结炎也不强求手术治疗。

3. 中医治疗　如下所述。

（1）辨证论治

1）化脓性淋巴结炎

a. 风热痰毒证：颈侧或颌下等处淋巴结肿痛，皮肤灼热，初起活动，逐渐漫肿坚实。伴发烧，恶寒，周身不适，头痛，咳嗽。舌质淡红，苔黄，脉浮数。

治法：疏风清热，化痰散结。

方药：牛蒡解肌汤加味。热甚者，加黄芩、生石膏；便秘者，加瓜蒌仁、枳实；成脓者，加炙山甲、皂角刺。

b. 热毒蕴结证：患处红、肿、热、痛，肿势蔓延，疼痛加剧如鸡啄。伴高热口渴，小便黄赤，大便秘结。舌红，苔黄腻，脉弦数。

治法：清热解毒，托毒排脓。

方药：凉膈散合五味消毒饮加减。

c. 正虚毒恋证：淋巴结肿胀微痛，或瘘口久不收敛，流脓稀薄，疮面色暗。面色㿠白，神疲乏力。舌淡，脉弱。

治法：补气养血，托毒透脓。

方药：托里消毒散加味。久不收口者，加黄芪、党参、煅牡蛎、五味子、麦冬。

2）结核性淋巴结炎

a. 初期（肝郁脾虚、气结痰凝）：可见单个或数个硬结，按之坚实，推之可动，不热不痛，皮色不变。舌苔白，脉弦。

治法：疏肝解郁，理气散结。

方药：贝母瓜蒌散合二陈汤。

b. 中期（痰郁化热、腐肉成脓）：硬结逐渐增大并与周围组织粘连，推之不移；或液化成脓，皮色暗红。全身伴有低热，盗汗。舌红，脉数。

治法：清热化痰，托毒透脓。

方药：贝母瓜蒌散合透脓散。

c. 后期（痰热伤阴、气血不足）：局部破溃，脓水清稀，久则成瘘，经久不愈，低热盗汗，乏力食欲缺乏。舌质红，脉细数。

治法：补气养血，祛腐生肌。

方药：香贝养荣汤。若盗汗低热者，加银柴胡、地骨皮、鳖甲；咳嗽，加沙参、桑白皮。

（2）外治法：①外敷药：急性者可外敷金黄散，以消肿，散瘀，止痛。②脓肿破溃形成瘘管者，可用九一丹，以拔脓外出，祛腐生肌。③脓尽可用生肌散、红油膏收敛疮口。

六、预防与调护

（1）增强体质，提高机体抵抗力，注意休息，加强营养。

（2）积极治疗原发病灶。

（3）对结核患者的痰液做特殊处理，避免疾病传播。

（4）注意口腔清洁卫生，以免继发感染或复发。

七、预后

（1）及时诊断，有效治疗，愈后良好。

（2）治疗不及时，颜面部会形成瘘管，病情慢性迁延。

（3）病情如延误会导致全身中毒，危及生命。

（唐　璟）

第五节　颜面部疖痈

一、概述

颜面部的皮肤具有丰富的毛囊和皮脂腺，该区皮肤暴露在外，易受机械刺激及细菌侵入而发生感染。单个毛囊和皮脂腺发生浅层组织的急性化脓性炎症，称为疖（furuncle）。感染在多个毛囊和皮脂腺内引起较深层组织的化脓性炎症，称为痈（carbuncle）。

常为金黄色葡萄球菌感染。当机体衰弱、营养不良或新陈代谢障碍，如糖尿病等全身因素存在，而局部皮肤抵抗力下降，清洁卫生欠佳时，一旦遭到机械性刺激，如修面、抓伤、虫咬后常诱发疖和痈。

二、诊断

（一）临床表现

疖早期表现为1个红、肿、痛的硬结，以后逐渐增大呈锥形隆起，顶部出现黄白色小脓栓。炎症扩大使局部症状加剧，最后脓栓液化破溃，脓液排出，疼痛消失，破溃区迅速愈合。一般无全身症状，若疖受到挤压和烧灼等刺激，感染扩散成蜂窝织炎时，即可出现全身症状，如高热、寒战、头痛及白细胞总数增高等。

痈多见于成年人，好发于上唇，称为唇痈。由于感染的面积和深度、炎性浸润和组织坏死都比疖广泛，因此，早期隆起的炎症范围和组织的张力都较大。开始只出现一个脓栓，周围皮肤呈紫红色，再外层为鲜红色，皮肤表面发热，此时有剧烈胀痛。炎症肿胀范围越大，表面的黄白色脓栓也越多，血性脓液逐渐由坏死的脓头处流出。脓头之间的皮肤常坏死，最后痈的中心区坏死、脱落。唇部因血液循环丰富，唇痈较少出现大块组织坏死。痈常伴有局部淋巴结肿大、压痛，全身症状也较明显，常并发严重的并发症。

（二）并发症

祖国医学早有“面无善疮”之说，乃指颜面部的疖和痈常因局部炎症扩散，引起全身并发症，甚至造成死亡。病原菌金黄色葡萄球菌的毒素能使机体中毒，上唇和鼻部危险三角区内静脉缺少瓣膜，并与颅内海绵窦相通，促使感染容易沿着面部静脉向颅内扩散，并发海绵窦血栓性静脉炎。

当颜面疖痈受到挤压、搔抓或不恰当的治疗如热敷、烧灼、切开引流等，局部炎症和全身症状可迅速加剧，轻者可并发眶周蜂窝织炎。若发生海绵窦血栓性静脉炎，可出现眼睑水肿，眼球突出伴活动受限，结膜水肿或瘀血，高热、头痛、昏迷等中毒症状，治疗不及时可于数天内死亡。也可同时并发脑膜炎或脑脓肿，出现颈项强直、偏瘫、头痛、恶心、呕吐、惊厥乃至昏迷等。细菌毒素或感染栓子随血液循环扩散，可引起脓毒败血症，以致死亡。

三、治疗

颜面部疖痈与全身其他部位疖痈不同，主张保守疗法，切忌用热敷、烧灼、切开引流等方法。通常采用3%高渗盐水纱布湿敷疖痈顶部，局部使用二味拔毒散外敷（雄黄和明矾各半量研粉末，用水调拌），有利于脓头破溃引流，而无刺激局部炎症恶化的作用。全身应用大剂量有效的抗生素，及时做脓培养、药物敏感试验来调整药物，还可配合中药内服紫雪丹、牛黄丸或荆防败毒散等。全身支持疗法如卧床休息、镇静止痛、流汁饮食、输液、输血等。若有严重中毒性休克，可采用人工冬眠疗法，有全身其他并发症者，则配合内科积极治疗。

（唐　璟）

第六节　口腔颌面部特异性感染

一、颌面骨结核

（一）概述

颌面骨结核多由血源播散所致，常见于儿童和青少年好发部位在上颌骨颧骨结合部及下颌支。

感染途径可因体内其他脏器结核病沿血性播散所致；开放性肺结核可经口腔黏膜或牙龈创口感染；也可以是口腔黏膜及牙龈结核直接累及颌骨。

（二）诊断

1. 临床表现　骨结核一般为无症状的渐进性发展，偶有自发痛和全身低热。病变部位的软组织呈弥漫性肿胀，其下可扪及质地坚硬的骨性隆起，有压痛，肿胀区表面皮肤或黏膜常无化脓性感染的充血发红表现。但骨质缓慢被破坏；感染穿透密质骨侵及软组织时，可在黏膜下或皮下。形成冷脓肿。脓肿自行穿破或切开引流后，有稀薄脓性分泌物溢出；脓液中混有灰白色块状或棉团状物质。引流口形成经久不愈的瘘管，间或随脓液有小死骨碎块排出。颌骨结核可继发化脓性感染而出现局部红肿热痛等急性骨髓炎的症状，脓液也变成黄色黏稠。

2. 诊断　青少年患者常为无痛性眶下及颧部肿胀，局部可有冷脓肿或经久不愈的瘘管形成。脓液涂片可查见抗酸杆菌。X线摄片表现为边缘清晰而不整齐的局限性骨破坏，但死骨及骨膜增生均少见。当继发化脓性感染时，鉴别诊断有一定困难。此外，全身其他部位可有结核病灶及相应体征表现。

（三）治疗

无论全身其他部位是否并发有结核病灶，均应进行全身支持、营养疗法和抗结核治疗。药物可选用对氨基水杨酸、异烟肼、利福平及链霉素等，一般主张采用两种药物的联合用药方案。对颌骨病变处于静止期而局部已有死骨形成者，应行死骨及病灶清除术。为避免骨质缺损造成以后发育畸形，除有大块死骨分离外，一般选用较保守的刮扒术。

二、颌面部放线菌病

（一）概述

放线菌病是由放线菌引起的慢性感染性肉芽肿性疾病。此菌是人口腔正常菌群中的腐物寄生菌，常在牙石、唾液、牙菌斑、牙龈沟及扁桃体等部位发现该菌。当人体抵抗力降低或被其他细菌分泌的酶所激活时就侵入组织。临床上由于免疫抑制剂的大量应用，导致机体免疫力降低，也是本病的诱发因素。故本病绝大多数是内源性感染。脓液中常含有浅黄放线菌丝，称为放线菌颗粒或硫黄颗粒。

放线菌可从死髓牙的根尖孔、牙周袋或智牙的盲袋、慢性牙龈瘘管、拔牙创口或口腔黏膜创口以及扁桃体等进入深层组织而发病。

（二）诊断

1. 临床表现　放线菌病以20～45岁的男性多见。发生于面颈部的放线菌病占全身放线菌病的60%以上。此外，极少数可经呼吸道或消化道引起肺、胸或腹部放线菌病。颌面部放线菌病主要发生于面部软组织，软组织与颌骨同时受累者仅占1/5。软组织的好发部位以腮腺咬肌区为多，其次是下颌下、颈、舌及颊部；颌骨的放线菌病则以下颌骨角及下颌支部为多见。临床上多在腮腺及下颌角部出现无痛性硬结，表面皮肤呈棕红色，病程缓慢，早期无自觉症状。炎症侵及深层咬肌时，出现张口障碍，咀嚼、吞咽时可诱发疼痛。面部软组织患区触诊似板状硬，有压痛，与周围正常组织无明显分界线。病变继续发展，中央区逐渐液化，则皮肤表面变软，形成多数小脓肿，自溃或切开后有浅黄色黏稠脓液溢出。肉眼或取脓液染色检查，可查出硫黄样颗粒。破溃的创口可经久不愈，形成多数瘘孔，脓腔可相互连通而转入慢性期。以后若伴有化脓性感染时，还可急性发作出现急性蜂窝织炎的症状。这种急性炎症与一般颌周炎症不同：虽经切开排脓后炎症趋向好转，但放线菌的局部板状硬性肿胀，不会完全消退。

放线菌病不受正常组织分层限制，可直接向深层组织蔓延，当累及颌骨时，可出现局限性骨膜炎和骨髓炎，部分骨质被溶解、破坏或有骨质增生。X线片上可见有多发性骨质破坏的稀疏透光区。如果病变侵入颌骨中心，造成严重骨质破坏时，可在颌骨内形成囊肿样膨胀，称为中央性颌骨放线菌病。

2. 诊断　颌面部放线菌病的诊断，主要根据临床表现及细菌学的检查。组织呈硬板状；多发性脓肿或瘘孔；从脓肿或从瘘孔排出的脓液中可获得硫黄颗粒；涂片可发现革兰阳性、呈放射状的菌丝。急性期可伴白细胞计数升高，血沉降率加快。不能确诊时，可做活体组织检查。临床上应与结核病变相鉴别。中央型颌骨放线菌病X线片显示的多囊性改变，需排除颌骨成釉细胞瘤及黏液瘤等肿瘤性疾病的可能。

（三）治疗

颌面部软组织放线菌病以抗生素治疗为主，必要时配合外科手术。

1. 药物治疗　如下所述。

（1）抗生素：放线菌对青霉素、头孢菌素类高度敏感。临床一般首选大剂量青霉素G治疗，每日200万～500万U以上，肌内注射，6～12周为一疗程。如与磺胺联合应用，可能提高疗效。此外，红霉素、林可霉素、四环素、氯霉素、克林霉素等亦可选用。

（2）碘制剂：口服碘制剂对颌面部病程较长的放线菌病可获得一定效果。一般常用5%～10%碘化钾口服，每日3次。

（3）免疫疗法：有人推崇使用免疫疗法，认为有一定效果。用放线菌溶素做皮内注射。

2. 手术方法　在应用抗生素的同时，如有以下情况可考虑配合手术治疗。

（1）切开引流及肉芽组织刮除术：放线菌病已形成脓肿或破溃后遗留瘘孔，常有坏死肉芽组织增生，可采用外科手术切开排脓或刮除肉芽组织，以加强抗菌药物治疗的效果。

（2）死骨刮除术：放线菌病侵及颌骨或已形成死骨时，应采用死骨刮除术，将增生的病变和已形成的死骨彻底刮除。

（3）病灶切除术：经以上治疗无效，且反复伴发化脓性感染的病例，亦可考虑病灶切除。

三、颌面部梅毒

（一）概述

梅毒（syphilis）系由苍白螺旋体（TP）引起的一种慢性传染病。初起时即为全身性，但病程极慢，病变发展过程中可侵犯皮肤、黏膜以及人体任何组织器官而表现出各种症状，其症状可反复发作，但个别病员也可潜伏多年，甚至终身不留痕迹。

梅毒从感染途径可分为后天梅毒和先天（胎传）梅毒。后天梅毒绝大多数通过性行为感染，极少数患者可通过接吻、共同饮食器皿、烟斗、玩具、喂奶时传播；亦有因输带菌血而感染者。先天梅毒为母体内梅毒螺旋体借母血侵犯胎盘绒毛后，沿脐带静脉周围淋巴间隙或血流侵入胎儿体内。后天梅毒可分为一、二、三期及隐性梅毒。一、二期均属早期梅毒，多在感染后4年内出现症状，传染性强；三期梅毒又称晚期梅毒，系在感染4年后表现；一般无传染性。隐性梅毒指感染后除血清反应阳性外，无任何临床症状者。亦可按感染后4年为界分为早期和晚期。隐性梅毒可终生不出现症状，但也有早期无症状而晚期发病者。

先天性梅毒也可分为二期：在4岁以内发病者为早期，4岁以后发病者为晚期。

1. 后天梅毒　后天梅毒在口腔颌面部的主要表现有三：依病程分别分为口唇下疳、梅毒疹和树胶样肿（梅毒瘤）。

梅毒树胶样肿除累及软组织外，还可累及颌面骨及骨膜组织。临床上以硬腭部最常见，其次为上颌切牙牙槽突、鼻中隔。间或也可见于颧骨、下颌角部。

腭部树胶样肿常位于腭中线（有时原发于鼻中隔），呈结节型或弥散状。可造成腭骨穿孔，发生口腔与鼻腔交通。腭部树胶样肿波及鼻中隔、鼻骨、上颌骨时，可在颜面部表现为鼻梁塌陷的鞍状鼻；若鼻骨、鼻软骨、软组织全部破坏则呈现全鼻缺损的洞穿畸形。树胶样肿如波及颧骨，可在眶外下部出现瘘孔，最终也形成内陷畸形。

2. 先天梅毒　早期先天胎传梅毒多在出生后第3周到3个月。婴儿常为早产儿，表现营养障碍，貌似老人。鼻黏膜受累，致鼻腔变窄，呼吸不畅，有带血的脓性黏液分泌。口腔黏膜可发生与后天梅毒相似的黏膜斑。口周斑丘疹互相融合而表现弥漫性浸润、增厚；表面光滑脱皮，呈棕红色，皮肤失去弹性，在口角及唇缘辐射出深的较裂，愈合以后形成辐射状浅瘢痕。

晚期先天梅毒多发生于儿童及青春期。除有早期先天梅毒的遗留特征外，一般与后天三期梅毒相似。可发生结节型梅毒疹及树胶样肿，从而导致软、硬腭穿孔，鼻中隔穿孔及鞍状鼻。

先天梅毒的另一特征性表现是牙的发育异常：哈钦森牙和桑葚状磨牙。

此外，因梅毒性间质性角膜炎出现的角膜混浊，损害第8对脑神经的神经性耳聋，以及哈钦森牙，被称为先天性梅毒的哈钦森三征。

（二）诊断

诊断需审慎，应根据详细而正确的病史、临床发现、实验室检查及X线检查综合分析判断，损害性质不能确定时可行组织病理检查。近年来，用荧光梅毒螺旋体抗体吸附试验、免疫组化、聚合酶链式反应（PCR）、反转录聚合酶链式反应（RT－PCR）等方法提高诊断的敏感性及特异性，且作为最后诊断的依据。

（三）治疗

颌面部梅毒损害无论胎传或后天受染，均为全身性疾病的局部表现，因此应行全身性治疗。驱梅治疗药首选青霉素G及砷铋剂联合疗法。必须在全身及局部的梅毒病变基本控制以后，才可能考虑病变遗留组织缺损和畸形的修复及矫正术。

（唐　璟）

第九章

口腔颌面部恶性肿瘤

第一节　口腔癌

口腔癌是发生于口腔黏膜组织的恶性肿瘤。口腔的范围是从唇红缘内侧黏膜向后至硬腭后缘和舌轮廓乳头以前的组织，包括舌的游动部、口底、牙龈及颊，而软腭及舌根部属于口咽。发生于唇红缘黏膜的唇癌不属于口腔癌范畴，应称为唇红部癌。但很多研究报告并未将其严格区分而将其划属于口腔癌之内。

口腔癌在我国的发生率尚无确切的统计资料。据京、津、沪、穗四所肿瘤医院诊治的病例统计，口腔癌占全部恶性肿瘤的2.7%；占头颈恶性肿瘤的8.8%。美国和英国，口腔癌占所有恶性肿瘤的2%～3%；而在印度和东南亚一些国家口腔癌占全部恶性肿瘤的比例高达40%。

口腔癌约2/3的病例发生在50～90岁。男性较女性多2～3倍。Waterhouse等分析报告五大洲不同地区每10万人口中男性口腔癌的发生率：欧洲马耳他16.9；英国仅为2.5。美洲加拿大的纽芬兰达29.9；巴西为18.9；美国为9.2。非洲的津巴布韦为4.5；尼日利亚为2.2。大洋洲的新西兰中非毛利人为5.9，毛利人仅为1.10亚洲的印度为19.6。同样生活在新加坡的印度人和中国人，口腔癌的发生率也有所不同，前者为12.7；后者仅为4.0，可能和生活习惯有关。欧洲的马耳他、匈牙利、西班牙以及加拿大的纽芬兰等地口腔癌发生率高是因为唇癌占有很大比例。唇癌在白种高加索人特别是户外工作者中有较高的发生率，显然和日照中的紫外线有关，皮肤的色素在这方面具有预防作用。也可能这些地区的报告中未将唇红癌（显然与日照有关）与唇黏膜癌分别统计有关。

口腔癌发生的有关因素除上述者外，根据流行病学调查研究，有证据表明和下面三个因素有关，即吸烟的方式、酗酒和咀嚼槟榔烟块。重度吸烟者（每天20支以上）口腔癌的发生率高出非吸烟者5～6倍。吸鼻烟在南美颇为盛行，这一地区的口咽癌和下龈癌也就较多见。倒吸烟者（将燃烧着的烟头置于口腔内）和腭癌发生率高有显著关系。在印度和东南亚一些国家，咀嚼槟榔烟块极为盛行。这种烟块的成分有槟榔子、熟石灰、棕儿茶、烟叶等。槟榔烟块在不同地区成分有所不同，但烟草是必须具备的，因此无疑是最重要的致癌因子。不论以何种方式吸烟，其口腔癌发生的危险频率显然和用烟量及时间长短有关。酗酒者发生口腔癌的危险性增加，但酗酒者常有重度吸烟史，因此难以分析乙醇的致癌作用。此外尚有其他一些因素如营养不良，缺乏维生素及蛋白质、口腔卫生极差、尖锐的残根残冠刺激、不良修复体以及人乳头状瘤病毒等。但这些因素的作用是很微小的，只是在和主要致癌因素如吸烟方式、酗酒及咀嚼槟榔烟块相互作用中发挥其影响。

口腔癌就其发生部位而言，无论国内外，舌癌均占第一位。京、津、沪、穗四所肿瘤医院诊治口腔癌4 547例，其中舌癌1 903例，占41.8%，其次为龈癌和颊癌。欧美一些国家中口底癌占相当大的比例，而我国则相对较少。印度和东南亚一些国家中颊癌则很常见。

从组织病理诊断分类看，鳞状细胞癌占口腔癌的90%。因此，本节主要讨论其有关诊断及治疗。口腔黏膜癌前病变则在黏膜病中已作了论述。

一、病理

分化好的鳞状细胞癌诊断不困难，癌细胞呈多边形、短梭形或不规则形，细胞质嗜伊红，胞核呈不同程度异形性及分裂象，组成不规则条索及团块状，颇似复层鳞状上皮的棘细胞层。

未分化或低分化鳞状细胞癌为散在较小的癌细胞，胞质很少，核染色质很丰富，癌细胞无一定排列方式。未分化癌和恶性淋巴瘤有时难以区分。此时应做免疫组织化学染色，如确认有角蛋白存在，则系上皮性肿瘤，如普通白细胞抗原染色强阳性，而角蛋白和 S－100 染色均阴性，则无疑是恶性淋巴瘤。S－100还有助于确认恶性黑色素瘤。

疣状癌是鳞状细胞癌的一个类型，病理特点是上皮显著增生变厚呈不规则乳头状或疣状增生。除向外生长外并向下伸入到结缔组织中。但这并非是真正的浸润性生长，因上皮和结缔组织间基底膜完整，伸入结缔组织的上皮网脚基本上在同一水平。结缔组织的乳头层有大量慢性炎症细胞，主要是淋巴细胞浸润。上皮分化甚好，极少见分裂象和细胞异形性。较大的病变其外突生长的上皮间存在裂隙，其内充满不全角化或角化物。疣状癌应和疣状增生区别，主要不同点在于疣状癌可伸入到其下的结缔组织中，而两者在临床上是无法区分的。

原位癌上皮也增厚，表面可无角化，个别细胞也可有角化或角化珠形成，但基底层常整齐，基底膜完整。上皮细胞有明显的异形性，核分裂象常见。原位癌在临床也是难以确认的，一般诊断为白斑或红白斑等。

二、生长、扩展和转移

1. 原发癌的局部生长和扩展　口腔黏膜鳞状细胞癌开始为表面病变，不断增殖生长累及邻近的组织结构。口腔不同部位发生的癌由于其局部解剖关系而各有其特点。肌侵犯是最常见的。可以从肉眼所见及扪诊所触及的范围，沿肌或肌筋膜面扩展相当大的距离，特别是舌和口底癌。癌组织在软组织内扩展的确切范围很难确定，常导致切除不足而短期内复发。

鳞状细胞癌对神经的侵犯现象是很普遍的。Carter 等分析报告 61 例口腔癌，31 例（51%）组织病理证实有神经侵犯。癌细胞一旦进入神经周围间隙，就可顺延神经扩展一段相当长的距离。神经干直接受肿瘤侵犯不常见，但神经纤维变性很常见，甚至出现神经节段性坏死。癌细胞对神经的侵犯是临床出现感觉异常、麻木、疼痛以及运动神经受累出现功能障碍的原因。

癌组织可以侵袭脉管系统。小静脉腔内有时可以见到瘤细胞团，但并不预示必然发生转移。较常见到的是瘤组织压迫致远端淋巴管扩张，呈现为软组织肿胀，舌及唇颊部最为明显。肿瘤对动脉侵犯不常见。浸润性癌初期围绕动脉生长却并不侵犯动脉壁。但由于持续压迫致血流量下降，动脉壁结构逐渐受到癌组织的侵蚀破坏，如系较大者或知名血管受累，可以发生致命性出血。

骨膜及骨皮质，特别是皮质骨对癌组织的侵袭有一定抵抗力。癌肿对骨的侵犯主要从牙槽骨开始，由此侵入骨髓腔内。以往曾认为口腔癌可循骨膜淋巴管扩展，经 Marchetta 等细致的临床病理研究以及临床实践证明否认了这一观念。

2. 淋巴结和远部位转移　口腔癌患者中颈部淋巴结有无转移以及转移病变的情况是影响生存率的重要因素之一。颈淋巴结转移率和原发病变的部位有关，口腔癌中以口底癌转移率最高，其次为舌及牙龈，唇癌转移率最低。

颈部淋巴结按其所在部位分为以下七组：颏下及颌下、颈上深、颈中深、颈下深、颈后三角、颈前中央区和上纵隔组，或依次称之为Ⅰ～Ⅶ区（图 9－1）。仅有Ⅰ、Ⅱ区转移者预后较好。Ⅳ～Ⅴ区有转移者预后较差。锁骨上窝有淋巴结转移则不能排除有纵隔淋巴转移。

虽然淋巴结转移的数目和预后的关系存在有不同意见，但较多研究报告认为淋巴结转移数目增加，生存率随之下降。Kalnins 等报告 340 例口腔鳞状细胞癌，颈淋巴结无转移者五年生存率为 75%。只有一个淋巴结转移者为 49%；2 个淋巴结转移者为 30%；3 个或更多淋巴结转移则五年生存率下降为 13%。双侧淋巴结转移，预后更差。

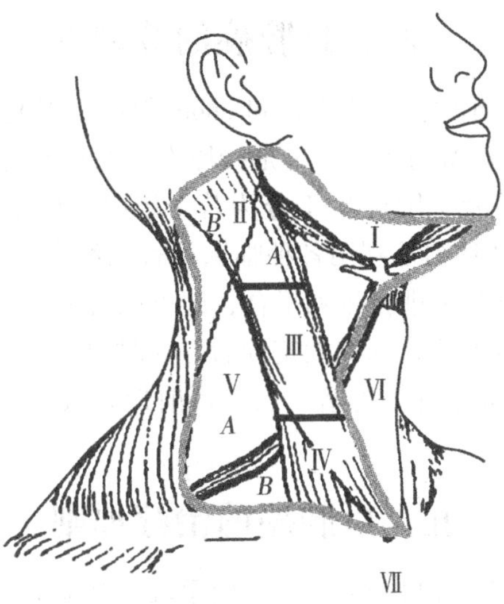

图 9-1 颈淋巴结的分区

受累的淋巴结可以是局灶性的癌细胞浸润，也可以是整个淋巴结被癌组织所取代。癌组织侵犯至包膜外者预后差。Johnson 等报告，颈部淋巴结阴性者五年生存率 70%；阳性而无包膜外侵犯者为 62%；如有包膜外侵犯者则降至 37%。他还指出，转移淋巴结大于 3cm 则包膜外侵犯的可能性增加。包膜外侵袭导致淋巴结固定者预后很差。

口腔黏膜鳞状细胞癌远位转移（主要是肺）的转移率明显低于头颈部其他部位者。据 Merno 等分析报告随诊在 2 年以上的 5 019 例头颈部癌的远位转移率，依次为鼻咽癌（28.1%）、下咽癌（23.6%）、口咽癌（75.3%）；而口腔癌的远位转移率仅为 7.5%。

三、临床表现和诊断

口腔黏膜癌最初表现为上皮增殖性硬结，往往不为医患所重视。继而表层糜烂呈溃疡，表面呈红色间以少许白色小斑点，浅在而无坏死。自觉症状略感不适，偶有刺激性痛。此期也易被忽略而按一般黏膜溃疡对待。但仔细触诊会感到溃疡表面粗糙、边缘稍硬韧有棱缘感。进一步发展则溃疡中心坏死，边缘隆起呈堤状或似花瓣状外翻，或坏死现象不显著而呈结节菜花状增殖。患者此时自觉症状明显，常伴功能障碍，但此时已非肿瘤早期了。因此，口腔中一些好发部位如接近下颌磨牙的舌侧缘、颊黏膜的咬合线、上下牙龈的磨牙区等出现进展性溃疡、经一般治疗 2 周后无愈合倾向则应高度警惕癌的发生。

确诊的方法是作活体组织检查。辅助检查最简便的方法是用甲苯胺蓝溃疡染色。方法是先以清水漱口，继用 1% 冰醋酸清洁溃疡面及其周围组织，然后用 1% 甲苯胺蓝涂抹全部病变及周围黏膜约一分钟后，再以冰醋酸清洗涂抹部并漱口以除去余色。病变区不能除色，阳性呈深蓝色。此时宜取组织作病理检查，不能根据染色阳性作诊断。

颈部检查必不可少，特别是颈上深的二腹肌群淋巴结。如发现肿大淋巴结应注意其部位、大小、数目、活动度及硬度等。肥胖患者或触诊困难者可作 CT 或 MRI 检查，也可考虑做 PET-CT 检查。

口腔癌存在着明显的诊断延迟。诊断延迟是指自患者首次发现口腔症状至临床确诊的时间超出了一定的规定限度，针对的是时间概念，与误诊不同，分为患源性延迟和医源性延迟。前者是指患者自第一次注意到与疾病相关的口腔症状到第一次在医院就诊之间的时间超过一定限度；后者为患者首次就诊到确诊为口腔鳞状细胞癌的时间超过一定限度。我们曾经对 102 例原发口腔癌患者做过详细调查，结果发现：患源性延迟发生率 81.37%，延长时间为 7 周；医源性延迟有 71.57%，延迟时间 7 周；总的延迟发生率是 98.04%。诊断延迟直接影响着口腔癌病程的长短和“三早”的实现。减少“延迟”的发生以及缩短延迟时间的长度，都对口腔癌的治疗和预后有着非常重要的意义。

四、口腔癌的分期

恶性肿瘤的 TNM 分期是 1943 年法国学者 PierreDenoix 倡导发展起来的。目前常用的临床分期方法是国际抗癌协会（UICC）设计的 TNM 分类法。T 是指原发肿瘤；N 是指区域性淋巴结；M 是指有无远处转移。根据原发肿瘤的大小及波及范围可将 T 分为若干等级；根据淋巴结的大小、质地、是否粘连等也可将 N 分为若干等级；远处转移则是利用各种临床检查的结果，也可将 M 划分为若干等级，以上称为 TNM 分类。将不同的 TNM 分类再进行排列组合，即可以得出临床分期。这种分类便于准确和简明地记录癌瘤的临床情况，帮助制订治疗计划和确定预后，同时便于研究工作有一个统一标准，可在相同的基础上互相比较。TNM 分类法每隔数年更新一次，目前最新版本是《恶性肿瘤 TNM 分期》第 7 版（2009 年），读者可参考相应的参考书。

五、口腔癌的治疗原则

外科手术和放射治疗仍是当前治疗口腔癌的最有效手段。其他治疗，包括化学药物治疗和生物治疗在内，仍处于探索研究之中。

早期口腔癌（T_1），无论采用放射治疗还是外科手术，都能取得较满意治疗效果。但对于一些晚期癌（T_3、T_4），根据原发癌所在的部位及其所涉及的解剖结构，治疗上存在不少棘手的问题。口腔癌总的治疗原则是以手术为主的综合治疗。

1. 外科手术　决定作外科手术治疗的病例，必须对患者作详细的局部和全身检查。局部检查除对病变性质必须明确外，对病变所累及的范围应充分估计。全身检查应注意有无其他系统疾患，特别是心血管系统、肝、肾功能及有无糖尿病，并应排除转移灶存在的可能。

通过手术能够清楚了解病变对周围组织器官累及的情况，为进一步治疗提供依据。但外科手术又给患者机体造成创伤以及组织缺损和功能障碍。手术中除严格遵循无瘤原则外，尚应注意：①应该是全部切除肿瘤，如有残留肿瘤组织则使手术失去价值，患者所处的境况可能会比手术前更坏；②也不要盲目扩大手术范围而牺牲可保留的组织，尽可能维持近乎正常的生理功能；③手术前作过放射治疗或化学治疗而使肿瘤缩小，切除范围应根据在这些治疗前所显示的范围来定；④组织缺损整复的原则应是在尽可能恢复功能和外形情况下，尽量用简单方法解决而不要复杂化。

颈淋巴结转移灶的手术策略分为治疗性和选择性。前者是指对已有转移癌的颈部施行的手术；后者是指颈部未扪及肿大淋巴结，但根据原发癌大小、部位、分化度等认为有较高淋巴结转移倾向时而采取的手术。切除颈部淋巴结的术式称颈淋巴清扫术。口腔癌多采用以下三种颈淋巴清扫术式：①经典性颈淋巴清扫术（classical neck dissection，CND），是从锁骨到颅底全部切除一侧五区颈淋巴组织，包括切除胸锁乳突肌、颈内静脉、副神经（图 9－2A）。②改良性颈清扫术（modified neck dissection），清扫淋巴结区域同经典性颈清扫术，但保留以下组织：胸锁乳突肌、颈内静脉、脊副神经，或以上三者之一，或三者之二，主要保留脊副神经，也可保留颈横神经（图 9－2B）。③肩胛舌骨肌上颈淋巴清扫术（supraomohyoid neck dissection），切除一侧的Ⅰ、Ⅱ和Ⅲ区淋巴组织。口腔癌临床发现颈部转移，转移灶有粘连时应行传统颈淋巴清扫术；如转移灶无粘连且活动度较好则可行改良性颈淋巴清扫术。临床未及淋巴结转移，可行肩胛舌骨肌上颈淋巴清扫术。

2. 放射治疗　射线照射组织可引起一系列的细胞电离，使病理组织受到破坏，特别是分化较差的细胞，更容易受到放射线的影响。正常组织细胞虽也可受到一定的损害，但仍可恢复其生长和繁殖能力；而肿瘤细胞则被放射所破坏，不能复生。

（1）放射治疗量：要根除癌瘤并不需要以很高的剂量去直接杀死癌细胞，而只需以较之略低的剂量使癌细胞丧失再生能力即可最终杀死癌细胞。因此，放射治疗（以下简称放疗）设计的基本策略是投照的剂量既能使癌细胞丧失再生能力，又不至于使正常组织遭受不可逆的损害。

（2）影响放疗剂量因素：放疗敏感性是指在照射条件一致的情况下，机体器官、组织和细胞对辐射反应的强弱和快慢的差异。不同的组织和细胞或同一组织内的不同细胞的放射敏感性有明显差异，不同类型的细胞，甚至同一细胞的不同细胞周期有不同的敏感性。

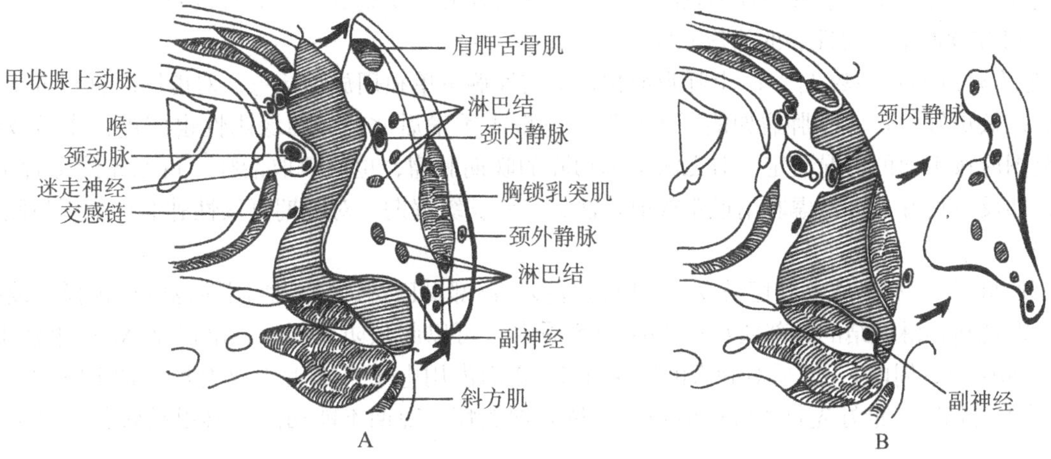

图 9－2　经典性颈淋巴清扫术（A）和改良性颈淋巴清扫术（B）的切除范围图示

临床上，对放射线敏感的肿瘤有恶性淋巴瘤、浆细胞肉瘤、未分化癌、淋巴上皮癌、尤文（Ewing）肉瘤等。对放射线中度敏感的肿瘤主要是鳞状细胞癌及基底细胞癌。对放射线不敏感的肿瘤有：骨肉瘤、纤维肉瘤、肌肉瘤（胚胎性横纹肌肉瘤除外）、腺癌、脂肪肉瘤、恶性黑色素瘤等。在不同的细胞周期中，G_2 期和 M 期敏感性高，G_1 期和 S 早期放射敏感性稍差，而 S 后期和 G_1 早期有较强的放射抵抗性。一般而言，肿瘤越大需要的放疗量也越大。如肺内微小的骨源性肉瘤可为中等量的放射线根除，而同样部位的大体积淋巴瘤即使是使用大剂量也可能很难控制。

细胞所处的环境因素也影响其辐射效应。氧分子是强有力的放射敏感性修饰剂，氧的存在使损伤修复减少，在乏氧条件下，细胞对辐射的抵抗性增加。体积大的肿瘤乏氧灶较多，需要高剂量的放射线。

临床上可通过某些手段来提高放疗的敏感性，常用的方法有：高压氧、化学增敏剂和加温增敏。

（3）近距放射疗法：近距放射疗法是指将放射源植于瘤内或离瘤体极近的部位，以使瘤体接受的剂量远远大于周围组织，从而达到治疗肿瘤的目的。后装技术（after loading）的发展与应用极大改进了以往的近距放射疗法。后装技术是先将中空无放射性的针或塑料管植入，然后在空管内置入无放射性的虚拟放射源，并做 X 线检查定位以计算剂量分布，最后放入真正的放射源。近十年来，放射性核素粒子治疗也逐渐应用于口腔颌面肿瘤治疗，丰富了恶性肿瘤近距离放射治疗的内容。

（4）三维适形放射治疗和调强适形放射治疗：为达到剂量分布的三维适形，必须满足下述的必要条件：①在照射方向上，照射野的形状必须与病变（靶区）的形状一致；②要使靶区内及表面的剂量处处相等，必须要求每一个照射野内诸点的输出剂量率能按要求的方式进行调整。满足第一个条件的三维适形治疗（3DCRT）称之为经典适形治疗；同时满足以上两个必要条件的三维适形治疗称之为调强适形放射治疗。

20 世纪末出现的调强适形放射治疗是放射技术、放射物理、医学影像和计算机技术紧密结合的产物，它具有从三维方向上使高剂量曲线的分布与肿瘤靶体积形状一致，并明显减少周围敏感器官的照射剂量和体积的能力；其临床应用使安全地提高肿瘤照射剂量成为可能，从而达到提高肿瘤的局部控制率，改善患者生存质量的目的。

（5）X（γ）射线立体定向治疗：利用外照射技术，辅以精确的定位和集束手段，进行多角度的、单次大剂量照射颅内不能手术的良性疾病，诸如脑动静脉畸形（AM）等。由于一次大剂量照射，照射野边缘放射剂量下降很陡，就像用刀切一样，达到与手术相同的效果，故称之为 γ 刀。X（γ）射线立体定向放射治疗也可用于治疗小体积的恶性肿瘤（如脑转移瘤、早期肝癌）。

近二十年来，计算机和诊断影像技术的发展，三维适形和调强放疗技术以及立体定向放疗技术应用于临床，大大提高了整体放射治疗水平。但其临床应用尚处于起步阶段，需要更多的临床实践以优化治疗方案。

（6）放疗前的局部准备：头颈部放射治疗前，应拔除口内病灶牙及肿瘤邻近的牙拆除金属套冠及牙桥。这样，既可减少感染及颌骨坏死的可能性，又可使肿瘤受到放射线的直接照射。

（7）口腔颌面部上皮性癌的放疗原则

1）原发灶肿瘤：多数 T_1、T_2 上呼吸消化道上皮性癌可单独用放疗治愈，对能同时进行近距放射疗法的肿瘤疗效更好。T_3、T_4 肿瘤如能手术切除，一般先手术后放疗。切缘阴性也应进行术后放疗。制定放疗范围应按术前的情况而定。对无法手术切除的晚期肿瘤，也应争取治疗。可以先给患者 40Gy 左右剂量，如反应良好，可考虑联用近距放射疗法，以延长缓解期。对晚期复发性肿瘤可采用与此相同的治疗方法。

2）颈淋巴结：如果原发肿瘤易发生淋巴道转移，颈部淋巴结即使检查阴性也应行选择性放疗。临床检查未发现转移淋巴结的颈部放疗量 50Gy（5 周内）可以起预防作用。颈淋巴结 N_1 可单独用放疗，全颈放疗 50Gy（5 周内），然后对肿大淋巴结在 1 ~ 2 周内用电子束或近距放射疗法加 10 ~ 20Gy。N_2、N_3 如果手术可切除，最好先行颈淋巴清扫术，然后加放疗。晚期不能切除的淋巴结转移灶可给予姑息性放疗。

（8）术前放疗和术后放疗：早期鳞癌可以通过单纯手术或单纯放疗达到根治目的。晚期癌的手术边缘常有肿瘤残留或局部区域多有亚临床转移灶，需进行辅助性放疗。术前放疗的目的在于减少肿瘤细胞的数量，同时希望根治肿瘤周围的亚临床灶，使肿瘤易于切除并减少手术中淋巴道转移的危险。与术前放疗相比，术后放疗不影响手术创口的愈合，而且也不干扰肿瘤病理诊断的可靠性，因为术前放疗可能会改变肿瘤的病理特点；另外，对一些有肿瘤预后意义的因素如淋巴结的包膜是否受侵、淋巴管内的瘤栓等也不至于遗失。但手术后的瘢痕中血管很少，影响局部血运，使乏氧细胞的比例升高，影响放疗的敏感性。

（9）放射损伤

1）皮肤反应：在照射过程中达到较高剂量时，皮肤会变红、变黑，然后脱屑，甚至发生脱毛、皮炎、溃疡等反应。在治疗过程中，皮肤应保持干燥，避免一切局部摩擦、日晒、热疗、敷贴橡皮膏及刺激性药物，灼痒忌搔抓，难忍时可用冷敷或乙醇涂拭，并用镇静剂。轻、中度反应无须治疗；发生皮炎时应保持干燥且严防感染；发生溃疡时可涂布 5% 硼酸或可的松四环素软膏。

2）口腔黏膜反应：因不同放射剂量，可出现充血、水肿、溃疡、白色假膜、出血等。黏膜炎可用 1.5% 过氧化氢含漱以保持口腔卫生，局部涂以 2% 甲紫，并用抗生素控制感染。如发生剧痛可加用表面麻醉剂含漱。

3）唾液腺损伤：唾液腺被放射线破坏，可发生口干。口干可采用针灸及中西药物催唾。

4）全身反应：全身反应可有食欲减退、恶心、呕吐、头昏、乏力，白细胞及血小板减少等。恶心、呕吐者可针刺足三里、曲池、内关及中脘；给予大剂量维生素 B_4（腺嘌呤）、维生素 B_6 和止吐剂；重症者应暂停放射治疗。当白细胞低于 $4.0 \times 10^9/L$、血小板低于 $100 \times 10^9/L$ 时，应考虑减少放射剂量；此外，耳针、维生素 B_6、维生素 B_4、利血生、鲨肝醇、肌苷酸等有防治作用；白细胞低于 $3.0 \times 10^9/L$ 时，应暂停治疗，并用抗生素，加强营养，辅以输鲜血。

3. 化学药物治疗　头颈癌的主要治疗手段仍是手术与放疗，但化疗能起到辅助作用。

20 世纪 40 年代，化学治疗开始进入肿瘤治疗领域；五六十年代开始用于头颈部恶性肿瘤，但多用于晚期癌症病例作为姑息性治疗措施；到 70 年代，化疗开始作为辅助性治疗手段应用于头颈部恶性肿瘤的手术或放疗之后，使局部治疗的疗效得以改善；80 年代，头颈癌化疗进展较快，已作为综合治疗的手段之一。

当前，头颈癌化疗的趋势是把手术或放疗前后的辅助化疗作为综合治疗重要手段之一。化疗给药的种类已由单一用药向联合用药方向转变；给药方式从原始的姑息性化疗向手术或放疗前诱导性化疗、放疗前增敏、手术或放疗后辅助化疗等方面转变；给药途径已采用静脉注射、口服、肌内注射、颞动脉或颈外动脉其他分支推注或持续灌注、半身阻断血液循环静脉灌注、肿瘤内给药、外敷及新近发展起来的以微球作为载体，将化疗药物溶入微球，栓塞肿瘤供血动脉的定向治疗等。

必须明确的是，目前的化疗药物对大多数头颈部恶性肿瘤呈中度敏感，其疗效尚不能令人满意。除晚期癌或经局部治疗后复发和转移者外，把局部治疗和化疗相结合是应用化疗的基本原则。

（1）口腔癌常用的有效化疗药物

1）单药化疗：原则上应用选择性比较强的药物，如鳞状细胞癌应用平阳霉素，腺癌类应用氟尿嘧啶治疗。较常用的药物有：甲氨蝶呤、氟尿嘧啶、博来霉素、平阳霉素、丝裂霉素－C（mitomycin－C）、羟基脲、顺铂、卡铂（carboplatin）、长春碱（vinblastine，VLB）、长春新碱、紫杉醇（paclitaxel）等。

2）联合化疗：对无明确敏感化学药物的患者也可选用不同细胞周期以及不同毒性的药物进行组合。在同类药物联合应用时，亦应选用在同一生物合成途径中阻断不同环节的各种药物，以便产生协同作用，提高疗效。联合用药的目的是增强疗效，但同时又要尽量减少各药毒性的叠加。在头颈癌常用的化疗药组合有：

A. 顺铂与5－FU：顺铂不引起黏膜炎，和5－FU合用不会明显改变两个药物的最大耐量，骨髓毒性会有所增加，但可用G－CSF对抗。复发或转移患者30%以上对这种联合用药有反应，60%～80%未经治疗的头颈癌患者对此有反应。和单独用甲氨蝶呤比较，反应率大3倍，但患者的中位生存期并未延长。

B. 顺铂、5－FU和甲酰四氢叶酸：甲酰四氢叶酸能改善5－FU治疗效果，两者有协同作用，同时可改善顺铂的药代动力学。这种联合用药毒性很大，约有2%～10%患者可能死于并发症。但该联合用药效果较好，80%～90%患者有反应，可以减少远处转移。

C. 顺铂、5－FU和紫杉醇：紫杉醇的单药反应率很高，和顺铂有协同作用。毒性有叠加，尤其是中性白细胞的减少。三者的联合治疗反应率为75%～100%，完全反应率为65%。

D. 顺铂与博来霉素：博来霉素无骨髓毒性，可以全剂量和顺铂合用。

E. 顺铂、5－FU和西妥昔单抗：西妥昔单抗是IgG_1的单克隆靶向抗体，针对表皮细胞生长因子受体（EGFR）并具有高度亲和性。其使用的依从性很好，不管是在联合化疗中还是在其后的单药维持中强度基本都在80%以上。

（2）口腔癌化疗原则

1）手术前或放疗前的诱导化疗：晚期口腔颌面部恶性肿瘤，先用化学药物治疗，使肿瘤缩小后再手术，以期增加治愈的机会，称之为诱导化疗。20世纪80年代初期，术前诱导化疗开始用于治疗头颈鳞癌。手术或放疗后的患者一般都比较虚弱，肿瘤的血运也因先前的治疗遭到破坏，使药物不易进入肿瘤，而先进行化疗能起到更大的作用，有利于以后的手术或放疗。

2）联合放疗：同时应用放疗和化疗，可以利用有些化疗药的增敏作用，提高放疗效果，同时全身性的化疗还可能杀灭微小转移灶内的肿瘤细胞。有些化疗药物可能对那些对放疗不敏感的细胞有效。过去20年来，大量的临床随机试验表明，同步化放疗优于传统的放疗及序贯化放疗，能提高局部控制，延长无病生存期和改善生存。当然，同期化放疗也有较高的并发症发生率，为了提高疗效，减少并发症，同期化放疗的药物筛选、剂量、方案等仍需进一步探索。

3）晚期癌、局部复发及转移癌的姑息性化疗：对于局部治疗后失败、复发及并发有其他部位转移的原发灶不明头颈鳞癌，全身化疗是主要的治疗手段，但化疗对这些患者的姑息作用是有限的。其目的是控制肿瘤复发或远处转移灶的进展，延长生存期，改善生存质量。单药应用是年龄大、一般情况差的患者的选择；而在年轻、一般情况好的患者应选择多药联合化疗。

（3）化疗的不良反应：由于现有抗癌药物对肿瘤细胞的选择性尚不强，在治疗肿瘤的同时对正常增生旺盛的组织，如骨髓、肠胃和口腔黏膜细胞也有毒性。

主要的不良反应有骨髓抑制。对造血系统有抑制作用的药物有氮芥、丝裂霉素、甲氨蝶呤、氟尿嘧啶、长春碱、秋水仙碱等。对造血系统无抑制作用或作用较轻的抗癌药有激素、阿糖胞苷、平阳霉素、放线菌素、长春新碱等。当白细胞降到$3.0 \times 10^9/L$、血小板降到$8.0 \times 10^9/L$时，应予停药。防止白细胞下降或提高白细胞可用利血生、维生素B_4、维生素B_6、鲨肝醇、泼尼松、粒细胞集落刺激因子等药物。提高血小板的药物有酚磺乙胺等。白细胞严重减少时，应给予抗生素或丙种球蛋白以预防感染。必要时应输入新鲜血，或行成分输血，有条件者，患者应在消毒隔离室内生活与治疗。

其他的不良反应有消化道反应，表现为食欲减退、恶心、呕吐、腹泻或腹痛，严重时可出现血性腹泻、口腔炎或肝损伤，如甲氨蝶呤、氟尿嘧啶等均可引起。巯嘌呤、喜树碱、环磷酰胺有时可引起血尿。长春碱和长春新碱都有神经毒性，可引起麻木、疼痛，甚至麻痹性肠梗阻。轻度的消化道反应可于停药后逐渐恢复，重度的消化道反应须及时治疗，严重者需进行营养支持，并注意维持水电解质的平衡。对发生口腔炎患者，可用抗生素、激素、麻油混合液或甲紫局部涂布，并注意口腔卫生。发生血尿或神经毒性作用时，一般应停药，并给予对症治疗。

4. 其他治疗方法

（1）激光：激光辐射对软组织的作用完全是一种热效应。热损伤的程度决定于靶组织对电磁能的选择性吸收。其结果是使组织发生光致凝结和小血管发生栓塞止血。如果吸收的能量高，则组织破坏发生碳化甚至汽化。

激光光源主要有 CO_2 激光、Nd：YAG 激光、氩离子激光等。CO_2 激光的优点是能被所有的生活组织所吸收，因此是一种理想的毁坏组织或有计划地切除组织的光源。术后瘢痕轻微，疼痛反应轻。缺点是必须在明视下进行并保持术野干燥，组织周围有大于0.5mm 直径的血管则不能被 CO_2 激光束所凝结。主要用于喉科及支气管的癌肿所致的梗阻性病变。Nd：YAG 激光和 CO_2 激光相比，组织吸收其能量有限，传送入深部组织的距离只有1～1.5cm；热损伤的效应（坏死）需数天才显现出来。主要用于气管和食管因癌组织梗阻后的姑息性治疗，在头颈部癌中的治疗价值有限。氩离子激光的组织能量吸收量更低，更难产生组织的毁坏作用。

激光医疗是一门较新的学科，有很多问题值得研究。光辐射治疗对一些小而局限、表浅性的病变还是有一定治疗价值的。配合应用血卟啉衍生物静脉注射后再用激光照射的光动力治疗，对唇癌及其他部位的浅表癌可取得良好效果。

（2）冷冻：大部分生活组织当温度降到 -2.2℃即发生冻结，细胞死亡必须降温到 -20℃以下。现今用的液氮，其沸点为 -196℃，经过传输到达组织的温度可以低达 -50℃左右。这和使用探头的表面面积、冷冻的速度、周围血管情况等有关。要使瘤组织获得破坏必须是迅速而充分的冷冻，随之一个缓慢的融化过程。这种冻 - 融的循环过程至少需重复2～3次。

冷冻外科在1970年代前后曾时兴了一段时间，用于恶性肿瘤的治疗。经验表明冷冻外科仅适用于局限性、小而表浅的病变，其姑息性的治疗价值也是有限的。其缺点是冷冻后组织坏死可产生浓烈的臭味，由于坏死组织从生活组织分离时出血倾向增加，甚至较大的血管暴露在坏死或溃疡区域内，时时担心发生大出血。冷冻外科可以缓解疼痛，但不能延长患者生命。很多研究报告指出对原发于口腔的癌瘤不能用冷冻外科作为常规治疗。其用于癌前病变的治疗时，还有增加癌变机会的可能。

（3）癌的加热治疗：癌细胞对热的抵抗力微弱，当温度升至42.5℃以上时可对细胞产生显著的杀伤作用。加热方法可分为全身或局部加热法两种。全身加热如超过42℃，对肝、脑、消化道脏器影响很大。该法主要适用于有全身转移的病例，或与化学治疗和放射治疗并用。临床常用局部加热法，其方法有：①微波加热法：其加热深度为皮肤表面以下2～4cm处；②超声加热法：可进行深部加热，但超声波在软组织与空气以及软组织与骨的界面上均能发生反射作用，应用也有一定限制；③射频加热法：可对表皮以下5cm深部组织加热。

尽管热疗有上千年的历史，如我国的“烙术”实际上就属此疗法，但只是在近些年来才引起人们的重视和应用。除技术设备问题外，组织的热耐受是突出的生物效应问题之一。重复加热不如首次加热效果好。目前这一疗法处于试验研究阶段。

（4）中医中药：祖国医学对癌症早有认识，如《医宗金鉴》称之为舌菌者，其描述为：“其症最恶，初如豆，次如菌……疼痛红烂无皮，朝轻暮重。若失于调治，以致掀肿，突如泛莲，或有状如鸡冠，舌本短缩，不能伸缩，妨碍饮食言语，时津臭涎……久久延及项颌，肿如结核，坚硬脊痛，肢色如常……自古治法虽多，然此症百无一生，纵施药饵，不过苟延岁月而已。”所述完全符合舌癌的临床表现以及在当时治疗条件的预后。

祖国医学在治疗肿瘤方面积累了很多经验。在辨证论治的治则下，现今主要采取活血化瘀法和扶正培本法。经过筛选，动物实验表明抗肿瘤有效的药物有数十种，包括莪术、斑蝥、秋水仙碱、长春花、三尖杉、鸦胆子、草河车、蚤休、天花粉、瓜蒌、龙胆草、夏枯草、白花蛇舌草等等。

中医治疗恶性肿瘤的疗法和药物还有待于发掘、整理、提高。在现今情况下中医尚不能作为治疗肿瘤的主攻手段，但在和其他治疗如放射和化学治疗相互配合应用中取得的效果还是相当显著的。

六、口腔癌治疗后的随诊

口腔癌治疗结束后的前3个月，随诊检查非常重要。此时若肿瘤再现，与其说是复发，不如说是治疗不彻底。治疗后的前6个月必须每月复查，除原发灶部位外，颈部的仔细触诊检查也很重要，应特别注意颈上深二腹肌群淋巴结，以便发现隐匿性淋巴结转移。一般说6个月以后复发的机会减少，可以2个月左右复查一次，但治疗后的前两年内仍是复发和转移的高峰时期，不可放松警惕性。

（孙海鹏）

第二节　口咽癌

一、概述

临床口咽的解剖区域划分是：上界为硬腭水平，下界为舌骨水平，前界为舌根，后界为咽前壁，两侧为侧咽壁（图9－3）。舌根表面黏膜凹凸不平，是因为黏膜下散在分布有淋巴滤泡组织，实际舌根黏膜和口腔舌一样是光滑的。舌根的肌组织和口腔舌相连续。

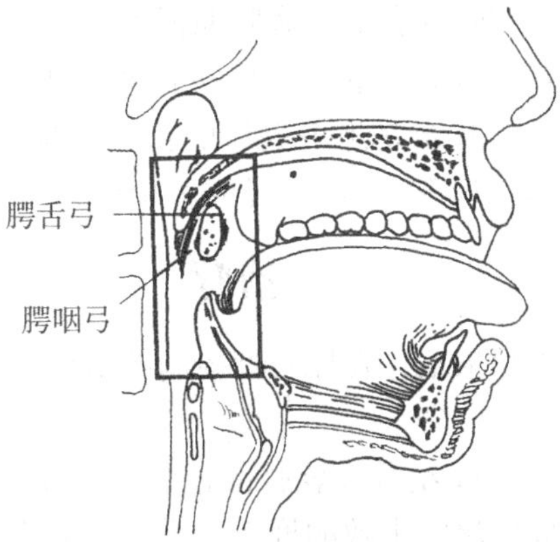

图9－3　口咽区域的解剖划分

扁桃体区域呈三角形，前界为扁桃体前柱（腭舌肌），后界为扁桃体后柱（腭咽肌），下界是舌扁桃体沟和咽会厌皱襞。腭扁桃体位于此三角中。扁桃体外侧是咽缩肌，紧邻咽旁间隙。舌扁桃体沟划分开舌根和扁桃体区域。

软腭是一活动的肌性器官，两侧和扁桃体柱相接。软腭的口腔面是复层鳞状上皮，鼻腔面是呼吸道上皮。

口咽部的恶性肿瘤仍以鳞状细胞癌最常见。扁桃体区域及舌根常发生淋巴上皮癌，也常见恶性淋巴瘤，除此尚有小唾液腺恶性肿瘤发生。

二、诊断

部位不同，症状不一。此处我们只讨论和口腔有密切关系而在诊断上易于混淆者。

1. 舌根部癌　舌根部鳞状细胞癌最早的症状常常是轻微的咽喉痛。此时不仅易被患者忽略，就是医师用常规的压舌板及触诊检查也难以发现，除非采用间接喉镜观察。稍大病变患者会感到吞咽痛，或感到耳内深部位疼痛。肿瘤进一步浸润发展，舌运动受限甚至固定，呼出气体有难闻的臭味。

促使患者就医常常是因为发现颈部淋巴结主要是颈上深二腹肌群淋巴结肿大。患者有时会主诉是在一夜之间肿起来而导致医师误诊为炎症。患者的这种感受可能是正确的。因为转移性淋巴结在增长过程中毫无症状，由于肿块中心坏死或内部出血而迅速增大并有压痛。因此，对于中老年患者有这些征象，口咽和鼻咽的详细检查非常必要。

舌根癌较早期即向深面肌肉浸润而无任何症状。发生于舌根侧面的癌可以浸润至舌扁桃体沟，由于此区无肌组织阻挡，肿瘤较易在颈部呈现肿块（下颌舌骨肌对于口腔舌部癌的扩展有一定阻挡作用，而舌扁桃体沟外侧无其他较大的肌组织起阻挡作用），临床可以从下颌角下方触及而易与肿大的淋巴结相混淆。肿瘤进一步扩展可累及会厌、喉及口腔舌，咽旁间隙受累则是晚期征象。

2. 扁桃体区域癌　发生于扁桃体前柱者均为鳞状细胞癌。有人将此部位发生的癌归之于磨牙后三角区，但其临床表现、扩展、治疗和预后是不同的。早期病变呈红色、白色或红白相间表现，常表浅而深部浸润极少。此期患者常无症状，如有也仅有轻微咽喉痛或吞咽不适。病变进一步发展则中心产生溃疡，向深部浸润腭舌肌，此期可能出现耳内反射性疼痛。病变向内上扩展入软腭及硬腭后部、上牙龈；前外侧扩展至磨牙后三角区、颊黏膜和下牙龈；前下扩展入舌。扩展累及的范围不同则可发生不同的症状和功能障碍。后方扩展累及颞肌及翼肌群，可发生不同程度的开口困难。严重开口困难属晚期征象，表明病变已累及鼻咽和颅底。扁桃体后柱癌不常见，即使发生，也难于确定系原发于此部位者。

扁桃体凹的肿瘤可以发生自黏膜或扁桃体本身。临床症状类似发生于扁桃体前柱者。病变较早累及口咽侧壁并侵入舌腭沟和舌根。癌瘤进一步发展可以穿透咽壁及咽旁间隙，向上扩展达颅底，但很少有脑神经受累症状。扁桃体恶性淋巴瘤一般呈现为大的黏膜下肿块，但当其发生溃疡时，其表现也颇似癌。

3. 软腭癌　几乎所有的鳞状细胞癌均发生自软腭的口腔面。早期软腭癌的临床表现和扁桃体前柱发生者相似。较大的病变由于软腭或腭垂的破坏除吞咽困难外，可能出现食物反流现象。患者就诊时病变大都尚局限于软腭部，张口困难、腭骨穿孔等常属晚期征象。

口咽癌无论发生于哪个部位，首站转移的淋巴结是颈上深二腹肌群淋巴结，然后沿颈静脉淋巴结链扩展。口咽癌的颈淋巴结转移率较高，甚至是患者就诊的首发症状。约50%的病例在初诊时即发现有颈淋巴结转移。病变愈大转移率愈高，T_3 和 T_4 病变者可达65%以上。

三、治疗

口咽部癌总的治疗原则是放射治疗根治，在原发灶控制的情况下，颈部淋巴结转移灶作根治性颈清除术。

原发癌的外科手术仅限于病变在2cm左右（软腭部直径不超过0.5cm）。舌根部肿瘤可从舌骨上进入或行侧咽切开术。较大的病变或放射治疗失败的挽救性手术，无论在舌根或扁桃体区域，常需离断下颌骨，甚至切除下颌支。气管切开及皮瓣修复设计是必需的。晚期病变仅能做姑息性治疗。

四、预后

口咽癌的预后较差。舌根部癌无论放射治疗或手术治疗，五年治愈率在30%左右。

（孙海鹏）

第三节　上颌窦癌

一、概述

上颌窦是上颌骨的空腔，呈锥体形，上部宽大，下端狭窄。分上、内、前外侧和后侧壁。四个壁中以内侧壁最薄，有1~2个裂孔和鼻腔相通。内壁和前外壁下方以锐角相连，构成上颌窦腔底，和牙槽突及腭骨水平部毗邻。磨牙和前磨牙根尖仅借一薄层骨（有时无骨质）与窦相隔（图9-4）。上壁分开眼眶和窦腔。后侧壁紧邻颞下窝，构成翼腭窝的前壁。上颌窦黏膜为纤毛柱状上皮。

以鳞状细胞癌占首位。此外尚有小唾液腺恶性肿瘤、恶性淋巴瘤、骨肉瘤等，但均较少见。

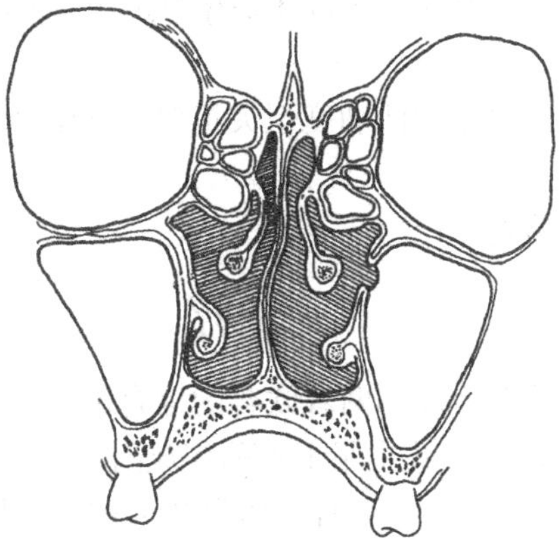

图9-4　通过磨牙区横断观察上颌窦和周围解剖关系

二、诊断

初期肿瘤在窦内生长，临床无任何症状。及至症状出现，常系肿瘤已破坏窦壁累及周围组织。但这些症状并非特异性，在无明显肿块突起而又缺乏警觉性，延误诊断者为数不少。窦壁各部位均可发生肿瘤，由于其生长扩展累及的器官不同而有不同征象。现将常见的征象列举如下。这些征象如不能以常见疾病解释时就应警惕肿瘤的存在，并做必要的详细检查以确诊。

1. 牙痛、牙龈麻木和牙松动　造成牙痛及牙松动最常见的原因是龋病和牙周病。当患者有这方面的症状而非龋病和牙周病及其他牙体病所致时，应当进一步查找原因，不要轻易地诊断为非典型性三叉神经痛，更不要任意拔牙。肿瘤所致的疼痛特点是持续性的，夜间更重，和任何刺激因素无关。除牙疼外常伴头痛、面颌部痛，甚至眼痛等。如果疼痛同时伴发牙龈蚁走感、发麻、发胀，就应高度怀疑上颌窦内肿瘤的存在。这些症状的出现大多系原发癌发生于上颌窦的下壁，压迫或破坏上牙槽神经所致。肿瘤进一步破坏牙槽突致牙齿松动、龈颊沟可以出现肿胀。文献报告上颌窦癌患者50%～70%有牙痛史。

2. 眶下区感觉异常或麻木　上颌窦癌患者可以眶下区蚁走感或麻木为首发症状而不伴发其他征象。肿瘤的原发部位可能在前外侧壁、上壁接近眶下神经的部位；也可能原发部位在上颌窦后壁，肿瘤破坏翼腭管累及其内的上颌神经及腭降神经，此时可能有上腭异常感。有的病例伴有上颌牙痛及头痛。

3. 鼻腔症状　鼻的异常分泌和鼻塞是常见的主诉症状。鼻的渗出液常为血性或少量间断地出现；有时为浓血性伴有恶臭。如肿瘤原发于上颌窦内侧壁，鼻塞或异常分泌为早期征象。但不少病例系窦腔内肿瘤继发感染，并发上颌窦炎所致。如无其他肿瘤征象，也很容易误诊为鼻窦炎症而延误治疗。

4. 眼的症状　发生于上颌窦内上部的肿瘤累及鼻泪管，溢泪可能是早期征象之一。病变累及筛窦也可出现鼻腔方面的症状。眼球移位（向上外侧居多）、突出（窦腔上后壁骨破坏）可以单独出现，但大多系肿瘤广泛破坏所致。

5. 开口障碍以至牙关紧闭　原发于上颌窦后壁癌破坏翼突累及翼内、外肌时，可以出现开口困难、开口时偏向患侧。肿瘤继续发展、开口困难呈渐进性以至牙关紧闭。此时患者常伴发耳鸣、耳内闷胀感，表示肿瘤已侵入颞下窝，累及耳咽管，预示肿瘤已侵及颅底。

6. 面部肿胀或窦道　上颌窦前外及上外壁发生肿瘤很易破坏此区骨壁而在面颊部、颧颊部出现肿胀。肿瘤坏死可自发破溃或误诊切开而留有窦道。常见误诊为上颌骨骨髓炎。上颌骨骨髓炎是极其少见的，中年以上男性患者如在面颊有不愈窦道，首先应想到癌瘤，应从窦道深部刮取组织送病理检查。此种情况大多见于分化较好、发展缓慢的鳞癌。

上颌窦癌颈淋巴结转移率较少。但如肿瘤突破骨壁累及牙龈或龈颊沟黏膜时转移率则增加。下颌下及颈上深二腹肌群淋巴结是常见的转移部位，偶见转移至耳前区腮腺内淋巴结。

临床表现中如同时有 2～3 组症状和征象，诊断为上颌窦癌是不困难的。从治疗方面考虑，确切了解肿瘤累及的范围极其重要。CT 及 MRI 是最佳的影像检查方法。如无条件做这些检查，X 线平片投照颅底片、正位及侧位体层片是必需的，要注意上颌窦后壁和翼突破坏受累情况。鼻颏位片由于重叠影像较多，定位诊断价值不大。

常规的耳鼻喉科检查是必需的。眼球的活动度至关重要，如眼球活动外展受限，表明肿瘤可能累及眶上裂，非手术适应证。

确定病变性质仍需做活体组织检查。

三、治疗

上颌窦癌的治疗主要是手术、放射治疗和两者联合的综合治疗。单纯手术或放射治疗 5 年治愈率均在 30% 左右，两者联合可提高一倍以上，并主张手术前作放射治疗。

术前做 ^{60}钴放射治疗，照射剂量为 45Gy 左右，休息 2～3 周后手术。如肿瘤仅限于上颌骨下部结构，可保留眶板。后壁或后下壁骨质破坏而翼突无骨质破坏者，可作包括翼突在内的全上颌骨切除术。术式可采用截除喙突、结扎上颌动脉，在翼突根部将其凿开，连同上颌骨一并切除。此术式出血少，术后功能障碍少。对眼球尽量保存，筛窦破坏、眼球移位或运动稍受限并非牺牲眼球的依据，但眶板，特别是上颌窦后近眶尖部分或眶底骨膜受肿瘤破坏，可能需要牺牲眼球以获取正常周界。龈颊沟受累侵及颊部软组织者，宜从骨膜外翻开皮瓣，切除的软组织要足够，所遗创面以皮片修复。

上颌骨切除后的骨缺损，可在手术后 3～4 周以赝复体修复，并在其上做义齿恢复𬌗关系。

颈淋巴结有转移者应作根治性颈清除术。对于 N_0 病例可以考虑作选择性放射治疗。

四、预后

上颌窦癌治疗失败主要是原发癌未被控制。因此，原发癌治疗是否完全彻底是提高治愈率的首要关键。^{60}钴手术前照射加根治性的外科手术，5 年治愈率可达 60% 左右。

（孙海鹏）

第四节　颌骨恶性肿瘤

一、颌骨肉瘤

颌骨肉瘤是原发于颌骨最常见的恶性肿瘤，包括骨肉瘤、软骨肉瘤和纤维肉瘤。据国内王明华等报告，这三种肿瘤分别占全身骨肉瘤的 5%、13% 和 36%。和国外一些报告相比，颌骨骨肉瘤及软骨肉瘤占全身骨肉瘤的比例相似，而纤维肉瘤则高出 1 倍有余。

（一）病理

骨肉瘤的组织病理表现复杂多样，根据瘤细胞组成的不同比例，将骨肉瘤分成骨细胞型、成软骨细胞型、成纤维细胞型以及毛细血管扩张型。瘤样骨形成是诊断骨肉瘤的基本标准。但在应用这一标准诊断颌骨肉瘤时要注意区分成软骨型骨肉瘤和软骨肉瘤，两者预后不同，而前者在颌骨较常见。

成骨细胞型骨肉瘤瘤细胞呈梭形或多边形，并有不同程度的核异形性及丝状分裂，细胞形成新骨并有钙化。成软骨型骨肉瘤在纤维软骨基质中有大而圆或梭形的瘤细胞，软骨性及骨性区域常常交织在一起，称之为软骨骨样。成纤维细胞型的组织特点是成丛或成束的梭形细胞散布在不同密度的胶原纤维中，有些区域可以形成骨样组织。毛细血管扩张型骨肉瘤的特点是有大的、充有血液的窦样间隙存在于丰富的瘤细胞组织中，其中有散在斑点状的骨样区。

软骨肉瘤瘤组织多呈小叶状，中央为软骨，周边软骨成分减少而细胞较丰富。诊断软骨肉瘤的标准有三：很多细胞包含有丰满的核；常见双核细胞以及巨大的软骨细胞包含有大的单个或多个细胞核或成堆的染色质。

骨纤维肉瘤的组织病理表现类似于软组织，瘤细胞既不形成骨，也不形成软骨，但可形成不同量的胶原纤维。瘤细胞从卵圆到纺锤形都有，高度分化者细胞富含胶原，少量的分裂象及轻度细胞多形性，预后较好。

（二）临床表现

颌骨肉瘤最常见于30岁左右的青壮年，男性多于女性，约为2∶1。主要的临床表现为局部肿块、口唇麻木、疼痛和牙齿松动。下颌骨肉瘤发生下唇麻木是早期征象，或者伴有剧烈而难以忍受的疼痛。这是因为肿瘤发生白骨髓腔内，压迫或破坏下牙槽神经所致。一旦肿瘤穿破骨皮质，疼痛可能减轻一些，而肿块性病变则出现。发生自牙槽突或骨旁区域则疼痛或麻木症状不显著，较早出现生长迅速的肿块及牙齿松动。上颌骨发生的肉瘤其疼痛程度不如下颌，除非肿瘤累及颞下窝及颅底。肿瘤可致鼻塞，突入口腔甚至充满整个口腔，呈结节状，紫红或暗紫色，伴有恶臭，也可突入眼眶致眼球移位。颌骨肉瘤无论发生于上颌或下颌，当肿块达较大体积时均可见皮肤受压变薄，皮表温度升高并可见怒张血管。这种情况以骨肉瘤表现最为明显。

颌骨肉瘤常通过血行转移，肺是最常见的部位。

（三）影像学检查

普通X线平片检查颌骨肉瘤均呈溶骨破坏性表现，缺乏特异性表现来诊断骨肉瘤、软骨肉瘤及纤维肉瘤。骨肉瘤的X线表现决定于组织类型。纤维型骨肉瘤由于瘤样骨少而在X线片呈现为边界不清楚的透影区，内部呈模糊网格状，颇似囊肿。成骨显著的骨肉瘤可在瘤体内见到硬化性骨，骨膜形成的瘤骨或反应性新生可呈日光放射状，但这并非骨肉瘤的特异征象。软骨肉瘤一般生长缓慢，但也看不到如在其他骨骼所见到的病变周围的硬化性反应。

从治疗观点看，影像学检查最重要的目的是提供肿瘤所累及的范围，除普通X线片外，CT或MRI是最佳的检查方法。定性诊断主要依靠活体组织检查。

（四）治疗

颌骨肉瘤的最佳治疗手段是外科手术切除。按照骨恶性肿瘤手术切端应离瘤体2～3cm的原则，下颌骨体及前部肿瘤能在正常组织内切除。下颌支部肿瘤常累及颞下窝，肿瘤虽不侵入颞下颌关节窝但髁突常被破坏，因此手术常缺乏正常周界而不彻底。上颌骨尤其如此，除非肿瘤原发于上颌前部。

颌骨肉瘤对放射治疗不敏感。尽管文献报告采用大剂量MTX或CTX对骨肉瘤有一定疗效，但仍属姑息性的。颌骨肉瘤化学药物治疗的经验很少。

（五）预后

颌骨肉瘤的预后取决于原发瘤的部位、组织病理类型以及手术的彻底性。下颌者较上颌预后好。3种类型的肉瘤中以骨肉瘤的复发率和转移率最高，5年生存率最低；其次为纤维肉瘤；软骨肉瘤的预后最好，5年生存率可达70%以上。

二、恶性纤维组织细胞瘤

恶性纤维组织细胞瘤自1964年由O'brien及Stout作为组织细胞来源的恶性肿瘤提出后，诊断本病的例数不断增加。它可以发生于身体的任何部位，如躯干、四肢、腹膜后，头颈部较少见。

颌骨恶性纤维组织细胞瘤的临床表现和颌骨肉瘤表现相似，诊断主要取决于组织病理。光镜所见特点为肿瘤呈浸润性生长，无包膜，侵入骨质及肌组织内。瘤组织由梭形成纤维细胞、圆形组织细胞以及一些胶原纤维组成，并有显著的炎性细胞浸润。常见组织细胞产生的各种变形细胞为多核巨细胞、泡沫细胞、上皮样细胞等以及组织细胞的吞噬现象。瘤细胞异形性显著，有丝分裂象较多。

颌骨恶性纤维组织细胞瘤的治疗主要是外科手术切除。但由于其浸润性生长及解剖条件的限制，完整彻底切除是困难的。如本院近年观察11例发生于颌骨者，仅4例位于下颌骨者手术较彻底，余6例均未能彻底手术。放射治疗对本病的效果意见不一，有人认为根据现代放射治疗效应的理论：肿瘤的放射敏感性和肿瘤体积大小有关而与组织类型无关，主张在肿瘤切除后辅助放射治疗。至于化学药物治疗，由于经治的例数少，难以评定其效果，只能认为是尚处于研究应用阶段。

恶性纤维组织细胞瘤也可发生于软组织，而发生于软组织者预后较好。恶性纤维组织细胞瘤既可发生血行转移，也可发生淋巴结转移。肿瘤体积愈大，转移率愈高。手术后复发率是很高的，可达80%～90%，并且常常是患者死亡的主要原因。

三、颌骨中心性癌

颌骨中心性癌是极其罕见的，颌骨癌多是其覆盖黏膜癌的进一步扩展。诊断颌骨中心癌必须十分慎重，除了排除黏膜癌的扩展，尚应除外转移癌的可能性。

文献有不少报道颌骨中心鳞癌发生于牙源性囊肿的上皮，但得到承认的病例却极少。必须看到上皮癌变与囊壁相接及其移行部分的存在。正如著名病理学家 Bemier 所说：我做了 40 多年的病理诊断工作，未见到过 1 例鳞状细胞癌发生自牙源性囊肿的上皮。我不是说这种情况不会发生，但文献报告的病例不能使我完全信服。

（孙海鹏）

第五节　恶性黑色素瘤

一、概述

恶性黑色素瘤（恶黑）是一种来源于成黑色素细胞的高恶性肿瘤，约占所有恶性肿瘤的 1.5%，头颈部恶黑占所有恶黑的 20%。好发于白色人种，我国恶性黑色素瘤的发病率不高，但由于医生、患者对其严重性认识不足，一般在就诊时往往已为时太晚，治疗效果极不满意。其发展迅速，易转移、对放疗、化疗不敏感，预后极差，有局部或远端淋巴结转移的患者，平均生存期为 6～24 个月。近年发病率有缓慢增加趋势，平均较几十年前增加 3%～7%。本病好发于 30～60 岁。幼年性恶性黑色素瘤罕见，年龄小者一般其恶性程度较低，手术切除后预后较好。在发病性别上几乎无差别，唯病灶部位与性别有关，发生在躯干者以男性居多，发生在肢体者女多于男，尤以面部雀斑型黑色素瘤多见于老年妇女。在我国发生于口腔黏膜者多于面部皮肤。恶性黑色素瘤的确切病因尚不清楚，日光灼伤、肤色暗深可为易患因素，多数学者认为恶性黑色素瘤约近一半发生在已有的黑痣基础上。

二、诊断

（一）体格检查

1. 局部检查　颌面部皮肤、黏膜色、形、质的视、触诊；大多数恶性黑色素瘤有棕、黑、红、白或蓝多样性改变，混杂不匀；边缘常参差不齐呈锯齿状改变，表面粗糙而伴有鳞形或片状脱屑，时有渗液或渗血，病灶可高出皮面；病灶周围皮肤、黏膜可出现水肿或丧失原有光泽或变白色、灰色。

肿物常呈浸润性生长，侵犯口底、牙龈及颌骨等邻近组织区域，导致牙列松动、张口受限等。记录病变的大小，计算肿物体积。

颈部检查：恶黑极易淋巴转移，约 70% 发生早期转移。检查颌下、颏下、颈浅、颈深上、中、下群有无肿大，质地、移动性如何。

2. 全身检查　检查记录患者的体位、精神状况、营养程度，以及体温、心率、血压等。晚期患者可出现贫血、消瘦等症状，40% 恶黑可经血远处转移至肺、肝、骨、脑等器官，应重点检查可能发生转移的器官、部位。

（二）辅助检查

1. 实验室检查　血常规一般无异常，晚期患者常有红细胞减少、血沉加快等改变。

2. 影像学检查　如下所述。

(1) 常规 X 线检查：曲面断层片了解颌骨骨质破坏情况，胸片检查了解肺部有无转移灶。

(2) B 超：评估转移淋巴结的大小、形态、数目及与颈部重要血管关系。

(3) CT：主要显示肿物浸润范围，判断骨质受侵情况，增强扫描协助判断颈部转移淋巴结的内部结构、数目及是否侵犯颈动、静脉。

(4) MRI：可显示软组织病变的全貌并能立体定位，增强扫描可进一步明确肿瘤范围，了解淋巴结转移。

(5) PET：可特异性鉴别肿瘤或炎症性淋巴结，检出颈部转移淋巴结的敏感度和特异性较 CT 和 MRI 为优，PET - CT 兼能提供病变精确定位。

3. 特殊检查　如下所述。

(1) 病理活检：对疑为恶性黑色素瘤者，应将病灶连同周围 0.5 ~ 1cm 的正常皮肤、黏膜及皮下、黏膜下组织整块切除后做病理检查，如证实为恶性黑色素瘤，则根据其浸润深度，再决定是否需行补充广泛切除。因其恶性程度较高，禁做切取活检术，除非病灶已有溃疡形成者，或因病灶过大，一次切除要引起毁容或致残而必须先经病理证实者，但切取活检必须与根治性手术衔接得越近越好。世界卫生组织恶性黑色素瘤诊疗评价协作中心在一组前瞻性分析中认为切除活检非但对预后没有不良影响，而且通过活检可了解病灶的浸润深度及范围，有利于制订更合理、更恰当的手术方案。

(2) 淋巴结闪烁造影术（LSG）：LSG 临床上的应用使转移灶的检出率显著提高。在术前做 LSG、术中伽马探测引导和 Insosufan 蓝染料注射定位的基础上，实行前哨淋巴结活检术（SLNB）。SLNB 可判断辅助治疗的效果及预后。

（三）鉴别诊断

1. 色素性基底细胞癌　该病病程长，发展缓慢。早期呈斑痣样肿物，后呈侵蚀性溃疡，鼠咬状边缘。极少转移。

2. 无色素型黑色素瘤　病损无明显色素沉着，病理常规切片不能发现黑色素，经氨化硝酸盐染色可见黑色素。亦发展迅速、极易转移。

三、治疗

（一）治疗原则

恶性黑色素瘤发展迅速，易转移、对放疗、化疗不敏感，预后极差，有局部或远端淋巴结转移的患者，平均生存期为 6 ~ 24 个月。而早期发现的患者 90% 单独手术就可治愈，因此早期明确诊断，及时治疗是决定恶黑患者预后的最重要环节。

（二）术前准备

常规术前准备，排除手术禁忌证，并改善患者体质。术前维护口腔卫生。

（三）治疗方案

1. 原发病灶切除范围　老观点主张切除病变时一定包括 5cm 的正常皮肤、黏膜已被摒弃。大多数肿瘤外科学家对薄病变，厚度为 ≤1mm，仅切除瘤缘外正常皮肤 1cm，对病灶厚度超过 1mm 者应距肿瘤边缘 3 ~ 5cm 处做广泛切除术。上颌恶黑应行上颌骨次全切除或上颌骨全切除。

2. 冷冻治疗　冷冻具有增强局部和机体免疫功能，对于侵及牙槽的牙龈、口底、舌腹部、腭部较深病灶，原则上冷冻基础上行颌骨方块切除、部分切除术或区域内的骨质根治性切除。

3. 选择性颈淋巴清扫（ELND）　对肿瘤区域淋巴结是否做选择性颈淋巴清扫（ELND）有较多争议。不过，近年随着淋巴结闪烁造影术（LSG）在临床上的应用使转移灶的检出率显著提高。在术前做 LSG、术中伽马探测引导和 Insosulfan 蓝染料注射定位的基础上，实行前哨淋巴结活检术（SLNB）在欧美国家已成为手术治疗恶黑的标准。SLNB 正确率可达 90% 以上，且 SLNB 可判断辅助治疗的效果及预后。在 SLNB 的引导下都可完全切除，能明显提高患者的生存期。

4. 免疫治疗　恶性黑色素瘤是所有肿瘤中免疫原性最强的肿瘤，免疫治疗可望获得突破。疫苗有：全肿瘤细胞型疫苗（自体肿瘤细胞疫苗，同种异体肿瘤细胞疫苗）；细胞活性素类疫苗（IL－α、IFN－α、β、γ，GM－CSF、TNF）；分子肽类疫苗（MAGE－1、MAGE－3、MART－1，gP100、gP75）；树枝状细胞（DC）和抗原提呈细胞（APC）类疫苗；DNA、RNA 疫苗。

目前临床上常用的有 BCG、IFN－α，IL－α，其中卡介苗皮肤划痕是目前最为常用的免疫治疗，卡介苗能使黑色素瘤患者体内的淋巴细胞集中于肿瘤结节，刺激患者产生强力的免疫反应，以达治疗肿瘤的作用。BCG 可用皮肤划痕法、瘤内注射和口服。IFN－α 大剂量能显著地延长患者的生存期，但对总体生存率无明显影响。加之 IFN－α 的不良反应及费用高等因素，限制了临床应用。目前，FDA 还没通过真对治疗恶黑的任何肿瘤疫苗，Ⅳ期临床试验还在进行中。

5. 基因治疗　如下所述。

（1）针对恶性黑色瘤细胞的基因治疗：①自杀性基因如 HSVtk。②肿瘤抑制基因如 P53、P16INK4a。③抑制肿瘤信号传导途径如反义核酸封闭 ras、c－mys、STARTs 基因。④相关因子如 MHC－Ⅰ基因、GM－CSF、IL－2、IFN、BT7.1。⑤基因介导的免疫。

（2）针对宿主的基因治疗：①T 细胞如 IL－2R；②树枝状细胞（DC）如 MART－1。目前粒细胞－巨噬细胞集落刺激因子（GM－CSF）研究较多，GM－CSF、在免疫器官聚集，促进抗原提呈细胞（APC）的活性，在 $CD8^+$、$CD4^+$T 细胞的参与下，加工抗原给 T 细胞。以反转录病毒为载体把 GM－CSF 转染给肿瘤细胞，GM－CSF 能明显提高患者机体免疫。基因治疗的方法虽多，但大多数载体缺乏高效性和特异性，目前临床上多为直接导入治疗。

6. 化放疗　恶性黑色瘤对放疗不敏感，仅对转移灶进行放疗。单一化疗首选达氮烯唑胺（DTIC）。DTIC 是 FDA 通过的治疗恶黑唯一化疗药物，单一化疗有效率仅 10%～20%，平均生存率没有明显提高，5 年生存率不到 2%。

四、预后

口腔颌面恶黑预后与是否有淋巴结转移、原发灶的厚度（breslow 标准：Breslow 于 1970 年提出的目镜测微器直接测量肿瘤的厚度来估计预后，他们将肿瘤厚度分为≤0.75mm、0.75～1.5mm 和＞1.5mm 3 档）、临床分期、是否有溃疡、原发灶的部位密切相关。45 岁以下的恶性黑色素瘤患者的预后较年老患者好。在性别上女性患者的预后明显优于男性。有远端转移时，单一方案治疗，平均 5 年生存率不到 5%，因此，对于黏膜黑斑、皮肤黑痣尽早采取切除措施，早确诊、早治疗是提高口腔颌面恶黑患者生存期的关键。

（孙海鹏）

第六节　恶性肉芽肿

一、概述

恶性肉芽肿是一种迅速发展而致命的坏死性、肉芽肿性病变。有关的病因、病理、分类命名等都非常混乱，从现今的一些研究报告来看，在诊断恶性肉芽肿时，必须除外 Wegener 肉芽肿、恶性组织细胞瘤和恶性淋巴瘤。

二、病理

恶性肉芽肿的基本病理变化为非特异性炎性肉芽组织伴有多种成分的炎性细胞浸润和显著坏死，并包含有多量的组织细胞和巨细胞。淋巴细胞、浆细胞及数量不等的组织细胞以血管为中心浸润，因此，有人提出应称之为“中性恶性网状细胞增生症”或“多形性网状细胞增生症”。

Wegener 肉芽肿的病理表现为坏死性血管炎，血管壁增厚伴纤维样坏死，在肉芽组织内有巨细胞肉芽肿和炎性细胞而无组织细胞和淋巴细胞的浸润。

三、临床表现

恶性肉芽肿最常发生于青壮年男性，约占2/3。主要发病部位是鼻腔和咽等中线部位，初发病变于口腔者时有所见。1933年，Stewart将恶性肉芽肿的临床表现分为三期，至今仍被普遍采用。

1. 前驱期　为一般伤风或鼻窦炎表现，间歇性鼻塞伴水样或带血性分泌物。局部检查为一般炎症表现，中隔可出现肉芽肿性溃疡。此期持续4~6周。

2. 活动期　鼻腔炎症明显加重，病变明显者可致鼻外部膨胀隆起，进一步发展可致腭部穿孔，此时患者常就诊于口腔科。此时可见腭骨外露，周围为炎症性肉芽组织病变。患者常伴发热，38℃左右，但自我感觉良好。少数有高热。此期可持续数周至数月。

口腔发生的恶性肉芽肿并无特异性症状，典型病变在中线部位。但原发病变并不限于中线切牙区，磨牙及前磨牙区也很常见。开始牙痛、牙松动、牙龈糜烂，类似恶性肿瘤表现，但多次活检病理诊断为炎性肉芽组织。溃疡面积可以很大，甚至暴露骨面，但无明显恶臭。常伴高热，呈稽留热型或弛张热型，双侧颈淋巴结可肿大。由于持续高热，患者很快进入衰竭。

3. 终末期　患者衰弱、恶病质。难以控制的体温使患者衰竭。病变的广泛破坏累及邻近较大血管时可发生致命性出血，或并发其他脏器病变而死亡。

四、诊断

恶性肉芽肿无论从病理或实验室检查均无特异性的诊断标准，因此，临床检查分析极其重要。虽然病理不具特异性，但活体组织检查是必需的，以排除其他感染性病变及肿瘤。取活检时应先清除表面坏死组织，取材要足够。鉴别诊断中最重要的是要区分Wegener肉芽肿的可能性。

五、治疗和预后

恶性肉芽肿首选放射治疗，待放射治疗结束后1~2个月，可配合化学药物治疗。放射治疗剂量及化学治疗用药方案基本与头颈部癌的治疗类似。放射治疗效果各家报告不一，决定于病变所处时期。不少报告放射治疗后获长期生存者。活动期持续发热者预后不良。其他为对症治疗，如激素降温、镇痛剂等。

Wegener肉芽肿主要采用激素治疗，同时配合应用化学治疗药物如环磷酰胺，可获得较佳效果。但当病变累及肺、肾等时，疗效降低，预后不佳。

（孙海鹏）

第七节　恶性淋巴瘤

一、概述

恶性淋巴瘤是原发于淋巴网状系统的恶性肿瘤，可发生于任何淋巴组织，发生在口腔颌面部的恶性淋巴瘤占全身恶性淋巴瘤总数的8%~27%，近年来颌面部淋巴瘤发病率有上升趋势。恶性淋巴瘤包括霍奇金氏病（hodgkin's disease，HD）、非霍奇金恶性淋巴瘤（non-hodgkin's hymphoma，NHL），其中NHL占恶性淋巴瘤的80%~90%。来源于淋巴结内的为结内型，来源于淋巴结外的为结外型。组织学上HD分为淋巴细胞优势型、结节硬化型、混合细胞型和淋巴细胞衰竭型；NHL分为低、中、高度恶性3型。可发生于任何年龄，男性略多于女性。其中何杰金淋巴瘤（HD）3例，非霍奇金淋巴瘤（NHL）18例。

二、诊断

（一）体格检查

1. 局部检查　颌面部区域淋巴结有无肿大淋巴结，其性状、质地、边界及活动度。

鼻咽、扁桃体、舌根、牙龈、腭部等处有无溃疡、肿物，单发或多发；有无疼痛，是否侵犯邻近组织。

颌面部皮肤检查，有无丘疹、红斑、组织水肿样增厚。

2. 全身检查　检查记录患者的体位、精神状况、营养程度，以及体温、心率、血压等。特别是全身各部位淋巴结、肝脾等。晚期患者可出现发热、贫血、消瘦等症状。

（二）辅助检查

1. 实验室检查　血常规常有血红蛋白减少、血清碱性磷酸酶异常等改变。

2. 影像学检查　如下所述。

（1）常规 X 线检查：了解颌骨破坏情况，胸片检查了解肺部有无侵犯。

（2）B 超：评估转移淋巴结的大小、形态、数目及与颈部重要血管关系。

（3）CT：最好行全身 CT 扫描，确定全身淋巴结是否肿大、病变范围。

（4）MRI：评价肿瘤病变范围、淋巴结情况。

（5）PET：可特异性鉴别肿瘤或炎症性淋巴结，检出颈部转移淋巴结的敏感度和特异性较 CT 和 MRI 为优，PET - CT 兼能提供病变精确定位。

3. 特殊检查　如下所述。

（1）病理活检：肿瘤定性的诊断标准。根据病情选择适当部位的淋巴结，通常选择最先出现、最大和增长最快的淋巴结，可能得到最具侵蚀性的组织学表现，有利于做出正确的诊断。有时需多部位、多次活检方能得出准确的诊断。随着分子生物学的迅速发展，目前淋巴瘤的诊断已进入分子病理学诊断水平，采用免疫酶标记、免疫组化染色，也能为淋巴瘤提供可靠的诊断依据。正确的病理诊断和准确的临床分期是制订治疗方案的基础。

（2）穿刺细胞学检查：为一种非常实用的辅助检查手段，虽然有一定的局限性，但对早期诊断有一定的临床价值，至少可作为一种筛选手段或提示病变的性质。

（三）鉴别诊断

1. 恶性网状细胞　起病急，进展迅速。常有高热、肝脾大、全血细胞减少，进行性衰竭。骨髓穿刺及病理活检发现较多异常组织细胞。

2. 慢性炎症　有明显致病因素，抗感染治疗有效。

3. 朗格汉氏细胞肉芽肿　主要依靠病理活检进行鉴别。

三、治疗

（一）治疗原则

全身治疗为主的综合治疗方案，对化放疗均较敏感。

（二）治疗方案

早期结内型恶性淋巴瘤可以手术切除，术后局部放疗；结外型经放疗不敏感，可行局部扩大根治性切除术，术后化疗。早期 HD 以放疗为主，晚期多行化疗，采用 MOPP、ABVD 方案交替使用，一般化疗 3 ~6 个周期；早期 NHL 以化疗、放疗为主，晚期化疗，采用 COP、COMP、COPP、CEOP、CHOP、COBP 方案。在治疗中采用辅助扶正治疗，以增强机体免疫力。

四、预后

1. HD 预后优于 NHL　Ⅰ ~ Ⅱ期 5 年生存率可达 90% 左右，Ⅲ、Ⅳ期患者下降至50% ~70%。淋巴细胞优势型、结节硬化型、混合细胞型和淋巴细胞衰竭型预后依次递减。

2. NHL　与病理分级密切相关，5 年生存率可达 40% ~80%。

（孙海鹏）

第八节　其他恶性肿瘤

一、恶性脉管组织肿瘤

（一）血管肉瘤

血管肉瘤是发生自血管内皮细胞的恶性肿瘤，故有称之为“血管内皮细胞肉瘤”。组织病理特点是由一层或多层非典型血管内皮细胞构成相互吻合的血管网，网织纤维染色显示肿瘤细胞在网状纤维鞘以内。血管肉瘤不常见，但头颈部是好发部位，特别是头皮及面部软组织。牙龈、颌骨及口腔各部位软组织均可发生。发病年龄以青壮年居多。主要临床表现为迅速生长的肿块，呈蓝色或紫红色，周围有红斑带卫星状结节。病变侵犯真皮但仍保持表皮完整。肿物无包膜，常沿软组织扩展至相当大的范围，深入侵犯骨及软骨。血管肉瘤可以转移到肺和淋巴结，这种情况大多发生于瘤体巨大或复发的晚期病例。外科手术切除是唯一有效的治疗方法，小范围、局限性的病变可以获得较佳效果。

（二）卡波西肉瘤

卡波西肉瘤又称为特发性多发性出血性肉瘤。称其为肉瘤并不合适，因其并不具有一般肉瘤的特性，如生长迅速、局部广泛破坏、转移和短期致命等特点，但临床和组织病理却很类似肉芽组织性疾病。卡波西肉瘤的组织发生来源有很多争议，但现今一般认为来自血管形成的细胞。组织病理主要表现在早期呈慢性炎症或肉芽组织样，淋巴细胞浸润和毛细血管样血管增生。很容易和化脓性肉芽肿、血管瘤、梭形细胞鳞癌等相混淆。时间较长的病变呈现梭形细胞交织成束并有裂样间隙，在这些梭形细胞间充满红细胞，但是缺乏明确的内皮衬里。红细胞外渗现象是很显著的。罕见细胞间变或呈多形性，但可见多个分裂象。卡波西肉瘤在我国极少见。患者多为男性，见于各种年龄。常见病变部位是四肢皮肤，为多发病灶。临床分为结节型、局部侵袭型和全身性疾病。病变发展缓慢，可持续数年以至数十年，有的可自行消退。死亡原因主要是严重出血和继发感染。卡波西肉瘤很少发生于口腔颌面部，口腔最常见于腭部黏膜，牙龈、舌和颊黏膜也可发生。从几毫米到 1cm 直径左右的红色或淡蓝色病变，不形成结节，无任何自觉症状。数个病变可以互相融合，而有出血。继发感染可形成溃疡，以至出现坏死。本病如见于口腔常为“艾滋病”的症状之一。局限性的病变可手术切除。卡波西肉瘤对放射线敏感，中等剂量即可获得良好效果。

二、横纹肌肉瘤

横纹肌肉瘤发生自横纹肌细胞或向横纹肌细胞分化的间叶细胞，根据细胞成分及组织结构可分为多形性、腺泡状、胚胎性 3 种类型以及上述 3 种类型构成的混合型。头颈部发生的横纹肌肉瘤主要是胚胎性者，眼眶是最常见的发生部位。横纹肌肉瘤是儿童，特别是幼儿最常见的恶性肿瘤之一，但成年人也可发生。口腔常见发生于舌、软腭、颊、下颌骨，腮腺部也有发生者。主要症状是肿块常伴自发痛，可以溃破、出血。10% ~38% 的胚胎横纹肌肉瘤转移至区域淋巴结，血行转移也非少见，但多属晚期病变。横纹肌肉瘤的治疗在近十多年来取得很大进展，采取外科、放射及化学药物联合治疗较之采用单一的治疗法更佳。外科手术应彻底，术后给予放射治疗，剂量在 50 ~60Gy，休息 1 ~2 个月后再作化疗，药物可选用环磷酰胺、阿霉素及长春新碱等。应用上述基本治疗原则，2 年生存率可达 65% ~75%。当然，病变局限而治疗及时则能获得根治机会。

三、腺泡状软组织肉瘤

腺泡状软组织肉瘤是一种组织来源未定、发生于软组织内、细胞排列成假腺泡结构、生长缓慢的恶性肿瘤。较常发生于女性，男女比例约为1∶2。青壮年患者较多，主要发生于肢体肌肉，特别是股上部。口腔最常见的发生部位是舌及舌下区。临床常表现为局限性肿块，部分有包膜，可以侵入邻近的软组织内。肿块一般不大，很少直径超过6cm。临床和组织病理应和恶性黑色素瘤、腺泡状横纹肌肉瘤、副神经节瘤及肾细胞转移癌区别。外科手术切除为主要治疗手段，术后配合放射治疗。腺泡状软组织肉瘤可以转移到淋巴结、肺、骨等处。虽然复发常见，但由于其生长发展缓慢，所以其五年生存率仍可达60%以上。

四、浆细胞瘤

浆细胞瘤即多发性骨髓瘤，是浆细胞恶性增生、主要侵犯骨髓的恶性肿瘤。也可以单发或发生于软组织，后者称之为髓外浆细胞瘤。主要特点是：①组织病理呈现浆细胞或淋巴细胞样浆细胞恶性增殖；②高球蛋白血症，清蛋白和球蛋白比例常倒置。免疫球蛋白是在浆细胞中合成的，具有独特的化学结构和免疫功能。用免疫电泳方法再配合专一的抗血清，可将多发性骨髓瘤分为IgA、IgG、IgD、IgE等型。其中，以IgG型最常见，IgA型次之，其他则很少见。浆细胞株除能产生免疫球蛋白外，还产生一种凝溶蛋白（本－周蛋白），可从肾排出，日久可致肾损伤。多发性骨髓瘤的主要并发症是感染和肾衰竭，成为患者死亡的主要原因之一。临床表现主要是：骨骼疼痛及肿块、有发热或出血倾向（如牙龈）、X线片呈现多发性圆形或椭圆形穿凿样的溶骨性病变，主要见于颅骨、盆骨、肋骨等部位，或呈现为骨质疏松改变。单发性骨病变极少见。髓外浆细胞瘤在头颈区域（如鼻腔和鼻窦）非常常见，舌、牙龈、唾液腺也有发生。本病诊断除组织病理检查外，下列检查是必需的：骨髓穿刺涂片、蛋白电泳及免疫球蛋白、本－周蛋白和肝、肾功能等。多发性骨髓瘤的治疗主要是化学药物，对局部疼痛者可配合放射治疗。烷化剂配合泼尼松药物治疗有一定效果。髓外浆细胞瘤可行手术切除，术后配合放射治疗。如果不合并发生多发性骨髓瘤，预后良好，文献报告五年生存率在31%～75%。髓外浆细胞瘤患者定期随诊是必需的，以监察有无多发性骨髓瘤发生，便于及时采取积极治疗。

（孙海鹏）

第九节　口腔及颈部转移性肿瘤

一、口腔转移性肿瘤

身体各部位的恶性肿瘤可以转移到颌骨、口腔及颌面部软组织。转移性肿瘤约占口腔颌面部恶性肿瘤的1%。Oikarinen等总结分析转移到口腔区域原发恶性肿瘤的部位，男性依次为肺、肾、前列腺及直肠；女性依次为乳腺、肾、直肠、子宫及甲状腺。下颌骨是最常见的转移部位，主要是下颌支部。临床症状主要是肿胀和疼痛，牙齿松动或下唇麻木可能是首发症状。口腔颌面部转移性肿瘤预后不佳，不少病例经组织病理检查为转移癌，待原发灶确认后已属晚期。

二、颈部转移性肿瘤

颈部肿块，特别是上颈部肿块，临床十分常见，并常为患者就诊时的主诉。其病变发生来自先天性发育异常、特异或非特异性炎症、原发或转移性肿瘤等。转移性肿瘤有些病例原发病变部位很明确，如鼻咽、口咽、喉咽及口腔等，但也有不少病例颈部肿块肯定系转移性，但原发部位不明。

临床疑为转移癌而无显著的原发灶时，仔细搜寻原发灶是首要的工作。头颈部除仔细检查鼻咽部位，有些部位，如舌根、扁桃体窝、梨状窝等，都应详细检查，对可疑的黏膜增厚或颜色改变都应切取组织作病理检查。除此，对全身各系统应仔细询问，有可疑现象也必须详细检查。虽然锁骨以下区域恶性肿瘤转移以下颈部常见，但也有转移至上颈区，特别是左侧。

细针吸活检是必要的。切取活检，特别是切除活检要计划周到。因为如果是鳞状细胞癌而原发灶未发现，切除后两周内应做颈清除术。时间拖长不仅造成手术操作困难，也影响手术的彻底性。有时活检的组织病理象可以提示原发癌的部位，可针对原发癌进行积极治疗。

不少病例经过各种检查也难以发现原发灶。治疗措施一般是做颈清除术。手术以后继续找原发灶仍是必要的。

有些学者认为找不到原发灶的鳞状细胞癌可能是鳃源性癌（bronchogenic carcinoma）。诊断鳃源性癌必须符合 Martin 提出的下列诊断标准：①颈部肿块必须是沿胸锁乳突肌前缘存在；②组织学表现有和鳃器残余结构相一致；③随诊五年未发现其他原发灶；④组织病理证明不是从其他位于颈部囊肿的囊壁而来。事实上，完全符合上述四个条件是不大可能的，只是一种理论上的阐述而已。

（孙海鹏）

第十章

口腔颌面部外科护理

第一节　颌面部感染患者的护理

感染（infection）是指细菌、病毒、真菌、寄生虫等病原体侵入人体所引起的局部组织和全身性炎症反应。颌面部感染是指需要外科手术治疗的感染，包括外伤、手术等引起的感染。

一、概述

口腔颌面部位于消化道与呼吸道的起端，通过口腔和鼻腔与外界相通。由于口腔、鼻腔、鼻窦的腔隙，牙、牙龈、扁桃体的特殊解剖结构和这些部位的温度、湿度均适宜于细菌的寄居、滋生与繁殖，因此，正常时即有大量的微生物存在；此外，颜面皮肤的毛囊、汗腺与皮脂腺也是细菌最常寄居的部位。在这些部位遭受损伤、手术或全身抵抗力下降等因素影响下，均可导致正常微生物生态失调的内源性或外源性感染的发生。

颜面及颌骨周围存在较多相互连通的潜在筋膜间隙，其间含疏松的蜂窝结缔组织，形成感染易于蔓延的通道。颜面部血液循环丰富，鼻唇部静脉又常无瓣膜，致使在鼻根至两侧口角区域内发生的感染易向颅内扩散，因而称之为面部的“危险三角区”。

面颈部具有丰富的淋巴结，口腔、颜面及上呼吸道感染，可顺相应淋巴引流途径扩散，发生区域性的淋巴结炎，特别是儿童淋巴结发育尚不完善，感染易穿破淋巴结被膜，形成结外蜂窝织炎。

二、感染途径

颌面部感染的途径主要有以下 5 种。

1. 牙源性　病原菌通过病变牙或牙周组织进入体内发生感染者，称为牙源性感染。其中龋病、牙周病、智齿冠周炎均为临床常见病，故牙源性途径是口腔颌面部感染的主要来源。

2. 腺源性　面颈部淋巴结既可继发于口腔、上呼吸道感染，引起炎症改变；淋巴结感染又可穿过淋巴结被膜向周围扩散，引起筋膜间隙的蜂窝织炎。

3. 损伤性　继发于颌面部损伤后发生的感染。

4. 血源性　机体其他部位的化脓性病灶通过血液循环引起的口腔颌面部化脓性病变。

5. 医源性　医务人员行局部麻醉、手术、穿刺等操作未严格遵守无菌技术造成的继发性感染称为医源性感染。

口腔颌面部感染通常由金黄色葡萄球菌、溶血性链球菌、大肠杆菌等及类杆菌属、梭杆菌属等厌氧菌引起，最多见的是需氧菌与厌氧菌的混合感染。但口腔内的正常菌群或外来病原菌的污染，不一定都会发生感染，只有当人体局部或全身的防御功能减弱或病原菌数量、毒力过大时才会发病。

因病原菌的不同，口腔颌面部感染可分为化脓性或特异性两大类，后者指结核、梅毒、放线菌等引起的特定病变。本节主要介绍颌面部化脓性感染中面部疖痈及颌面部间隙感染患者的护理。

三、面部疖痈

面部皮肤是人体毛囊及皮脂腺、汗腺最丰富的部位之一，又是人体暴露部分，接触外界尘土、污物、细菌机会多，易致细菌感染。单一毛囊及其附件的急性化脓性炎症称为疖（furuncle），其病变局限于皮肤浅层组织。相邻多数毛囊及其附件同时发生急性化脓性炎症称为痈（carbuncle），其病变波及皮肤深层毛囊间组织时，可顺筋膜浅面扩散至皮下脂肪层，造成较大范围的炎性浸润或组织坏死。

（一）病因及发病机制

颜面部疖痈的病原菌主要是金黄色葡萄球菌。正常的毛囊及其附件常有细菌存在，但只有在局部因素影响或全身抵抗力下降时，细菌才开始活跃引起炎症。皮肤不洁或剃须等原因引起皮肤的损伤均可成为局部诱因；全身衰竭、患消耗性疾病或糖尿病的患者，也易发生疖痈。

（二）护理评估

1. 健康史　仔细询问病史，了解患者是否患消耗性疾病、全身衰竭或糖尿病，有无皮肤不洁或剃须等导致皮肤损伤的情况。了解诊治过程，询问患者有无搔抓、挤压、挑刺、热敷等局部不当的处理措施。

2. 身体状况

（1）疖初期为皮肤上出现红、肿、热、痛小硬结，呈锥形隆起，有触痛；2～3 天内硬结顶部出现黄白色脓头，周围为红色硬盘，患者自觉局部瘙痒、烧灼感及跳痛；以后脓头破溃，排出少许脓液后疼痛减轻；或其顶端形成一个脓栓，与周围组织分离而脱落，炎症逐渐消退，创口自行愈合。疖若处理不当，如随意搔抓或挤压排脓、热敷、药物烧灼腐蚀以及不恰当的切开等，都可使炎症扩散。

（2）痈好发于唇部（唇痈），上唇多于下唇，男性多于女性。发病初期，局部可形成迅速增大的紫红色炎性浸润块，质地坚硬，界限不清；其后皮肤上出现多数黄白色脓头，破溃后溢出脓血样分泌物，继之脓头周围组织亦有坏死，坏死组织溶解排出后，可形成多数蜂窝状腔洞。感染可波及皮下筋膜层及肌肉组织，使整个痈的病变区组织呈紫色浸润块；痈周围和深部的组织则呈弥散性水肿。唇痈患者因唇部极度肿胀、疼痛、张口受限而致进食、言语困难。局部区域淋巴结肿大、压痛，全身中毒症状明显，如畏寒、高热、头痛、食欲减退。唇痈较疖更易伴发颅内海绵窦血栓性静脉炎、败血症、脓毒血症及中毒性休克和水电解质紊乱，从而导致较高的死亡率。

3. 辅助检查

（1）血常规检查：白细胞计数及中性粒细胞比例增高。

（2）脓液细菌培养：明确致病菌。

（3）药物敏感试验：明确敏感的抗生素。

（4）心理—社会状况：当面部疖、痈发生于年轻患者时，常认为影响到自己的面容，妨碍其社会交往，因而表现出焦虑、烦躁。个别患者为使其尽快消除，擅自采用不正确的处理方法，如挤压、烧灼等，这样往往会导致炎症扩散，甚至产生严重并发症。而有的患者则对面部疖、痈重视不够，以致延误治疗导致严重后果。

（三）治疗要点

面部疖、痈的治疗应局部和全身治疗相结合。在炎症早期，无显著全身症状时应以局部治疗为主，同时选择必要的药物治疗。

1. 局部治疗

（1）疖初起时可用 2% 碘酊或聚维酮碘涂搽局部，每日一次，并保持局部清洁。痈局部治疗宜用高渗盐水或含抗生素的盐水纱布局部持续湿敷，可促进早期痈的局限、软化和穿破。

（2）切开引流　在急性炎症得到控制，局部肿胀局限，并已形成明显的皮下脓肿而又久不溃破时，才可考虑在脓肿表面中心、皮肤变薄的区域作保守性的切开引出脓液，切忌分离脓腔。

（3）已溃破或切开引流后，局部仍应以高渗盐水纱布持续湿敷。湿敷一般应持续到脓液消失，创面趋于平复为止。过早停止湿敷，可因脓道阻塞，而使病情反复加重。

2. 全身治疗

（1）给予全身抗菌药物治疗，最好从脓头处取脓作细菌培养及药敏试验，以便正确选用抗生素。

（2）重症患者应加强全身支持疗法如出现中毒性休克或并发症发生，及时采取相应的针对性措施。

（四）常见护理诊断/护理问题

1. 有感染扩散的危险　与局部和全身抵抗力低下有关。

2. 潜在并发症　海绵窦血栓性静脉炎、败血症、面部蜂窝织炎等。

3. 体温过高　与感染导致全身中毒反应有关。

4. 疼痛　与炎症刺激有关。

5. 知识缺乏　缺乏对疖、痈正确的处理方法的知识。

（五）护理目标

对面部疖痈患者护理目标为，患者能够：①感染未扩散，无并发症发生。②体温恢复正常。③自诉疼痛缓解。④能自述疖痈的正确处理方法，防止并发症的发生。

（六）护理措施

1. 密切观察患者生命体征和病情的变化　警惕并发症的发生，如患者有无脑膜炎、脑脓肿、脑膜激惹、颅内高压、败血症以及有无中毒性休克等症状，若发现以上异常情况，应及时汇报医生，积极配合给以对症治疗和相应的护理措施。

2. 提供舒适安静的休息环境　嘱患者卧床休息。唇痈患者应限制唇部活动，如说话及咀嚼等。进食可用管饲或鼻饲流质，增加液体摄入。

3. 按医嘱及时使用抗生素　并观察用药后药物疗效；体温过高者予以物理降温或根据医嘱使用解热镇痛药。

4. 健康指导　向患者介绍颜面部的生理特点，让患者知道疖痈处理不当可导致的严重后果。告诉患者当面部发生疖痈时，切忌搔抓、挤压、挑刺、热敷或用苯酚（石炭酸）、硝酸银烧灼等，一定及时到医院请医生处理，防止感染扩散。

（七）护理评价

经过治疗和护理计划的实施，评价患者是否能够达到：①感染的症状减轻或消除，无并发症发生。②体温恢复正常。③疼痛症状缓解或消失。④能了解疖痈的正确处理方法，防止并发症。

四、颌面部间隙感染

在正常的颌面部解剖结构中，存在着潜在的彼此相连的筋膜间隙，各间隙内充满着脂肪或疏松结缔组织。感染常沿这些薄弱的结构扩散，故将其视为感染发生和扩散的潜在间隙。根据解剖结构和临床感染常表现的部位，将其分为不同名称的间隙，如眶下间隙、咬肌间隙、翼下颌间隙、颞下间隙、颞间隙、下颌下间隙、咽旁间隙、颊间隙、口底间隙等。感染累及潜在筋膜间隙内结构，初期表现为蜂窝织炎，故此类感染又称为颌面部蜂窝织炎，在脂肪结缔组织变性坏死后。则可形成脓肿。化脓性炎症可局限于一个间隙内，亦可波及相邻的几个间隙，形成弥散性蜂窝织炎或脓肿，甚至可沿神经、血管扩散，引起海绵窦血栓性静脉炎、脑脓肿、败血症等严重并发症。

（一）病因及发病机制

口腔颌面部间隙感染均为继发性感染，最常见为牙源性感染，如下颌第三磨牙冠周炎、根尖周炎等；其次是腺源性感染，多见于幼儿。外伤及血源性感染少见。

感染多为需氧菌和厌氧菌引起的混合感染，由于主要感染菌种的不同，其脓液性状也有差异，如金黄色葡萄球菌为黄色黏稠脓液；链球菌一般为淡黄色或淡红稀薄脓液；混合性细菌感染则为灰白或灰褐色脓液，有明显的腐败坏死臭味。

（二）护理评估

1. 健康史　评估患者近期健康状况，了解患者是否存在未经彻底治疗的牙病、上呼吸道感染、外伤史等致病和诱发因素等。

2. 身体状况　患者常表现为急性炎症过程，根据感染的性质、途径、部位不同而表现不同。

（1）局部症状：局部表现为红、肿、热、痛和功能障碍、引流区淋巴结肿痛等典型症状。因感染部位不同，可有其他特殊表现，如：咀嚼肌受累，可出现张口受限，进食困难。如眶下间隙感染，可出现眶下区剧痛、眼睑水肿、睑裂变窄、鼻唇沟消失。如炎症侵及喉头、咽旁、口底，可引起局部水肿，使咽腔缩小或压迫气管，或致舌体抬高后退，造成不同程度的呼吸困难或吞咽困难，严重者烦躁不安，呼吸短促，口唇青紫、发绀，甚至出现“三凹”征（即呼吸时锁骨上窝、胸骨上窝及肋间隙明显凹陷），此时有发生窒息的危险。浅层间隙感染，炎症局限时可扪及波动感；深层间隙感染则局部有凹陷性水肿及压痛点。

（2）全身症状：因细菌的毒力及机体的抵抗力不同而有差异，如患者表现为畏寒、发热、头痛、全身不适、乏力、食欲减退、尿量减少等；严重感染可伴有败血症、脓血症，甚至可发生中毒性休克等症状。

3. 辅助检查

（1）波动试验：波动感是浅部脓肿的重要特征；深部脓肿，波动感不明显，但压痛点比较清楚，按压脓肿区的表面皮肤常出现不能很快恢复的凹隐性水肿。

（2）穿刺法：协助确诊深部脓肿有无脓液或脓肿的部位。

（3）B 超或 CT 检查：进一步明确脓肿的部位及大小；或引导进行深部脓肿的穿刺或局部给药等。

（4）脓液涂片及细菌培养检查：确定细菌种类，必要时作细菌敏感试验，指导临床合理用药。

（5）实验室检查：一般可见白细胞计数明显升高，但重度感染或大量使用抗菌药物情况下，白细胞计数可无明显增加，但有中毒颗粒和核左移出现。

4. 心理—社会状况　颌面部间隙感染所致局部及全身症状严重，患者对疾病的预后十分担忧，感到紧张及焦虑，常常表现出烦躁不安、失眠、沉默或多语，此时特别需要亲人的安慰和细心的照顾。

（三）治疗要点

颌面部间隙感染的治疗要从全身和局部两方面考虑。但对于轻度感染，一般局部治疗即能治愈。

1. 局部治疗　注意保持局部清洁，减少局部活动度，避免不良刺激。急性期脓肿未形成阶段，可局部外敷中成药六合丹、抑阳散、金黄散等，可起到消肿、止痛或促进炎症局限的作用。

2. 手术治疗

（1）脓肿切开引流术：炎性病灶已化脓并形成脓肿，或脓肿已自溃而引起不畅时，应进行切开引流或扩大引流术。

（2）清除病灶：感染控制后，应及时清除病灶，以防炎症反复发作。如牙源性感染引起的炎症，治疗好转后，应及时拔除病灶牙。

3. 全身治疗

（1）颌面部间隙感染并发全身中毒症状如发热、寒战、白细胞计数明显升高时，都应在局部处理的同时，全身给予支持治疗，维持水、电解质平衡，以减轻中毒症状，并及时地、有针对性地合理使用抗菌药物。

（2）对已发生败血症、海绵窦血栓性静脉炎、全身其他脏器继发性脓肿形成或有中毒性休克等严重并发症的患者，应尽早、及时进行全身治疗，并正确地给予对症处理，如给予止痛剂、镇静剂、如肿胀严重引起呼吸困难者，必要时行气管切开术。

（四）常见护理诊断/护理问题

1. 急性疼痛　与感染引起局部肿胀、组织受压有关。

2. 体温过高　与感染引起全身反应有关。

3. 潜在并发症　海绵窦血栓性静脉炎、脑脓肿、败血症、中毒性休克等。

4. 焦虑　与病情严重、全身不适及担心预后不佳等有关。

（五）护理目标

对颌面部间隙感染患者护理目标为，患者能够：①主诉疼痛减轻或消失，感觉舒适。②症状减轻，体温恢复正常。③无并发症发生。④情绪稳定，能说出正确应对方法，积极配合治疗及护理。

（六）护理措施

（1）及时准确按医嘱用药，严密观察病情和生命体征的变化，严密观察局部及全身症状，作好护理记录。警惕并发症的发生，如海绵窦血栓性静脉炎、败血症、脓毒血症、窒息等。

（2）体温过高时，进行降温处理，如头部湿敷、温水浴、酒精擦浴等。

（3）注意休息，为患者提供安静舒适的休息环境。急性期感染严重者应卧床休息，注意静养，尽量少说话，减少活动，避免不良刺激。

（4）心理护理耐心向患者解释病情及治疗计划，减轻紧张情绪；鼓励患者说出心理感受，消除焦虑感。

（5）饮食护理给予高热量、高蛋白、高维生素的流质或半流质饮食，张口受限者采用吸管进食。

（6）口腔护理：保持患者口腔清洁，减轻患者口臭等。病情轻者，嘱其用温盐水或漱口液漱口。病情较严重且患者神志清醒、合作，可采用口腔冲洗法保持口腔清洁。一般每日用0.9%的生理盐水行口腔冲洗3次，必要时可配合使用含氯漱口液或1%～1.5%过氧化氢液漱口。

（七）护理评价

经过治疗和护理计划的实施，评价患者是否能够达到：①感染症状减轻或消除，体温恢复正常。②无发生并发症。③患者疼痛缓解或消失。④能主动表述内心的感受，采取积极有效的应对方式。

（孙海鹏）

第二节　口腔颌面部损伤患者的护理

口腔颌面部是人体的暴露部位，在平时或战时均易受到损伤。由于损伤原因和程度不同，临床表现各不相同，护理措施各异。因此需在了解口腔颌面部损伤的特点和分类基础上，掌握护理评估和护理措施。

一、口腔颌面部损伤的特点

（一）口腔颌面部血运丰富

有利方面是组织再生修复能力和抗感染的能力较强，因此清创术尽量保留组织；清创的时间可在24～48小时或更长时间的创口，只要没有明显的化脓感染，正确地清创处理后仍可作一期缝合。口底、咽部、颌下、舌根等处的损伤，可因血肿、水肿而影响呼吸道通畅，甚至窒息。

（二）易并发感染

口腔颌面部窦、腔多，如口腔、鼻腔、鼻窦等，窦腔内常有病原菌，创口如与腔窦相通，易并发感染。在清创处理时，应尽早关闭与腔窦相通的伤口，以减少感染的机会。当牙齿受到致伤物体的撞击可以发生折断或脱位。如果致伤物体的动能大，速度快（如子弹等），这些损坏的牙齿可成为“二次弹片”，增加周围组织的损伤和感染的机会。

（三）易发生窒息

损伤时，可因组织移位、肿胀、舌后坠、血凝块和分泌物等堵塞而影响呼吸。在救治口腔颌面部患者时，应注意保持呼吸道通畅，防止窒息。

（四）易并发颅脑损伤

颌面部紧邻颅脑，常合并颅脑损伤，包括脑震荡、脑挫裂伤、颅内血肿和颅骨骨折。颅底发生骨折时，可有脑脊液鼻漏或耳漏出现，抢救时应注意。

（五）易致功能障碍和颜面畸形

口腔损伤常妨碍正常进食，因此，在护理中需选用适当的食物和进食方法，以维持患者的营养；进食后应进行清洗，注意保持口腔卫生，预防创口感染。口腔颌面部有涎腺、三叉神经和面神经，如腮腺受损伤可以并发涎瘘；三叉神经损伤可出现相关区域的麻木；面神经损伤则发生面瘫。

二、口腔颌面部损伤的急救

（一）窒息的急救处理

1. 窒息按发生的原因分类　一类是阻塞性窒息，另一类是吸入性窒息。患者如发生呼吸困难或窒息，应迅速判明原因，采取相应措施，积极进行抢救。

阻塞性窒息的原因有：

（1）异物阻塞咽喉部：损伤后口腔和鼻咽部如有血凝块、呕吐物、游离组织块或异物等，可以阻塞咽喉部造成窒息，特别是昏迷患者更易发生。

（2）组织移位：下颌骨颏部粉碎性骨折或双发骨折时，由于口底肌群的牵拉，可使舌后坠而阻塞呼吸道。上颌骨骨折时，骨折段向下后方移位，易阻塞咽腔而引起窒息。

（3）肿胀压迫：口底、舌根、咽侧及颈部损伤后，可因血肿或组织水肿压迫呼吸道而发生窒息。吸入性窒息是由于直接将血液、涎液、呕吐物或其他异物吸入气管、支气管甚至肺泡内而引起。

2. 急救处理　窒息救治的关键是早期发现与及时处理。如发现患者有烦躁不安、面色苍白、鼻翼翕动、三凹征、口唇发绀、血压下降、瞳孔散大等呼吸困难或窒息症状时，则应争分夺秒进行抢救。

对阻塞性窒息的患者，应根据具体情况，采取下列措施：

（1）因血块及分泌物等阻塞咽喉部的患者，应迅速用手掏出或用塑料管吸出阻塞物，同时改变体位，采取侧卧或俯卧位，继续清除分泌物，以解除窒息。

（2）因舌后坠而引起窒息的患者，应在舌尖后约 2cm 处用粗线或别针穿过全层舌组织，将舌牵拉出口外，并将牵拉线固定于绷带或衣服上。可将头偏向一侧或采取俯卧位，便于分泌物外流。

（3）上颌骨骨折段下垂移位的患者，在迅速清除口内分泌物或异物后，可就地取材采用筷子、小木棒、压舌板等，横放在两侧前磨牙部位，将上颌骨向上提，并将两端固定于头部绷带上。通过这样简单的固定，即可解除窒息，并可达到部分止血的目的。

（4）咽部肿胀压迫呼吸道的患者，可以由口腔或鼻腔插入任何形式的通气导管，以解除窒息。如情况紧急，又无适当通气导管，可用 15 号，以上粗针头由环甲筋膜刺入气管内。如仍通气不足，可同时插入 2～3 根，随后作气管造口术。如遇窒息濒死，可紧急切开环甲筋膜进行抢救，待伤情缓解后，再改作常规气管造口术。

对吸入性窒息的患者，应立即进行气管造口术，通过气管导管，迅速吸出血性分泌物及其他异物，恢复呼吸道通畅。这类患者在解除窒息后，应严密注意防治肺部并发症。

（二）出血的急救处理

出血的急救，应根据损伤部位、出血性质（毛细血管、静脉、动脉）及现场条件，采取相应的措施。常用的止血方法有压迫止血法、结扎止血法和药物止血法等。

1. 压迫止血法　包扎压迫止血法可用于毛细血管、小静脉、小动脉的止血。处理时将软组织先复位，然后用多层纱布敷料覆盖在损伤部位，再用绷带加压包扎，即可止血。包扎时应注意不要增加骨折片移位和不要妨碍呼吸道通畅。如遇开放性、洞穿性伤口，可以用纱布块填塞在伤口内，外面再用绷带加压包扎。在颈部和口底伤口内填塞纱布时，应注意保持呼吸道通畅，防止发生窒息。指压止血法适用于出血较多的紧急情况。用手指压迫出血动脉的近心段，暂时止血，然后再用其他方法进一步止血。额颞部出血时，可用手指压迫耳屏前的颞浅动脉；颌面中下部出血时，可在咬肌下端前缘将颌外动脉直接压向下颌骨（图 10－1）。

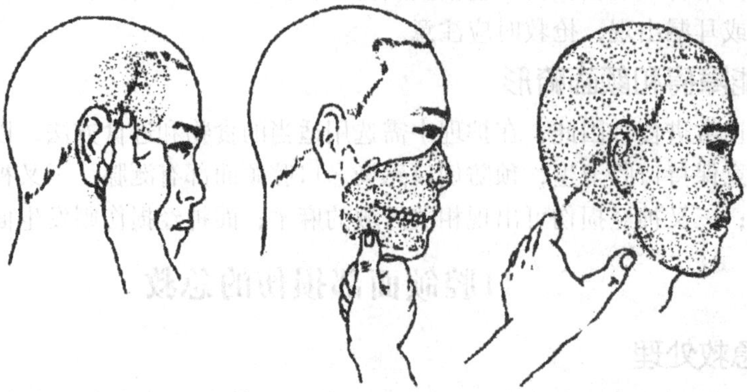

图 10－1　指压止血法

2. 结扎血管止血法　是比较常用而可靠的止血方法，需在无菌操作下进行。可在创口内结扎出血的血管或在远处结扎出血动脉的近心端。颌面部较严重的出血，如局部不能妥善止血时，可结扎颈外动脉。在紧急情况下或战地无条件手术时，可先用血管钳夹住血管断端，连同血管钳一起妥善包扎后送（图 10－2）。

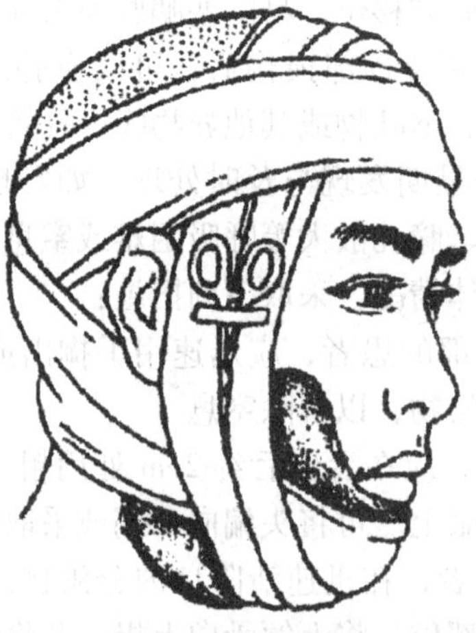

图 10－2　钳夹血管止血法

3. 药物止血法　适用于组织渗血、静脉和小动脉出血。分局部用药和全身用药两种。可以和包扎、填塞止血法合并使用。

（三）休克的急救处理

口腔颌面部患者发生的休克，主要是出血性或创伤性休克。单纯性颌面损伤发生休克的机会不多，常因伴发其他部位严重损伤而引起。颌面部患者休克的处理原则与一般创伤外科基本相同，如抬高下肢，尽快补充血容量，保持呼吸道通畅，给氧、镇痛等。但在颌面部患者休克的急救中，不要应用吗啡，因吗啡有抑制呼吸的作用，而颌面部患者易发生呼吸障碍，吗啡又可使瞳孔缩小，妨碍观察颅脑损伤的病情变化。

（四）合并颅脑损伤的急救处理

凡有颅脑损伤的患者，都应卧床休息，严密观察其神志、脉搏、呼吸、血压及瞳孔的变化，暂不作非必需的检查和手术，以减少搬运。如鼻孔或外耳道有脑脊液漏出，禁止作耳、鼻内填塞与冲洗，以免引起颅内感染。如病情恶化，应及时作进一步检查处理。

（五）防治感染

口腔颌面部损伤的创面，常被细菌、尘土等污染，易致感染而增加损伤的复杂性和严重性，因此，防治感染也是急救中的重要问题。在有条件作清创手术时，应尽早进行清创缝合处理；在没有清创条件时，应尽早包扎伤口，防止空气中和尘土中的细菌继续污染。伤后及早使用磺胺类药物和广谱抗生素。

（六）包扎和运送

包扎是急救过程中非常重要的一个步骤，包扎有助于止血、保护创面、减少感染和防止骨折段再移位。常用的包扎方法有四尾带和十字绷带包扎法（图 10－3）。

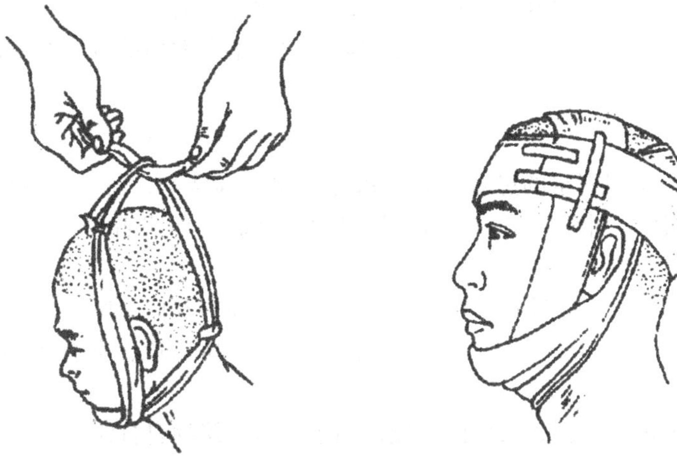

① 四尾带包扎法　　② 十字绷带包扎法

图 10－3　常用的包扎方法

运送患者时应注意保持呼吸道通畅。一般患者可采取侧卧位，避免血凝块及分泌物堆积在口咽部。昏迷的患者，采用俯卧位，额部垫高，使口鼻悬空，利于引流和防止舌后坠。运送途中，应随时观察损伤和全身情况的变化，防止发生窒息和休克等紧急情况。

三、口腔颌面部损伤的护理

口腔颌面部的损伤包括软组织损伤、牙和牙槽骨损伤及颌骨骨折。

（一）护理评估

1. 健康史　了解患者健康状况，有无其他疾病史、过敏史。

2. 身体状况

（1）口腔颌面部软组织损伤：颌面部软组织损伤可单独发生，也可能同颌骨或全身其他部位同时发生，分为闭合性和开放性损伤两种。由于受伤原因和病情不同，主要有擦伤、挫伤、割伤、咬伤、刺伤、撕裂伤、火器伤等。损伤的部位有不同程度的疼痛、肿胀、皮肤变色、皮下瘀血、创口出血等症状，有的可伴有咀嚼功能障碍。

（2）牙和牙槽突损伤：牙和牙槽突损伤比较常见，可单独发生，也可和颌面部其他损伤部位同时发生。表现为一个或多个牙齿松动或脱位，牙折、牙槽骨骨折时常伴有软组织损伤，骨折移位时，可引起咬合关系紊乱。

（3）颌骨骨折：颌骨骨折包括上颌骨骨折和下颌骨骨折，分为开放性骨折和闭合性骨折。下颌骨由于其突出的位置与解剖形态，是颌面部骨折中发生率最高的骨折。下颌骨正中颏部、颏孔部、下颌角部及髁状突颈部，是骨折的好发部位。骨折后可发生局部疼痛、肿胀、骨断端异常动度或移位、功能障碍等。

3. 辅助检查　X 线检查或 CT 检查，可见骨折线的部位、数目、方向及移位等情况。

4. 心理—社会状况　突如其来的外伤、暴力或交通事故常给患者或家属带来重大打击，受伤后常有不同程度的面部畸形，从而加重了患者的心理负担。

5. 诊断与治疗要点

（1）诊断要点：根据临床特点症状、结合辅助检查即可诊断。

（2）治疗要点：根据诊断给予对症处置，急救、清创缝合、手术治疗，控制感染。

（二）护理问题

1. 组织完整性受损　与颌面部开放性创口、皮肤的防御和保护功能受损伤有关。

2. 语言沟通障碍　与口腔颌面部伤口疼痛、张口受限、牙齿结扎固定术等有关。

3. 吞咽困难　与疼痛、咬合错乱、咀嚼功能障碍、下颌制动有关。

4. 潜在并发症　如创口暴露、污染、口内出现血凝块未能及时清除等可并发出血、感染、窒息等。

（三）护理措施

1. 一般护理

（1）口腔内有伤口或颌间固定的患者，分泌物与食物残渣易于存留。为防止感染，促进愈合，入院后给予漱口液含漱，擦拭、冲洗、清洁口腔。脓性分泌物较多的患者，可先用1% ~3%过氧化氢液棉球拭洗，然后再用盐水冲洗。

（2）保持呼吸道通畅，及时清除口腔、鼻腔分泌物、呕吐物及血凝块等，防止发生窒息。

（3）为促进伤口愈合，应予口腔颌面损伤患者高蛋白、高热量、富有各种营养素的流质多餐制饮食。

（4）体位：患者一般取仰卧位，头偏向一侧，利于口内分泌物自行流出。

2. 病情观察

（1）局部观察：对口内有结扎固定的患者，应每天检查夹板结扎丝有无松脱、移位、压迫牙龈或刺伤唇颊黏膜、折断等情况，还要注意橡皮圈牵引方向与力量大小是否适当。如有问题，应及时调整或告知医生，给予处理。

（2）全身观察：损伤严重的患者，应注意观察生命征变化，如发现危机情况及时告知医生给予处理。对术后患者应观察伤口是否渗血、组织肿胀或出现感染征。

3. 治疗配合

（1）遵医嘱做相关的过敏试验、输液、输血，及时注射破伤风抗毒素。

（2）根据伤情准备急救或治疗用品：氧气、吸引器、清创包、气管切开包、急救药品、保证急救工作有序进行。

（3）医生在进行清创术、气管切开术、复位固定术等操作时，护士应做好护理及治疗配合。

4. 心理护理

（1）要耐心解释，恰当地介绍治疗方案、手术效果、注意事项，以消除患者及家属焦虑和恐惧心理，保持良好的心理状态，求得患者的密切配合。

（2）手术患者如术后出现张口、语言及进食困难等问题，指导其使用简洁的词语交流，如字板、笔、纸等。

四、健康教育

（1）进行颌面部损伤的预防和急救知识的宣传教育工作，加强自我保护。

（2）指导颌骨骨折患者掌握张口训练的时机和方法，促进咬合与咀嚼功能，缩短颌间固定时间。

（孙海鹏）

第三节　牙及牙槽外科手术患者的护理

牙拔除术及牙槽外科手术是口腔颌面外科门诊最基本的治疗，在整个治疗过程中，护理人员应主动做好护理配合及患者的护理。

一、牙及牙槽外科手术常用的器械

1. 牙钳（dental forceps） 由钳柄、关节及钳喙三部分组成。钳柄是手术者握持的部分。钳喙为拔牙钳的工作部分，多数钳喙为对称型，即两个钳喙对称；部分钳喙的左、右两侧大小不一。钳喙与钳柄所呈的角度有所不同，相对平行者用于上牙，垂直者用于下牙。牙冠钳和根钳的区别：牙冠钳喙宽大，牙根钳喙窄小。

2. 牙挺（elevator） 由刃、柄和杆三部分组成。根据形状可分为直挺、弯挺及横柄挺（对称三角挺）。

3. 刮匙（curette） 有直、弯 2 种。用于刮除牙碎片、残渣、肉芽肿或囊肿等。

二、牙及牙槽外科常用护理操作技术

1. 增隙拔牙法的护理 将带槽圆凿插入牙与牙槽骨之间，用牙锤击凿，使带槽圆凿进入牙与牙槽骨之间，分离出一缝隙后再用牙挺将牙根挺出。使用牙锤时应右手腕部用力，力量适中，有弹性，有节奏地连续敲击两下，再次重复。与此同时，应用左手向上托护下颌角处，以保护颞颌关节。若掏取上颌前磨牙或磨牙牙根时，要轻击，以防牙根进入上颌窦。

2. 劈开拔牙法的护理 对于不易取出的阻生牙，应用锋利的双面宽凿将双根劈开，然后分别取出。劈开拔牙时的击锤方法：在看清医师放置骨凿的准确部位后，用闪击法，争取一次锤击劈开。击锤时，一般击两下。第一下轻，为预备性的提示；第二下用力，快而重。此时必须托护下颌骨（在拔下牙或下颌阻生牙时），以免伤及颞颌关节。

3. 涡轮机拔牙法的护理 协助医师拉开患者的口角，用骨膜分离器隔挡软组织，以免被快速转动的车针损伤组织。用吸唾器不断吸出患者的唾液及血液，保持术野清晰。

三、牙拔除术患者的护理

（一）牙拔除的原因

（1）龋坏过大或严重的牙周病：严重广泛的龋坏而不能行牙修复，严重牙周病导致牙周骨组织大部分被破坏，牙极为松动。

（2）牙外伤：因损伤导致牙根折断，难以行牙修复。

（3）阻生牙：反复发生冠周炎或引起邻近牙根吸收或破坏。

（4）滞留乳牙：乳牙滞留影响恒牙萌出。

（5）其他：如骨折累及牙、错位牙等。

（二）牙拔除术患者的护理

1. 护理评估

（1）健康史：询问患者过去有无全身性疾病，如严重心血管疾病、糖尿病及造血系统疾病等。术前有无服用其他药物以及药物过敏史。

（2）身体状况：患者的生命体征，患牙所致的疼痛、咀嚼功能障碍等，牙周组织有无红、肿、热、痛。

（3）辅助检查：了解 X 线、血常规的检查结果。

（4）心理—社会状况：了解患者手术前晚的睡眠情况，对疼痛的耐受与认识状态，对拔牙的了解及心理状态。

2. 常见的护理诊断及医护合作问题

（1）舒适的改变：与疼痛有关。

（2）潜在的并发症：术区出血、术后感染等。

3. 护理目标

（1）患者疼痛缓解或消失，舒适感增强。

（2）患者未发生并发症或并发症及时处理。

4. 护理措施

（1）拔牙前的护理

1）做好心理护理：热情接待患者，告知相关知识，缓解焦虑，增强治疗的信心。

2）询问了解病史：询问有无药物过敏史，必要时做药物过敏试验，协助患者完成各种检查如拍牙片、化验等。

3）签署手术同意书：向患者及家属介绍术中可能发生的问题，以取得患者及家属的合作。

4）协助患者采用正确的治疗体位：协助患者采用坐位，也可采用卧位。患者胸前铺胸巾并固定。拔上颌牙时，患者头后仰，使张口时上颌牙的颌平面约与地面成45°拔除下颌牙时，应使患者大张口时下颌牙的颌平面与地面平行，下颌与术者的肘关节在同一高度或稍低。

5）术区的准备：嘱患者取出口内的活动义齿，协助患者用0.25%氯己定液含漱，牙石较多者应先行洁治。口内术区及麻醉穿刺区用1%碘酊或0.5%聚维酮碘消毒。复杂牙需切开缝合者，应用75%乙醇消毒口周及面部下1/3区域。

6）器械准备：根据所拔牙的位置选择拔牙器械包，包括牙钳、牙挺、牙龈分离器和刮匙等。若需做翻瓣时，还应准备手术刀、骨膜分离器、缝针、缝线等。

7）调节灯光：光源要集中在手术野。

（2）拔牙过程中的护理

1）医护人员的工作位置：医师在手术中的位置取决于拔牙的部位。通常站立于患者的右前方，拔下颌前牙也可站立于患者的右后方，即四手操作法中8~12点的工作位。护士在配合时，应站患者左侧，即四手操作法中2~4点的工作位。此位便于传递器械、抽吸唾液或血液、协助劈牙和保护颞颌关节。

2）协助医师拔除牙齿，主动准确地传递器械。具体步骤如下。

分离牙龈：用牙龈分离器分离紧密附着在牙颈部的牙龈。

挺松牙体：用牙挺将患牙挺松。

安放牙钳：选择正确的拔牙钳，核对牙位，正确安放。

拔除病牙：牙钳夹紧后，用摇动、扭转和牵引的用力方法拔除患牙。

拔牙创面的检查与处理：用刮匙探查牙槽窝，有肉芽组织或碎片应刮除。

3）术中配合：在整个手术过程中，护士应严格遵守和执行无菌技术操作，准确传递器械，及时吸出口内的唾液、血液等，充分暴露手术野。

4）观察病情：在拔牙过程中应认真观察患者病情的变化，如意识、面色、呼吸，有无抽搐等，特别重视患者的主诉，如头痛、头晕、胸闷、恶心等。发现异常，及时汇报医师，配合处理。

（3）拔牙后的护理

1）观察病情：拔牙结束后，应观察患者的病情约30min。如无不适，方可让患者离开。

2）观察拔牙区有无出血：拔牙结束时嘱患者咬紧无菌小纱卷压迫止血30min，若出血较多时可延长至1h。

3）加强心理护理：详细介绍拔牙后的注意事项，了解患者的感受，并作相应的解释工作，缓解患者的心理紧张。

4）认真做好健康指导：①拔牙当天不能漱口或只能轻轻用漱口液含漱，以免冲掉血凝块，影响伤口愈合。②拔牙后不要用舌舔吸伤口或反复吐唾、吸吮，以免因增加口腔负压，破坏血凝块而引起出血。③拔牙后1h可进温软食物或流质饮食，不宜吃太热、太硬的食物，以免造成出血。④若术后有明显的大出血、疼痛、肿胀、发热、开口困难等，应及时复诊。⑤伤口有缝线者，嘱术后5~7天拆线。⑥拔牙术后2~3天唾液中可有少量血性液体，为正常现象。若唾液中含大量血凝块或鲜红血液，应及时复诊。

5. 护理评价　通过治疗和护理计划的实施，评价患者是否达到：①疼痛缓解或消失。②无并发症发生或并发症处理及时。

四、牙槽外科手术患者的护理

牙槽外科手术包括部分义齿修复前的外科手术，如牙槽突修整术及牙槽突周围组织的手术。护理评估、护理诊断及护理目标等同于牙拔除术患者的护理。

1. 护理措施

（1）术前护理

1）询问患者有无全身疾病，特别是心血管疾病、出血性疾病、麻醉药物过敏等。

2）检查局部有无急性炎症。

3）测量生命体征，有心血管疾病的患者应行心电监护。

4）嘱患者手术前1天洗澡更衣、修面，保证睡眠。

5）做好患者的解释工作，取得患者合作。

6）准备手术器械和用物。

（2）术中护理

1）按手术要求准备好患者的体位：局麻患者采用半卧位或端坐位，全麻患者采用平卧位。

2）充分暴露术野：调节灯光，保证充分照明。及时吸出口腔内的血液、唾液，充分暴露手术野。

3）准确、及时地传递器械，协助击锤、凿骨等。

4）手术结束时，协助医师做术区包扎，整理用物。

（3）术后护理

1）观察术区有无出血：对于较广泛的伤口，术后可适当加压包扎或咬纱卷30~60min，以达到加压止血的目的。

2）密切观察患者生命体征的变化：特别是有心血管疾病的患者，术后应密切观察患者的脉搏、呼吸、血压、心电图、SpO_2的变化。

3）加强心理护理：详细介绍手术后的注意事项，了解患者的感受，并作相应的解释工作。

4）加强健康指导：①饮食宜软、温、凉，禁过硬、过热食物，饭后漱口，保持口腔清洁。②术后术区可能有轻度肿胀，若持续肿胀、出血等，应随时就诊。若发生局部血肿可冷敷，并及时复诊。③术后5~7天拆线，术后2周可做义齿修复。

2. 护理评价　通过治疗和护理计划的实施，评价患者是否达到：①疼痛缓解或消失。②无并发症发生或并发症处理及时。

（张文忠）

第四节　颌骨骨折患者的护理

颌骨骨折（fracture of jaws）有一般骨折的共性，如肿、痛、出血、移位、感觉异常及功能障碍等。由于颌骨解剖结构和生理功能的特点，其临床表现和诊治方法与身体其他部位骨折又有不同。最大的不同是上、下颌骨形成的咬合关系，如处理不当，会影响咀嚼功能。

一、颌骨骨折的解剖特点

上颌骨是面部中最大的骨骼，左右各一，两侧上颌骨在中线连接，构成鼻腔基部的梨状孔。上颌骨的上方与颅骨中的额骨、颞骨、筛骨及蝶骨相连，在面部与颧骨、鼻骨、泪骨和腭骨相连，故骨折时常并发颅脑损伤和邻近颅面骨骨折。上颌骨骨质疏松，血供丰富，主要由颌内动脉供血，损伤后出血较多，骨坏死罕见，愈合力强，骨折后如不及早处理，易发生错位愈合。上颌骨附着肌虽多，但主要是一些弱小的表情肌，且均止于皮肤，故对骨折片移位作用不大。此外，上颌骨内外的腔窦较多，骨的创伤常与口腔、鼻腔或上颌窦腔相通，易发生感染。

二、颌骨骨折的临床分类

1. 上颌骨骨折的临床分类　最常用的是 Le Fort 分型，即 Le FortⅠ型骨折、Le FortⅡ型骨折、Le FortⅢ型骨折（图 10－4）。

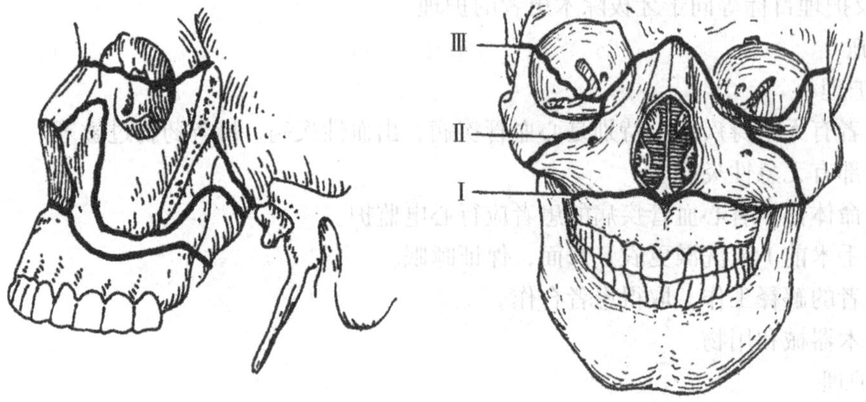

图 10－4　上颌骨横断骨折的 3 种类型（Le Fort 分型）

2. 下颌骨骨折的临床分类　下颌骨骨折可按骨折性质、骨折发生部位、骨折段有无残留 3 种方法来分类。

三、颌骨骨折的护理

1. 病因病理　多因交通事故、工伤事故、跌打损伤及运动损伤所致，少部分可由医源性（如阻生牙劈冠时）损伤，战时多由于弹片伤所致。

2. 护理评估

（1）健康史：仔细询问患者发病前的全身健康状况，有无严重的全身疾病和外科大手术史，有无过敏史。

（2）身体状况：颌骨骨折除具有一般骨折的共同症状和体征如肿胀、疼痛、出血、移位、畸形外，上、下颌骨骨折还有以下特有的表现。

1）上颌骨骨折：上颌骨骨折常有面形改变；眼眶及眶周瘀斑；口、鼻腔出血；上颌骨骨折常合并口、鼻腔黏膜撕裂或鼻旁窦黏膜损伤；咬合关系错乱；常发生颅底骨折，出现脑脊液漏等。

2）下颌骨骨折：下颌骨骨折常因不同部位骨折、不同方向的肌牵引而出现不同的骨折段移位；咬合错乱、反颌或开颌等；下颌骨运动时出现分段的活动；下颌骨骨折伴下牙槽神经损伤时，会出现下唇麻木；由于疼痛和肌痉挛，多数下颌骨骨折患者存在张口受限。

（3）诊断：X 线摄片检查、CT、三维 CT 重建可协助诊断。

（4）心理—社会状况：患者因遭受意外伤害，出现不同程度的恐惧或焦虑情绪。

3. 治疗原则

（1）先救命，后治伤。

（2）尽早进行骨折段的复位与固定，并恢复患者原有的咬合关系。

（3）功能和外形兼顾。

（4）合并软组织损伤的处理：先行软组织清创并关闭口内伤口，再行骨折固定，最后缝合口外伤口。

（5）骨折线上牙的处理：颌骨骨折治疗中常利用牙齿施行骨折段的固定，应尽量保存牙齿，即使在骨折线上的牙齿也应考虑保留。

（6）局部治疗与全身治疗相结合。

4. 常见的护理诊断及医护合作问题

（1）急性疼痛：与外伤骨折有关。

（2）有窒息的危险：与骨折后软腭下塌阻塞咽喉、舌后坠、异物阻塞咽喉部、口腔组织水肿等有关。

（3）有误吸的危险：与颌面部外伤后血性分泌物吸入气管有关。

（4）牙齿异常：与牙齿松动、脱落或咬合关系紊乱等有关。

（5）口腔黏膜组织完整性受损：与外伤有关。

（6）身体形象紊乱：与伤后面部畸形、容貌改变及功能受损有关。

（7）恐惧：与突然受到伤害有关。

（8）焦虑：与面部畸形、牙咬合关系紊乱有关。

5. 护理目标

（1）患者疼痛减轻或消失。

（2）呼吸道通畅。

（3）患者焦虑和恐惧减轻。

（4）患者能坦然面对自身形象的改变。

6. 护理措施

（1）颌骨骨折损伤患者的急救护理

1）做好收治颌骨骨折急诊患者的准备及抢救工作，协助医师进行抢救和伤口清创缝合手术。

2）保持呼吸道通畅，防止发生窒息：解除呼吸道阻塞；保持患者正确体位，解开衣领，头偏向一侧，用舌钳将后坠舌牵出；插入通气导管，保持呼吸道通畅。

3）止血：严密观察患者口腔是否出血，如有出血，应立即止血。要根据损伤的部位、出血的来源和程度（动脉、静脉或毛细血管）及现场条件，采用相应的止血方法。常用的止血方法有压迫止血、结扎止血和药物止血。

4）休克的急救：口腔颌面部损伤所引起的休克主要为创伤性休克和失血性休克。休克的处理原则为恢复组织的灌注量。创伤性的休克处理原则为安静、镇痛、止血和补液，可用药物协助维持血压。对失血性休克，可快速输液、输血。

5）合并颅脑损伤的急救：口腔颌面部损伤常伴有不同程度的颅脑损伤，包括脑震荡。脑挫伤、颅骨骨折和脑脊液漏等。患者应卧床休息，减少搬动。严密观察患者的神志、瞳孔、脉搏、血压、呼吸变化，并保持呼吸道通畅，必要时行气管切开。外耳道及鼻有脑脊液漏时，禁止做填塞与冲洗，以免引起颅内感染。如有颅内压增高，应遵医嘱使用降颅内压药物和镇静药物，但禁用吗啡。

6）包扎：包扎能起到保护创面、压迫止血、暂时固定、防止污染的作用。常用的方法有四尾带包扎法和十字绷带包扎法。包扎时注意松紧度，以免影响呼吸。

（2）颌骨骨折患者损伤的常规护理：口腔颌面部损伤的患者存在很多问题，例如：伤口疼痛、张口受限、牙受损，或因颌骨骨折、咬合错乱，甚至颌间结扎，不能正常张口、咀嚼和进食，常只能选用流质、半流质或软食，营养供给低于机体的需要。护理上必须积极干预，才能有效促进患者恢复。

1）一般护理：创面的护理：对已发生感染的伤口不宜缝合，常做创面的湿敷、清洗，以控制感染。待创面清洁、肉芽组织健康后，再做进一步处理。

颌骨骨折固定患者的护理：颌骨骨折固定的目的是恢复正常的咬合关系，促使骨折愈合。注意观察口内的夹板、结扎丝有无脱落、断开、移位，是否损伤牙龈或唇、颊黏膜等，尤其要检查咬合关系是否异常，应随时调整、改变牵引及固定的方向。

保持患者口腔清洁：进食后先用盐水漱口，再用漱口液含漱，也可用儿童牙刷轻轻刷洗。

对于急诊收治的患者，做好相应的抢救与处理。

2）营养支持：嘱患者进清淡流质或半流质饮食。食物应能提供足够的热量，保证营养丰富平衡。

根据患者损伤的部位和伤情不同，采用不同饮食种类（如流质、半流质或软食等）和进食方法（如胃管等）。

3）心理支持：可根据心理测量表及患者的主诉，判断患者是否有焦虑或恐惧，根据不同的心理问题加以疏导。鼓励其表达感受，指导患者学会放松的方法，详细解释治疗过程。使患者了解面部畸形只是暂时的，说服家属给患者更多关注，让患者逐渐适应日常生活、社会活动、人际交往等。

7. 护理评价　通过治疗和护理计划的实施，评价患者是否达到：①患者疼痛、肿胀减轻或消失。②患者受损的组织愈合恢复正常。③营养失调已改善，患者体重有所增加。④患者能正确掌握漱口的方法，保持口腔清洁。⑤患者情绪稳定，对疾病有正确的认识。

（张文忠）

第五节　牙列缺损患者的护理

牙列缺损是指在上、下颌牙列内的不同部位有不同数目的牙齿缺失，牙列内同时有不同数目的天然牙存在。牙列缺损是口腔修复临床常见和多发性的缺损，牙列缺损后破坏了咀嚼器官的完整性，如未及时修复，可造成缺隙的邻牙倾斜移位，影响口腔功能，或引起龋病、牙周病、颞颌关节功能紊乱等疾患。牙列缺损的治疗方法是义齿修复。义齿修复又分为可摘局部义齿和固定义齿两类。

一、病因及发病机制

1. 龋病　若龋病未得到及时治疗，可导致牙齿硬组织不断破坏，形成残冠或残根。如感染继续扩散，可引起根尖周组织病变，出现根尖脓肿、患牙松动，一部分牙齿因无法治疗而被拔除，从而造成牙列缺损。

2. 牙周病　患牙周病后，因牙周组织逐渐破坏形成牙周袋，牙槽骨吸收，牙齿松动、脱落或被拔除，形成牙列缺损。

3. 外伤　突如其来的暴力或跌伤，可导致前牙或后牙受伤折断或脱落，可能伴有牙槽嵴或颌骨的缺损。也可因错颌导致不均匀磨耗，在咀嚼硬食物时，造成牙折而又无法治疗，患牙拔除后，造成牙列缺损。

4. 颌骨疾病　如颌骨骨髓炎、上下颌骨的各种肿瘤等也是导致牙列缺损的原因之一。

5. 发育障碍　儿童在生长发育期，因内分泌障碍、疾病、遗传、营养不良等原因，均可影响颌骨及牙齿的发育。牙齿钙化或萌出过程发生障碍，不形成牙胚，或形成牙胚后又因钙化、萌出障碍而使牙不能萌出；或发育成畸形如冠小根短，在颌骨内不稳固而过早的自行脱落或被拔除形成牙列缺损。

二、护理评估

1. 健康史　对口腔修复科患者进行护理评估时，不但要评估患者口腔缺损、缺失情况，也要了解及收集患者的全身状况。询问患者健康状况，有无慢性疾病或传染性疾病，有无药物过敏史或牙用材料过敏史。

2. 身体状况　患者因牙体、牙列缺损的范围、程度、部位、数量的不同，可有不同的临床表现，如牙体牙髓症状、牙周症状、咀嚼功能减退、发音功能障碍、面容改变等。

3. 辅助检查　通过 X 线摄片检查，了解患者患牙当前情况或治疗情况。

4. 心理—社会状况　评估患者对修复治疗的认知情况，对修复体的期望程度，了解患者的个性特征，是否存在恐惧、紧张心理，对修复治疗必要的牙体制备有无足够的思想准备，患者的经济状况及文化背景。

三、治疗要点

牙列缺损采用义齿进行修复。按照其固位方式不同，分为固定义齿和可摘局部义齿两种。

1. 固定义齿　固定义齿是利用缺牙间隙相邻两侧或一侧的天然牙或牙根作为基牙，通过其上的固位体将义齿黏固于天然牙上，患者不能自行取戴，故称为固定义齿，也称为固定桥。此外，由于种植技术的应用，也可利用种植体作为桥基进行固定义齿修复。

2. 可摘局部义齿　可摘局部义齿是利用天然牙与黏膜作为支持，通过固位体卡环和基托将义齿固定在牙列内，患者可以自行取戴，故称为可摘局部义齿，又称为活动义齿。

3. 目的　固定义齿和可摘局部义齿修复的目的都是为了恢复缺失牙的生理功能和形态，但各有其优缺点和适应范围，应根据患者的具体情况和患者的意愿进行选择。当患者有全身疾病，无法耐受修复过程，或者患者口腔内有未经治愈的恶性肿瘤及黏膜病，一旦修复会促使疾病发展恶化者，可不考虑进行修复。

4. 义齿修复的原则　不但要求符合机械学原理，而且要重视生理学的原则，即设计制作的义齿要能恢复缺损牙列的形态的生理功能，而且要求义齿不能损害口腔组织，对口腔组织增加的负荷，不能超过其生理适应范围，否则，会引起口腔组织的病理改变。

四、常见护理诊断/护理问题

1. 恐惧　与惧怕磨牙及陌生的治疗环境有关。
2. 牙齿异常　与牙齿缺损、折断、磨损、脱落所致有关。
3. 组织完整性受损　与牙列缺损所致有关。
4. 语言沟通障碍　与前牙缺损导致发音不清有关。
5. 知识缺乏　与缺乏对修复治疗的方法及相关知识的了解有关。

五、护理目标

对牙列缺损、缺失患者护理目标为，患者能够：①患者能愉快接受治疗和护理，使组织完整性得到修复。②对修复治疗的方法及相关知识有所了解。

六、护理措施

1. 接诊前的准备　备齐治疗所需用物及药品，摆放在固定位置。了解当日医师出诊情况、患者预约情况、修复体情况。

2. 接诊工作　对初次就诊的患者应进行预诊，了解患者的主诉及牙列缺损情况，修复前的准备是否完成。

3. 护理配合　在修复治疗过程中，护士应根据治疗需要，及时增减器械及传递所需用物，主动进行椅旁配合。

（1）牙体预备的护理

1）治疗前准备：引导患者上椅位，戴上胸巾，调节椅位及光源。医师进行牙体预备前，向患者解释磨牙的目的，取得患者合作。

2）协助牙体预备：医师根据修复设计的需要，对支托凹、隙卡沟进行预备时，协助选择、更换砂石针及金刚砂车针，牵拉口角、吸唾、暴露术区。

（2）制取印模的护理：可摘局部义齿必须在口外模型上制作，因此必须首先取得反映口腔软硬组织的印模，灌注成与口腔形态完全一致的模型，才能保证义齿的精确度。

1）选择托盘：牙体预备完成后，取印模前要按患者牙弓的大小、形状、高度，缺牙的数目、部位，以及印模材料的不同来选择托盘。如无合适的成品托盘，可为患者制作个别托盘。要求托盘与牙弓内、外侧应有3～4mm间隙，以容纳印模材料。在唇颊系带应有相应切迹。上颌托盘后缘应盖过最后一个磨牙后垫区。如托盘的高度及长度不足，可用蜡添加。托盘还应选择有孔及边缘有倒凹的托盘，防止印模材料与托盘剥脱。如果使用平底无孔托盘，应在边缘加蜡或者贴一圈胶布形成倒凹。如无合适的托盘，也可为患者制作个别托盘。

2）印模材料选择：根据可摘局部义齿制作要求选择藻酸盐印模材料或硅橡胶印模材料。

3）取印模体位要求：取上颌印模时，让患者坐直或微仰，避免印模材料向后流动刺激患者软腭，取下颌印模时患者头稍向前倾。

4）调拌印模材料：取适量藻酸盐印模材料粉剂放于橡皮碗内，按比例加适量清水，用调拌刀调匀。为避免材料与托盘分离，有的材料要求取模前在托盘组织面及边缘涂上黏合剂，然后取适量的硅橡胶糊剂及催化剂于调拌纸上，用塑料调拌刀调和，调匀后放入托盘。

5）取印模的方法：将调拌好的印模材料盛入托盘中，取上颌印模时，右手持托盘，以旋转方式从左侧口角斜行旋转放入口内，使托盘的后部先就位，前部后就位，可使过多的印模材料从前部排出。托盘柄要对准面部中线，也可以将托盘由前向后轻轻加压，使印模材料由后部排出。以同样方法制取下颌印模，嘱患者轻微抬舌并前伸和左右摆动，切勿过分抬高舌尖，以免影响舌侧口底部印模边缘的准确度。

（3）义齿试戴护理配合

1）核对患者病历、姓名及义齿，安排患者于治疗椅上。将已完成的义齿放入检查盘内，备齐所需用物。

2）医师调磨义齿基托倒凹及过长的边缘时，应用强力吸引器吸去磨除的碎屑。个别卡环需要调整，按医嘱传递所需牙用钳。医师在试戴调磨过程中，及时添加咬合纸，协助更换砂石针。

3）若义齿基托与组织面不密合或咬合过低，用自凝树脂直接法在口内重衬或恢复咬合接触时，调拌牙托粉或造牙粉。做重衬时，用棉签蘸取液状石蜡供医师涂于患者口腔黏膜的重衬区域，待自凝树脂呈黏丝状时涂于基托组织面或需增加咬合的合面，将义齿戴入患者口内就位。备温热水，医师将树脂尚未完全凝固的义齿取下后放入其中，加速自凝树脂的聚合。

4）义齿经试戴合适后，将义齿在布轮上进行抛光、消毒后交患者戴入。初次戴用可摘局部义齿者，常会感到配戴困难，应教会患者取戴方法，直到掌握为止。

（4）健康指导

1）使患者明确牙列缺损后及时修复的重要性。

2）了解修复体戴用后的注意事项。初戴义齿常有异物感、发音不清、咀嚼不便、恶心或呕吐等，告知患者经耐心戴用1～2周后，即可习惯。

3）掌握可摘局部义齿的使用及保护方法。可摘戴义齿不宜强力摘戴，以免卡环变形。戴义齿时不要用牙咬合就位，以免卡环变形或义齿折断。初戴义齿时，让患者最好不吃硬食，也不宜咬切食物，先练习吃软食物，以便逐渐适应。

4）应养成保持义齿清洁的习惯，在饭后及睡前应取下可摘义齿刷洗干净。可用清水蘸肥皂刷洗，也可用牙膏刷洗，以免食物残渣沉积于义齿上。夜间应将义齿取下放入冷水杯中，但切忌放入沸水或乙醇等药液中。

七、护理评价

通过治疗和护理计划的实施，评价患者是否达到：①患者能愉快接受治疗和护理，使组织完整性得到修复。②对修复治疗的方法及相关知识有所了解。

（吕　霞）

第六节　口腔颌面部肿瘤患者的护理

一、概述

肿瘤（tumor）是人体组织细胞由于内在和外界致病因素长时间的作用，使细胞的遗传物质—脱氧核糖核酸（DNA）产生突变，对细胞的生长和分裂失去控制而发生异常增生和功能失调所造成的一种疾病。

口腔肿瘤与全身肿瘤的构成比，其排序在全身各部位中居第10位以后。地区不同，差异不同；从病理资料统计分析看，口腔颌面肿瘤占全身肿瘤的8.2%。据文献报道，我国口腔及咽部恶性肿瘤的发病率为8.7/10万（男）及6.0/10万（女）。

在全身肿瘤中，良性与恶性的比例为1∶1。口腔颌面肿瘤中一般良性比恶性为多。发生口腔颌面部肿瘤患者的男女性别差异日趋缩小。患病年龄，我国以40~60岁为高峰。

口腔颌面部良性肿瘤以牙源性及上皮源性肿瘤为多见，如成釉细胞混合瘤等；其次为间叶组织瘤如管型瘤、纤维瘤等。恶性肿瘤以上皮源组织来源最多，尤其是鳞状上皮细胞癌最为常见；其次为腺源性上皮癌及未分化癌；肉瘤较少，主要为纤维肉瘤、骨肉瘤等。造血间叶组织来源的恶性肿瘤，如恶性淋巴肉瘤、白血病等也可首发于口腔颌面部。

二、舌癌

舌癌（carcinoma of tongue）是最常见的口腔癌，男性多于女性，但近年来有女性增多及发病年龄更年轻化的趋势。

（一）病因与发病机制

舌癌的致病原因迄今尚未明确，可能与下列因素有关：

1. 外来因素

（1）物理因素：紫外线、X线及其他放射性物质、热、损伤以及长期慢性刺激等都可能成为致癌的因素。

（2）化学因素：烟草和酒精被证实是致癌的因素。口腔癌与吸烟有关，酒精与烟草致癌有协同作用，酒精常被看作是一个发癌的促进剂。

（3）生物因素：实验证明某些恶性肿瘤可以由病毒引起，如人乳头瘤病毒（human papilloma virus，HPV），特别是HPV16是诱发人口腔黏膜鳞癌的相关病毒。

（4）营养因素：营养不良或营养过度，包括某些维生素及微量元素的变化均与癌瘤的发生有一定关系，维生素A和维生素B、维生素E类缺乏与口腔癌发生有关。

2. 内在因素

（1）神经精神因素：精神过度紧张，心理平衡遭到破坏，造成人体功能失衡，可促进肿瘤的发生。

（2）内分泌因素：内分泌功能紊乱可引起某些肿瘤的发生。

（3）机体免疫状态：实验证明，癌瘤之间存在着肿瘤抗原与免疫反应。患有免疫缺陷病或异体器官移植后的病员，其发生恶性肿瘤的概率比普通人增高。

（4）遗传因素：癌症患者可有家族史，但需要一定的环境因素才能发病。

（5）基因突变：近年来研究认为人类染色体中存在着癌基因。当各种外来因素的作用下，癌基因被激活或抗癌基因被抑制的情况下人体才会发生肿瘤。

此外，年龄、地区、民族、环境、地方风俗、生活习性等内外因素与肿瘤的发生也有密切的关系。

（二）病理

舌癌以鳞状细胞癌多见，其中舌体癌几乎100%为鳞状细胞癌，一般可分为3级：Ⅰ级分化较好，Ⅲ级分化最差，Ⅱ级介于Ⅰ级和Ⅲ级之间；未分化癌的恶性程度最高。舌根癌中，腺源性占较高比例，主要为腺样囊性癌，也可发生淋巴上皮癌或未分化癌。

（三）扩散转移

舌癌常发生早期颈淋巴结转移，且转移率较高，因舌体具有丰富的淋巴管和血液循环；加上舌的机械运动频繁，这些都是促使舌癌转移的因素。舌癌的颈淋巴转移常在一侧，如发生于舌背或越过舌体中线的舌癌可以向对侧颈淋巴结转移，位于舌前部的癌多向下颌下及颈深淋巴结上、中群转移；舌尖部癌可以转移至颏下或直接至颈深中群淋巴结。此外，舌癌可发生远处转移，一般多血行转移至肺部。

（四）护理评估

1. 健康史

（1）患病及治疗经过

1）现病史：详细询问患者此次就诊的主要原因和治疗目的；最初出现症状的时间、确切的部位、生长速度以及最近是否发生突然加速生长。

2）既往史：仔细询问患者发病前的全身健康状况，过去有无炎症史、损伤史，有无严重的全身疾病和外科大手术史。患者预防接种史和药物过敏史。

3）治疗情况：询问患者是否到过医院就诊；是否接受过治疗，治疗的方式和效果，目前的治疗情况。

（2）生活史和家族史

1）生活史：询问患者的出生地和生活环境，婚姻和生育情况等问题；重点了解有无烟酒嗜好，有无锐利牙嵴、残根或不良修复体长期对口腔黏膜的损伤，口腔内有无白斑或扁平苔藓等危险因素。

2）家族史：询问患者家族中有无类似疾病发生的病史。

2. 身体状况

（1）症状

1）疼痛：多数舌癌的早期症状不明显；当病灶范围超过 1 ~ 2cm 时，出现舌部疼痛；如有继发感染或侵犯舌根常发生剧烈疼痛，可有同侧放射性头痛或耳痛。

2）进食和言语困难：癌灶侵犯舌肌时，引起舌运动受限，患者进食困难，语言表达不清。

（2）体征

1）舌部癌灶：舌癌多发生于舌缘，其次是舌尖、舌背。常为溃疡型或浸润型，也有菜花型。

2）舌体运动受限：舌癌一般恶性程度较高，生长快，浸润性较强，常波及舌肌，致舌运动受限。晚期舌癌可蔓延至口底及下颌骨，使全舌固定。

3）颈部及颏下淋巴结肿大：舌的血供及淋巴丰富，特别是舌肌的经常挤压运动，使得舌癌容易发生早期颈淋巴转移，远处可转移至肺部。

（3）并发症

1）感染：这与肿瘤患者存在一系列易感因素有关，包括癌灶局部感染、肺炎、尿路感染等。

2）出血：口腔颌面部肿瘤生长于血液循环丰富的部位，癌组织破溃、坏死或侵蚀血管，引起出血。

3. 辅助检查

（1）X 线检查：主要了解舌癌有无颌骨浸润及其侵犯范围，并常规行胸部摄片检查肺部有无转移。

（2）CT 和 MRI：主要用于判断舌癌病损的部位、范围、破坏性质，病变累及范围、大小及性质。

（3）活检：以确定病变性质、肿瘤类型及分化程度等。

（4）肿瘤标志物检查：可以协助对肿瘤的诊断，也可用于对患者治疗效果及其预后进行有效的监护。

4. 心理—社会状况

（1）心理状况：由于舌癌对进食和发音的影响、对颜面的破坏、病情的反复、放化疗后的不良反应、手术对组织器官造成的毁坏性效果，生命质量的下降，都可对患者心理构成很大压力，评估患者是否存在恐惧或焦虑等心理问题。个别晚期患者会因不堪忍受疼痛、吞咽或言语困难，对治疗丧失信心而产生轻生念头。

（2）社会支持系统：如家庭成员和氛围、家庭经济状况、医疗费用的来源和支付方式等。

（五）治疗要点

应以综合治疗为主。早期高分化的舌癌无论放疗、手术效果都很好。晚期舌癌则应采用综合治疗，根据患者的具体情况，选择手术加化疗，或放疗加手术、化疗等多种方法。

1. 手术治疗　早期病变或癌肿局限于舌尖的可考虑局部切除外，一般都进行原发癌与颈淋巴联合根治术；晚期病例应首选手术治疗，对波及口底及下颌骨的舌癌，应施行一侧舌、下颌骨及颈淋巴联合清扫术。若对侧有转移时，应行双侧颈淋巴清扫术。为恢复舌的功能，超过1/2以上的舌缺损均应行一期舌再造术。

2. 化学药物治疗　对晚期病例应做术前诱导化疗，待肿瘤缩小后再行外科手术切除，也可作为术后的辅助治疗。此外，化学药物治疗也适用于有远处转移的患者。

3. 放射治疗　为了保存舌的功能，有时对早期患者可选用间质内放射治疗。

4. 低温治疗　又称冷冻治疗，对年老体弱或有其他全身疾病不能承受手术的病例，也可考虑冷冻治疗。

（六）常见护理诊断/护理问题

1. 恐惧　与被诊断为癌症和缺乏治疗和预后的知识有关。

2. 有窒息的危险　与术后易发生舌后坠而致呼吸道阻塞有关。

3. 有感染的危险　与术后口腔卫生困难、局部创口经常被唾液污染，机体抵抗力下降有关。

4. 潜在并发症　伤口出血、移植皮瓣坏死。

5. 语言沟通障碍　与舌切除有关。

6. 营养失调　低于机体需要量与术后张口受限、咀嚼及吞咽困难有关。

7. 知识缺乏　与缺乏出院后自我护理知识和技能有关。

（七）护理目标

对舌癌患者的护理目标为，患者能够：①采取有效的方法应对恐惧，恐惧感减轻或消失。②手术前后呼吸道保持通畅，不发生窒息。③切口愈合好，无出血和感染发生。④移植皮瓣成活，切口无出血。⑤进行有效沟通。⑥营养状态改善或不发生营养失调。⑦掌握自我护理知识和技能。

（八）护理措施

1. 手术前护理

（1）心理护理：根据患者的心理反应提供心理调节方案，并取得家属支持，唤起患者的社会认同感。介绍同种病例术后恢复期的患者与其交流，使其减轻恐惧感，以最佳的心理状态接受治疗。对于情绪持续低落者，需要心理医师的帮助，恢复他们的心理健康。

（2）饮食护理：鼓励患者进平衡膳食。对不能进食者应从静脉给予必要的营养补充如氨基酸、蛋白质等，以保证机体需要量。

（3）口腔护理：术前根据患者的口腔情况作牙周清洁，及时治疗口腔及鼻腔炎症。给予含漱剂漱口，防止术后伤口感染。

（4）术前常规准备：按外科手术常规备血、皮试、教会患者有效的咳痰方法、戒烟，学会床上大小便等准备。

（5）特殊护理

1）语言沟通障碍的护理：教会患者简单的手语；通过文字表达感受和需求；对于不能读写的患者采用图片进行交流。术后由于舌切除或气管切开，部分患者可能出现言语不清，在术前可以教会患者一些固定的手势表达基本的生理需要，或用书面的形式进行交流，也可制作图片让患者选择想表达的含义。

2）修复体准备：作一侧下颌骨切除者，术前应为患者做好健侧的斜面导板，并试戴合适便于术后立即佩戴，防止下颌偏位，影响患者呼吸。

2. 手术后护理

（1）体位：意识未清醒的患者平卧位，头偏向一侧；意识清醒的患者采取半卧位，有利于防止颌面部水肿，减轻缝线处张力，并有利于分泌物的排出和伤口引流，以防误吸。

（2）密切观察病情：密切观察患者神志和意识、瞳孔、生命体征、心电图及病情变化、引流物颜色、形状；皮瓣色质、出入量等，及时做好记录；同期双侧颈清扫术者，密切观察有无颅内高压症状和四肢的活动情况。

（3）保持呼吸道通畅：及时清除呼吸道的分泌物，防止呕吐物或血液误吸入气管。鼓励患者深呼吸和轻轻地咳嗽，排出气道分泌物。患者因一侧舌体切除及下颌骨切除易引起舌后坠，发生呼吸道阻塞。若患者保留有气管内插管或人工气道，应维护人工气道的正确位置，待病情许可后方能拔除。否则患者舌体用7号缝线牵拉固定以防舌后坠，应注意保持缝线固定稳妥。

（4）伤口护理：观察口内伤口及颈部伤口有无出血或渗血；观察伤口肿胀情况及敷料包扎松紧度，若包扎过紧，影响呼吸时须立即报告医生处理；并做好记录。

（5）口腔清洁：保持口腔清洁的方法一般有口腔护理和口腔冲洗两种。口腔冲洗法是通过用一定冲击力的漱口液，冲洗口腔内各面及牙齿各面，以进一步清除口内脏垢，提高清洁效果，该方法适用于神志清楚合作的患者。对口内无伤口的患者采用一般口腔护理即可达到清洁口腔的目的。对口内有伤口或移植皮瓣的患者，一般口腔护理无法进行或效果较差，应采用口腔冲洗法清洁口腔。一般先用0.9%的生理盐水冲净，然后用氯己定液含漱，每日3～4次，减轻口臭，防止伤口感染。若口内有皮瓣移植者勿用过氧化氢溶液，以免影响皮瓣成活。

（6）饮食护理：全麻患者清醒6小时后无呕吐者可给少量温开水或糖水，并根据患者情况和手术的部位、大小给予流质、半流质饮食。大多数术后患者主要通过鼻饲流质补充营养，术中或术后第一天即可插入胃管，胃管一般保留7～10天；当伤口愈合良好，就可以进行口饲，即将口饲管沿口角放置于咽部，用30mL注射器抽吸流质饮食通过口饲管缓慢注入。

（7）做好负压引流的护理

1）行舌颌颈联合根治术者安有负压引流管，应保持引流管通畅，并密切观察引流液的量、颜色及性状。

2）一般术后12小时内引流量不超过250mL，若量超过250mL或短时间内引流物过快、过多，呈鲜红色，应考虑出血的可能；若无引流物流出或流出甚少而面颈部肿胀明显，可能为引流管阻塞、折叠或放置于伤口部分的引流管位置不佳，应汇报医生，立即进行处理。

3）引流液颜色正常情况下应从深红转为淡红色并逐渐变淡。若引流液为乳白色，应考虑为乳糜漏（为术中损伤胸导管所致），应汇报医师拔除负压引流管，局部行加压包扎，并遵医嘱给以禁食或低脂饮食。严重者还要重新打开术区，缝合胸导管。

4）一般在术后第三天，24小时引流量少于30mL时，医师即可拔除负压引流管，并行伤口加压包，护士应继续观察伤口肿胀情况。

（8）对舌癌切除行游离组织瓣整复者，皮瓣监测是护理的重点护士应密切观察皮瓣的颜色、温度、皮纹和质地等。

1）体位：术后患者平卧，头部保持正中位，制动3～7天。

2）室温：保持在25～28℃，防止过冷刺激引起血管痉挛。

3）皮瓣颜色：一般术后1～2天内皮瓣颜色苍白，以后逐渐恢复正常。如发现皮瓣颜色发绀、变暗，为静脉回流障碍所致；如皮瓣表面起水泡或为灰白色，为动脉血流受限。

4）温度：皮瓣移植温度一般低于正常组织3～6℃。温度过低，颜色出现变化则应汇报医师探查处理。

5）皮纹：皮瓣表面正常的皮纹皱褶。如发生血管危象则皮纹消失，皮纹肿胀。

6）质地：皮瓣移植后仅有轻度的肿胀，如皮瓣明显肿胀，质地变硬，可能出现血管危象，应予以处理。

7）皮瓣毛细血管充盈反应：可用棉花签轻压皮瓣，压后皮瓣在5秒钟内颜色恢复至正常者为良好。

（9）功能锻炼

1）肢体锻炼：根治性颈淋巴清扫术切除了包括副神经等在内的重要组织，会导致患者术后斜方肌瘫痪、萎缩，出现垂肩、耸肩无力、肩周疼痛、上臂活动受限等功能障碍症状，严重影响患者的生存质量。肢体功能锻炼可以减少不适，增强上臂和肩的功能。术后第二、三天护士即可为患者做被动运动。祛除引流管和敷料后，可嘱患者进行主动运动和肌肉的逐步锻炼。

2）吞咽功能的训练：指导患者在吞咽后、吸气前，以咳嗽祛除集聚在声带上的食物，防止误吸。

3）语言功能的训练：舌癌术后的患者，语言功能训练是重点。最好在语言训练师指导下完成。

3. 健康指导　出院前护士应教会患者或其家属注意以下事项：

（1）日常活动休息指导：出院后可继续日常活动；睡眠时适当抬高头部。

（2）饮食指导：出院一个月内避免进食辛、辣、硬饮食；食物营养丰富平衡。

（3）伤口保护指导：避免压迫、撞击术区；用柔软的牙刷刷牙，每餐后漱口；保持切口处于燥，洗脸时勿触及伤口，洗头时避免水污染伤口。

（4）用药指导：遵医嘱服药。

（5）修复体使用指导：指导患者正确摘戴修复体与清洁修复体的方法。

（6）出现异常症状立即返院检查如出现呼吸困难；伤口出血、裂开、肿胀；体温超过38℃；或其他任何异常症状。

（九）护理评价

通过治疗和护理计划的实施，评价患者是否能够达到：①恐惧感减轻或消除。②呼吸道通畅。③皮瓣存活良好。④伤口愈合好，无出血，无感染发生。⑤患者能主动进行沟通交流，主动参与社会活动。

三、牙龈癌

牙龈癌（carcmoma of gingiva）在口腔鳞癌构成比中居第二或第三位。下牙龈癌较上牙龈癌多见。男性多于女性。

（一）病因与发病机制

牙龈癌发病原因和发病机制与舌癌一样，可能与口腔卫生不良，不良牙体或义齿修复有一定关系；临床上有时亦见伴癌前病损存在。饮食习惯亦与牙龈癌发生有一定关系。

（二）病理

牙龈癌多为高分化的鳞状细胞癌，生长缓慢，以溃疡型为最多见。好发于后牙区，前牙区的发生者较少见。牙龈癌可发生于唇颊侧牙龈黏膜，亦可发生于舌、腭侧牙龈黏膜。

（三）扩散转移

牙龈癌早期仅向牙槽突浸润，随后可侵及颌骨。上牙龈癌可侵入上颌窦及腭部，下牙龈癌可侵及口底及颊部。下牙龈癌比上牙龈癌淋巴转移早，同时也较多见。下牙龈癌多转移到患侧下颌下及颏下淋巴结，以后到颈深淋巴结；上牙龈癌则转移到患侧下颌下及颈深淋巴结。远处转移少见。

（四）护理评估

1. 健康史　护士应询问患者发病时间，发病前的健康状况，口腔卫生习惯，有无不良牙体或义齿修复；有无癌前病损存在；饮食习惯，有无烟酒嗜好，是否长期喜食辣刺激性食物；了解患者就诊和治疗情况；并询问患者的出生地和生活环境，婚姻和生育情况等问题；了解患者家族中有无类似疾病发生的病史等。

2. 身体状况

（1）症状

1）牙龈癌生长缓慢，早期无明显症状，以溃疡型多见。

2）患者早期多以牙龈疼痛、出牙松动等症状就诊。

3）上牙龈癌可侵入上颌窦及腭部；下牙龈癌如发展到磨牙后区及咽部时，可引起张口困难。

（2）体征：下牙龈癌可转移至患侧下颌下及颏下淋巴结，再转移到颈深上淋巴结；上牙龈癌则转移到患侧下颌下及颈深淋巴结。

3. 辅助检查

（1）X线检查：主要用以了解牙龈癌破坏牙槽突和颌骨情况及其侵犯范围，并常规行胸部摄片检查肺部有无转移。

（2）CT和MRI：主要用于判断牙龈癌病损的部位、范围、破坏性质，病变累及范围、大小及性质。

（3）放射性核素检查：常在X线检查无表现之前就可以出现阳性表现，协助牙龈癌临床早期诊断有无骨质破坏或远处转移。

（4）活组织检查：牙龈癌患者一般可通过此检查明确诊断，以确定病变性质、肿瘤类型及分化程度等。

（5）肿瘤标志物检查：可以协助对肿瘤的诊断，也可用于对患者治疗效果及其预后进行有效的监护。

4. 心理—社会状况　牙龈癌患者心理表现与舌癌相似。由于手术将对患者的面容及生理功能造成破坏，常会给患者带来极大的痛苦。如上颌骨切除可使患者面部塌陷，双侧不对称；下颌骨切除后使颌骨偏斜或畸形，患者的语言功能、咀嚼功能和吞咽功能均会骤然降低或基本丧失，这将极大地影响到患者的生活质量及在家庭和社会中的地位和交往，对患者产生严重的心理和精神创伤，患者常常悲观厌世，甚至自杀。

（五）治疗要点

1. 手术治疗　牙龈癌以外科手术为主。早期下牙龈癌仅波及牙槽突时，应将原发灶及下颌骨作方块切除，以保持颌骨的连续性及功能。如癌瘤范围较广侵入颌骨时，则应将原发灶及下颌部分或一侧切除；切除后用钛板或克氏钢针固定切除断骨的两端或用斜面导板固定，以免下颌骨偏位而发生咬合紊乱，将来再植骨。有条件时，也可行一期植骨整复术。由于下颌牙龈癌淋巴结转移率较高，一般应同期进行选择性颈淋巴清扫术。

上牙龈癌应作上颌骨次全切除。如已波及上颌窦内，可考虑将一侧上颌骨全切除，切除后的缺损可用赝复体整复。上牙龈癌一般不同期行选择性颈淋巴清扫术，应加强术后随访观察，待有临床转移征象时，再行颈淋巴清扫术；如已有淋巴结转移，也可以行同期原发灶及转移淋巴结根治性切除术。

2. 放射治疗　大多数牙龈癌为高分化鳞状上皮细胞，对放射治疗不敏感，如采用大剂量放射治疗，容易发生放射性骨坏死，一般仅适用于未分化的牙龈癌。

（六）常见护理诊断/护理问题

1. 焦虑　与被诊断为癌症和缺乏治疗和预后的知识有关。

2. 有窒息的危险　与手术后全麻未醒，分泌物误吸、舌后坠有关。

3. 潜在并发症　伤口出血。

4. 自我形象紊乱　与颌骨切除后导致面部组织缺损有关。

5. 营养失调：低于机体需要量　与手术创伤致张口受限、咀嚼困难有关。

（七）护理目标

对牙龈癌患者的护理目标为，患者能够：①认识焦虑的原因并能采取有效的方法应对。②手术前后呼吸道保持通畅，无窒息发生。③切口愈合好，无出血和感染发生。④正视颌面部结构和功能的改变，并表现出适应的行为。⑤进食基本能满足身体需要。

（八）护理措施

1. 术后护理：

（1）上颌骨切除口内植皮者，应注意观察包扎的碘仿纱布有无脱落；一般于术后一周拆除上唇、皮肤的缝线，10～12天拆除口内植皮处的缝线。下颌骨切除后有颌间结扎者维持4～6周后换用斜面导板，并维持半年以上。上颌骨切除者，待创口初步愈合应及早进行张口训练，及时进行义颌修复。

（2）眶内容物摘除或作单眼包扎的患者，应了解其精神状态及年龄，以决定其安全需要；将患者经常使用的物品放在患者伸手能拿到的地方；保持周围无障碍物；加强生活护理，随时关心患者的需要。

（3）作下颌骨同期植骨的患者按以下护理进行

1）术后采用鼻饲流质方式进食，待伤口完全愈合后改为口腔进食，以防感染伤口。

2）部分患者需作颌间结扎固定，应注意结扎丝有无松动，并观察患者呼吸是否通畅等情况。

3）采用肋骨、肋软骨移植者，应观察有无皮下气肿及胸闷、气急等气胸的征象；取骨处用腹带加压包扎；患者咳嗽时用手护住伤口，以防伤口裂口。

4）采用髂骨移植的患者，供骨区用沙袋压迫 3 ~ 4 天，防止出血；可采用负压引流的方式，保持供骨区分泌物引流通畅，防止感染发生；患者需卧床休息 7 ~ 10 天；鼓励患者咳嗽，防止肺部并发症的发生。

5）采用腓骨游离组织瓣移植患者的护理：全麻清醒后取半卧位，下肢抬高，膝屈曲，足居中立位。密切观察供骨肢体远端足背皮肤的湿度、温度、足背动脉搏动、足趾血循环状况、小腿的移动功能、脚趾运动功能及小腿、足背的感觉功能。协助患者进行功能锻炼：卧床期间，鼓励患者适当活动脚趾及伸展下肢；一周后练习拄杖持轻物，10 ~ 12 天后练习行走；当患者进行功能锻炼时，护理人员或家属应在旁协助并给予鼓励，以增加患者的信心。

2. 健康指导

（1）引导患者正确对待面部外观的改变，鼓励患者保持积极向上的心理状态。

（2）介绍有关术后恢复的知识，及早进行义颌修复，以恢复正常的语言及进食功能；下颌骨植骨后，若恢复正常，6 个月后可作牙列修复；供骨区恢复顺利并配合理疗，年轻人在术后 2 周、老年人在术后 3 周可负重，但要循序渐进；坚持膝、踝关节的功能锻炼。

（九）护理评价

通过治疗和护理计划的实施，评价患者是否能够达到：①认识引起焦虑的原因，进行自我控制。②呼吸道通畅。③伤口愈合良好，无出血和感染发生。④正视颌面部结构和功能的改变，并表现出积极的适应行为。⑤进食满足机体需要，无营养不良发生。

（吕　霞）

参考文献

[1] 中华口腔医学会. 临床诊疗指南口腔医学分册. 北京：人民卫生出版社，2016.

[2] 李巧影，陈晶，刘攀. 口腔科疾病临床诊疗技术. 北京：中国医药科技出版社，2017.

[3] 凌均棨. 口腔内科学高级教程. 北京：人民军医出版社，2015.

[4] 傅民魁. 口腔正畸学. 北京：人民卫生出版社，2012.

[5] 张志愿，俞光岩. 口腔科学. 北京：人民卫生出版社，2013.

[6] 白丁，赵志河. 口腔正畸策略、控制与技巧. 北京：人民卫生出版社，2015.

[7] 刘峰. 口腔美学修复实用教程：美学修复牙体预备. 北京：人民卫生出版社，2013.

[8] 冯希平. 中国龋病防治指南. 北京：人民卫生出版社，2016.

[9] 宿玉成. 口腔种植学（第2版）. 北京：人民卫生出版社，2016.

[10] 樊明文. 2015口腔医学新进展. 北京：人民卫生出版社，2015.

[11] 陈慧. 现代临床口腔病诊疗学. 北京：科学技术文献出版社，2012.

[12] 朱智敏. 口腔修复临床实用新技术. 北京：人民卫生出版社，2014.

[13] 于世凤. 口腔组织病理学（第7版）. 北京：人民卫生出版社，2012.

[14] 赵铱民. 口腔修复学（第7版）. 北京：人民卫生出版社，2012.

[15] 冯崇锦. 口腔科疾病临床诊断与治疗方案. 北京：科学技术文献出版社，2010.

[16] 左金华，韩其庆，郑海英，吴文，等. 实用口腔科疾病临床诊治学. 广州：世界图书出版广东有限公司，2013.

[17] 林野. 口腔种植学. 北京：北京大学医学出版社，2014.

[26] 段银钟. 口腔正畸临床拔牙矫治指南. 实用口腔医学杂志. 2013，29（2）：256.

[19] 朱智敏. 口腔修复临床实用新技术. 北京：人民卫生出版社，2014.

[23] 姬爱平. 口腔急诊常见疾病诊疗手册. 北京：北京大学医学出版社，2013.

[21] 陈永进，宋红，张旻. 口腔全科医师临床操作手册. 北京：人民卫生出版社，2012.

[22] 倪志红. 口腔颌面部常见疾病诊断与治疗. 郑州：郑州大学出版社，2013.

[23] 王立霞. 牙周炎采用综合临床治疗的疗效观察. 临床合理用药杂志，2015，8（6）：116.

[24] 中华口腔医学会. 临床技术操作规范·口腔医学分册（2017修订版）. 北京：人民卫生出版社，2017.